# 国家职业资格考试真题(一)

**职　业：心理咨询师**

**等　级：国家职业资格三级**

**卷册一：职业道德**

**理论知识**

**注意事项：**1.考生应首先将自己的姓名、准考证号等用钢笔、圆珠笔等写在试卷册和答题卡的相应位置上，并用铅笔填涂答题卡上的相应位置处。

2.考生同时应将科目代码填涂在答题卡右上角的相应位置处。

3.本试卷册包括职业道德和理论知识两部分：

第一部分，1～25小题，为职业道德试题；

第二部分，26～125小题，为理论知识试题。

4.每小题选出答案后，用铅笔将答题卡上对应题目的答案涂黑。如需改动，用橡皮擦干净后，再选涂其他答案。所有答案均不得答在试卷上。

5.考试结束时，考生务必将本卷册和答题卡一并交给监考人员。

6.考生应按要求在答题卡上作答。如果不按标准要求进行填涂，则均属作答无效。

**地　　区：**____________________

**姓　　名：**____________________

**准考证号：**____________________

# ·第一部分　职业道德·

（第1～25题，共25道题）

## 一、职业道德基础理论与知识部分（第1～16题）

★ 答题指导 ★

该部分均为选择题，每题均有四个备选项，其中单项选择题只有一个选项是正确的，多项选择题有两个或两个以上选项是正确的。

请根据题意的内容和要求答题，并在答题卡上将所选答案的相应字母涂黑。

错选、少选、多选，则该题均不得分。

### （一）单项选择题（第1～8题）

1. 道德与法律的关系可以形象地比作（　　）
A. 阴阳相和
B. 鸟之两翼
C. 主仆相随
D. 众星拱月

2. 在市场经济条件下，从业人员处理义利关系的正确态度是（　　）
A. 得利弃义
B. 先义后利
C. 唯利而行
D. 重利轻义

3. 作为职业活动内在的道德准则，“审慎”要求从业人员要做到（　　）
A. 凡事请示之后再做
B. 少说多做
C. 以最佳手段实现最优绩效
D. 避免职场陷阱

4. “敬业”概念包含的基本内容是（　　）
A. 恪尽职守、勤奋努力、享受工作、精益求精
B. 守土有责、勤奋工作、按劳分配、自享其乐
C. 勤奋努力、用心工作、等价交换、劳有所得
D. 热爱岗位、敬畏工作、一心一意、不求回报

5. 在工作过程中，员工为求速度、不顾质量的做法违背了（　　）
A. 诚实劳动的要求
B. 公平公正的要求
C. 善于合作的要求
D. 甘于奉献的要求

6. 倡导从业人员“换位思考”的道德意义在于（　　）
A. 深入了解，严加防范
B. 知己知彼，斗而不殆
C. 把握情况，有效利用
D. 和谐相处，互利双赢

7. 在职业活动中，“诚信”的特征包括（　　）
A. 通识性、智慧性、止损性、资质性
C. 通识性、表象性、目的性、习惯性
B. 目的性、前置性、合作性、功利性
D. 通识性、智慧性、目的性、经验性

8. 从业人员做到“平等待人”，最根本的要求是（　　）
A. 无差别地均等
B. 按照相同的程序服务
C. 热情、文明、礼貌
D. 不歧视服务对象的人格

### （二）多项选择题（第9～16题）

9. 坚持集体主义的要求是（　　）
A. 把集体利益放在第一位
B. 集体利益高于个人利益
C. 为集体利益而放弃个人利益
D. 必要情况下为集体利益而牺牲个人利益

10. 从业人员践行“勤勉”这一职业活动内在的道德准则的基本要求包括（　　）
A. 按照计划开展工作
B. 先易后难，将困苦留到后面
C. 经常加班加点工作
D. 善始善终，不虎头蛇尾

11. 加强职业道德修养的基本要求包括（　　）
A. 端正职业态度
B. 强化职业情感
C. 历练职业意志

D. 提高转行能力

12.“坚守工作岗位”的要求包括 （　　）

A. 遵守规定

B. 履行职责

C. 临危不退

D. 机智灵活

13. 从业人员相互之间建立起信赖关系，要求做到 （　　）

A. 不说同事的坏话

B. 开诚布公地与同事相处

C. 彼此看重对方

D. 不随便批评同事的言行

14. 我国遏制和惩戒违反公平交易原则行为的法规有 （　　）

A.《反不正当竞争法》

B.《关于禁止商业贿赂行为的暂行规定》

C.《不当赠品及不当表示防止法》

D.《谢尔曼法》

请根据下述事例，回答第 15、16 题。

比尔·盖茨曾宣布，微软将不涉足互联网领域，不研发互联网产品。盖茨的这一决定招致一些同事的反对，几个员工写信给盖茨，批评他做出了一个错误的决定。后来，技术和市场的发展使盖茨认识到了自己的错误，于是，他修改决策，扭转了公司的发展方向。那些当时批评盖茨的人不但没有受到处分，反而得到了重用。IBM 公司的沃森与盖茨的见解相同。沃森也认为，能够提出不同见解的员工对公司的发展来说更为有利。他甚至说：“最容易使人上当受骗的是言听计从、唯唯诺诺的人，我宁愿用那种脾气不好，但敢于讲真话的人。作为领导，你身边这样的人越多，办成的事也越多。”

15. 根据上述事例，你认为 （　　）

A. 作为员工，要勇于随时指出领导工作中存在的错误

B. 作为领导，要虚心接受来自下属的批评

C. 员工与领导之间，相互批评有助于公司的发展

D. 不敢批评领导的员工不是好员工

16. 根据上述案例，能够得出的结论有 （　　）

A. 比较而言，著名公司的领导更喜欢用脾气不好的员工

B. 善于听取不同意见是科学决策的重要保证

C. 不怕犯错误，就怕不改正错误

D. 敢于讲真话的人越多，越有助于公司发展

## 二、职业道德个人表现部分(第 17～25 题)

★ **答题指导** ★

该部分均为选择题，每题均有四个备选项，您只能根据自己的实际状况选择其中一个选项作为您的答案。

请在答题卡上将所选择答案的相应字母涂黑。

17. 你正在紧张地工作，邻居单位施工现场不断传来巨大的嘈杂声。这时你会 （　　）

A. 放下手头的工作，闭目养神

B. 向主管领导反映，并说在这种环境下难以完成工作任务

C. 尽管心烦，但工作还得继续干

D. 这样的声音不会对自己造成影响

18. 你在马路边摆了个货摊以贴补家用，一个年老体衰的社区老太太前来劝阻，说你影响交通和市容，但她看起来不会硬要赶走你，你会 （　　）

A. 不理会她，自己该怎样卖还怎样卖

B. 敷衍她一下，说自己再卖一会儿就走

C. 与老太太说明自己的难处

D. 换一个地方继续叫卖

19. 某城市社区的居民大多“老死不相往来”，假如你新搬家到这里，你会 （　　）

A. 入乡随俗，与其他居民一样不来往

B. 试探着与周围的邻居说说话

C. 建议居委会组织几次活动，让社区的居民互相熟悉

D. 设想这个地方曾出过事情，提醒自己要警惕

20. 一般情况下，你周末时间都有安排，不是去俱乐部练习健身操，就是参加书画训练班，要不就去周边旅游。但是，最近公司里的几个年轻人组织发起一个“创新与发展沙龙”，搞得还不错，大家能畅所欲言，气氛热烈，彼此都受启发。他们邀请你也参加这个沙龙，你会 （　　）

A. 因为自己已经有安排，不会参加沙龙活动
B. 调整或减少原来的活动安排，体验一下再说
C. 不去，但会留意沙龙的信息
D. 改变原来的安排，参加沙龙活动

21. 据报道，某个以前曾经获得过全国冠军的体育选手失去了工作，无奈之下，只能摆街摊以维持生活。你赞同的说法是（　）
A.“他早年就不该搞体育”
B.“他应该多学点文化”
C.“他应该去找政府”
D.“他应该找当年的队友帮帮忙”

22. 一个当年和你关系很好的同学来找你，要你帮助他找个工作，你会（　）
A. 如有可能，第一个想到的是把他介绍给自己所在的公司
B. 向其他单位推荐自己的同学
C. 先给他一点钱渡过难关，然后让他自己想办法找工作
D. 说明情况，要他自己想办法找工作

23. 在你的面前有若干种工作，你会选择的是（　）
A. 工资低，但公司的成长性很强
B. 地理位置偏远，但能够给你安排一个不错的职务
C. 收入高，但工作十分辛苦
D. 所学知识用得上，但工作环境十分单调

24. 有消费者吃了某影视明星代言广告的美容保健品后，身体出现了不良反应，明星因此而广受社会非议。对此，明星大呼冤枉，辩称自己虽然没有使用过该产品，但产品的性能都经过了相关权威部门的检测。你的看法是（　）
A. 明星是被冤枉的
B. 消费者自身要增强理性
C. 国家应该禁止明星做广告
D. 主要责任在明星

25. 马路边、过街天桥上，一个个肢体残疾的人在向过往行人磕头乞讨，但绝大多数行人都是匆匆而过，并未给予关注。你会（　）
A. 因经常看报道，说有人装作残疾人行骗，所以很少理会
B. 这样的事情见多了，也关注不过来
C. 随意给他一点钱
D. 很同情他，但也会像其他行人一样匆匆而过

# ·第二部分　理论知识·

（第 26～125 题，共 100 道题，满分为 100 分）

**一、单项选择题**（第 26～85 题，每题 1 分，共 60 分。每小题只有一个最恰当的答案，请在答题卡上将所选答案的相应字母涂黑）

26. 弗洛伊德认为，心理健康的充分和必要条件是（　）
A. 发展、完善“超我”的功能
B. 合理地抑制各种本能的欲望
C. 发展出各种“防御机制”
D. 合理地度过“性心理”发展各阶段

27. 个体在抑郁状态下出现的病理性感觉阈限增高的临床表现是（　）
A. 感觉过敏
B. 感觉减退
C. 假性幻觉
D. 内感性不适

28. 强迫观念属于（　）
A. 思维内容障碍
B. 意志行为障碍
C. 思维形式障碍
D. 感知综合障碍

29. 如果未能得到及时治疗，（　）常常进一步发展为被害妄想。
A. 虚无妄想
B. 妄想心境
C. 妄想知觉
D. 自罪妄想

30. 健康心理学关注的重点是（　）
A. 矫正心理异常
B. 身体健康与心理因素的关系
C. 维护心理健康
D. 解决各种心理不健康的问题

31. 人们在经历强大的自然灾害后，出现焦虑、紧张、失眠、注意力下降等症状，其处于“灾难症候群”的（　）
A. 警觉期
B. 惊吓期

C. 恢复期
D. 康复期
32. 中国第一位临床心理学家是　（　　）
A. 曹日昌
B. 丁瓒
C. 张耀翔
D. 潘菽
33. 心理咨询结束，咨询关系　（　　）
A. 可继续
B. 转变成师生关系
C. 即终止
D. 转变成朋友关系
34. 社会学习理论强调儿童习得社会行为的主要方式是　（　　）
A. 联结
B. 观察学习
C. 模仿
D. 阳性强化
35. “智力的本质是适应”，这是（　　）的观点。
A. 班杜拉
B. 维果茨基
C. 皮亚杰
D. 艾里克森
36. 前运算阶段儿童思维的特点不包括（　　）
A. 自我中心性
B. 泛灵论
C. 不可逆性
D. 守恒性
37. 根据艾里克森的人格发展阶段理论，获得完善感是（　　）的发展任务。
A. 青少年期
B. 成年早期
C. 成年中期
D. 成年后期
38. “要理解和描述行为，人和他所处的情境必须被看成是一个相互依赖的因素群”，这是（　　）的观点。
A. 麦独孤
B. G. W. 奥尔波特
C. 勒温
D. F. H. 奥尔波特
39. 道德社会化的内容不包括　（　　）
A. 道德行为
B. 道德认知
C. 道德意志
D. 道德情感
40. 不同部门或人群对教师职业有不同的期待，使得教师有时候左右为难，这是（　　）
A. 角色间冲突
B. 角色不清
C. 角色内冲突
D. 角色混乱
41. 儿童生理自我基本成形的年龄是　（　　）
A. 1 岁左右
B. 3 岁左右
C. 5 岁左右
D. 7 岁左右
42. 在竞争的条件下，个体倾向把他人的成功外归因，这是一种　（　　）
A. 动机性归因偏差
B. 认知性归因偏差
C. 自我价值否定倾向
D. 情感性归因偏差
43. 有的小朋友玩游戏勇争第一，学习上马马虎虎，这主要是因为　（　　）
A. 游戏吸引力大
B. 学习上容易收获成功
C. 游戏的挑战性大
D. 学习上的竞争性不强
44. 一般来说，青年期自我意识的中心是（　　）
A. 社会自我
B. 心理自我
C. 理想自我
D. 反思自我
45. 属于非正式沟通网络的是　（　　）
A. Y 式
B. 集束式
C. 轮式
D. 圆周式
46. 现阶段我国城市的主要家庭结构模式是　（　　）
A. 主干家庭
B. 单亲家庭
C. 核心家庭
D. 联合家庭
47. 强调从整体上研究心理现象，这是（　　）心理学派的主张。
A. 机能主义
B. 构造主义
C. 格式塔
D. 行为主义

48. 传入神经元也称为(　　)神经元。
A. 联络
B. 反射
C. 中间
D. 感觉

49. 有机体在神经系统的参与下，对内外环境刺激做出的规律性应答是　(　　)
A. 经典条件反射
B. 反射
C. 操作条件反射
D. 反馈

50. “一心二用”是　(　　)
A. 有条件的
B. 任何时候都做不到
C. 无条件的
D. 任何时候都能做到

51. 有预定目的，但不要意志努力的注意是　(　　)
A. 有意后注意
B. 有意注意
C. 不随意注意
D. 无意注意

52. 看见“天安门”三个字，脑子里就出现天安门的形象，这是　(　　)
A. 表象
B. 再认
C. 想象
D. 语义记忆

53. 由于过去经验的影响，人们在从事某种活动前往往有一种心理准备状态，这是　(　　)
A. 迁移
B. 启发
C. 定势
D. 图式

54. 色觉异常的人似乎也能正确地说出物体的颜色，主要是因为他们对(　　)很敏感。
A. 色调
B. 饱和度
C. 明度
D. 均匀度

55. 威尔尼克中枢位于　(　　)
A. 角回
B. 额中回
C. 颞上回
D. 额下回

56. “温度的零点是人定的，0°并不意味着没有温度”，这种说法　(　　)
A. 正确
B. 不准确
C. 错误
D. 不严谨

57. 正确的测验观是　(　　)
A. 测验万能论
B. 心理测验尚不完善
C. 测验无用论
D. 心理测验就是智力测验

58. 系统抽样又称为(　　)抽样。
A. 分层
B. 比例
C. 分组
D. 等距

59. 计算分半信度通常是在测验实施后(　　)
A. 按项目编号的奇偶数将测验分为两半
B. 按被试编号的奇偶数将测验分为两半
C. 按项目编号从中间将测验分为前后两半
D. 按被试编号从中间将测验分为前后两半

60. 新编测验与已有的成熟测验之间得分的相关系数称为(　　)效度。
A. 区分
B. 内容
C. 相容
D. 效标

61. 项目难度 P 值越接近(　　)，区别力越高。
A. 0.5
B. 0.63
C. 1.0
D. 0.75

62. WAIS 最早由(　　)于 1955 年编制。
A. 高尔顿
B. 卡特尔
C. 比内
D. 韦克斯勒

63. 在应对方式问卷(CSQ)的 6 个因子中，与解决问题正相关程度最高的是　(　　)
A. 退避
B. 幻想
C. 自责
D. 合理化

64. 社会支持评定量表(SSRS)主观支持维度的条目数是　(　　)

A. 2
B. 3
C. 4
D. 5

65. 施测生活事件量表(LES)时，事件影响时间若在半年内则应记 (　　)
A. 1 分
B. 2 分
C. 3 分
D. 4 分

66. SCL－90 共有 90 个项目，每个项目采用的均是(　　)级评分制。
A. 2
B. 3
C. 4
D. 5

67. 联合型瑞文测验(CRT)的记分方法是原始分(　　)标准分。
A. 通过查常模表换算成
B. 根据实足年龄和总分查表得到
C. 按年龄和性别常模转换成
D. 换算成百分等级再转化为 IQ 分数

68. "尊重"的心理学核心和本质是心理咨询师对求助者的 (　　)
A. 认同
B. 接纳
C. 同情
D. 共情

69. 心理咨询师收集资料所围绕的七个问题中，"how"指的是 (　　)
A. 发生了什么事
B. 事情发生的原因是什么
C. 事情是怎样演变的
D. 事情是在什么样的环境下发生的

70. 调整求助动机是心理咨询过程中(　　)的工作。
A. 诊断阶段
B. 咨询阶段
C. 评估阶段
D. 巩固阶段

71. 心理咨询师使用内容反应技术的主要目的是 (　　)
A. 加强理解，促进沟通
B. 引起求助者对自己某句话的拿捏或注意，以明确求助者要表达的内容
C. 协助求助者清楚、准确地表达他们的观点及所经历的事件
D. 得出求助者身上存在的矛盾，促进其探索

72. 阳性强化法的基本原理是 (　　)
A. 经典条件反射
B. 交互抑制理论
C. 操作条件反射
D. 社会学习理论

73. 饱和策略属于 (　　)
A. 增强法
B. 惩罚法
C. 消退
D. 代币法

74. "控制话题"属于(　　)上的阻抗。
A. 讲话程度
B. 讲话内容
C. 讲话方式
D. 咨询关系

75. 咨询过程中无论哪种类型的多话，均可利用(　　)加提出新问题的方式处理。
A. 内容反应技术
B. 情感反应技术
C. 内容表达技术
D. 情感表达技术

76. 求助者说"您说我是找工作还是考研究生呢?"，这种形式的依赖属于 (　　)
A. 不易察觉的
B. 间接的
C. 阻抗的
D. 直接的

77. 心理咨询师与求助者会谈时，应保持 (　　)
A. 个人距离
B. 社交距离
C. 亲密距离
D. 公众距离

78. 心理咨询师针对求助者心理和行为问题所进行的会谈属于 (　　)
A. 鉴别性会谈
B. 治疗性会谈
C. 咨询性会谈
D. 应急性会谈

79. 心理咨询师针对求助过程中控制会谈和转换话题的技巧不包括 (　　)
A. 内容反应
B. 中断
C. 情感反应

D. 引导

80. 对临床资料进行解释时，错误的是（　　）
A. 抓住“显眼”和“突出”的事件首先给以解释
B. 使用问卷和心理测验并比较同一资料的不同来源
C. 抓住偏离正常标准的行为表现去考虑问题
D. 注重行为观察，在现象与可能的原因之间建立联系

81. 严重心理问题的病程是（　　）
A. 2 个月以内
B. 2 个月到半年
C. 3 个月以内
D. 3 个月到一年

82. 可疑神经症与严重心理问题进行鉴别时最重要的是（　　）
A. 症状的严重程度
B. 冲突持续时间
C. 心理冲突的性质
D. 情绪是否泛化

83. 属于引发求助者心理问题的社会性原因的是（　　）
A. 身体状况
B. 家庭教养
C. 人格特征
D. 认知模式

84. 心理咨询师解释临床资料的先决条件是（　　）
A. 资料的来源
B. 良好的咨询关系
C. 资料的可靠性
D. 心理咨询师的经验

85. 在了解求助者既往史的过程中，错误的做法是（　　）
A. 了解求助者患过何种疾病，进行过何种治疗，疗效如何
B. 分析求助者躯体、心理方面的原因有哪些
C. 对以往心理咨询过程做详细的了解，认同权威机构的诊断
D. 对原来患有精神疾病的来访者现在的问题仔细进行辨别

**二、多项选择题**（第 86～125 题，每题 1 分，共 40 分。每题有多个答案正确，请在答题卡上将所选答案的相应字母涂黑。错选、少选、多选，均不得分）

86. “非真实感”可见于（　　）
A. 抑郁发作
B. 严重心理问题
C. 神经症
D. 精神分裂症

87. 精神分裂症患者认为有人嫉妒其才能要加害于他，并用高科技手段控制他的思想和行为，这些症状属于（　　）
A. 关系妄想
B. 被害妄想
C. 嫉妒妄想
D. 影响妄想

88. 急性短暂性精神障碍的特点包括（　　）
A. 一周内急性起病
B. 起病前有相应心因
C. 3 个月内完全恢复
D. 有幻觉、妄想症状

89. 在“一般适应症候群”搏斗阶段，人的心理、生理和行为特征包括（　　）
A. 个体变得敏感、脆弱
B. 呼吸、心跳加速
C. 血压、体温升高
D. 微小困扰即可引发强烈情绪

90. 人的心理发展是有规律的，其表现包括（　　）
A. 既具有普遍性，又具有特殊性
B. 有固定顺序性
C. 各年龄阶段的发展速度具有不平衡性
D. 有确定的方向性

91. 关于教育和教学与心理发展的关系，维果茨基提出的命题包括（　　）
A. 学习和指导的最佳期限
B. 儿童发展的可能性取决于最近发展区
C. 动作是心理发展的源泉
D. 教学应该走在发展的前面

92. 影响婴儿动作发展的因素包括（　　）
A. 成熟程度
B. 环境提供的活动机会
C. 刺激物的支持
D. 母亲的抚养方式

93. 少年期记忆的特点包括（　　）
A. 记忆广度达到顶峰
B. 对各种材料的记忆成绩都达到高峰
C. 能有效地运用各种记忆策略
D. 记忆的发展进入全盛时期

94. 单维态度量表包括（　　）
A. 瑟斯顿量表
B. 奥斯古德量表
C. 李科特量表
D. 博加达斯量表
95. 有助于提高个体自尊水平的方法包括（　　）
A. 降低抱负水平
B. 与相似的人进行社会比较
C. 积极参与并扬长补短
D. 被他人欣赏
96. 根据凯利的三维理论，归因要考虑的因素包括（　　）
A. 完整性
B. 一致性
C. 特异性
D. 集中性
97. 费斯廷格的认知失调理论认为，认知失调的原因包括（　　）
A. 逻辑的矛盾
B. 情感上的冲突
C. 新旧经验的矛盾
D. 文化价值的冲突
98. 在海德的 P—O—X 模型中，处于平衡状态的情况是（　　）
A. 三种关系都是否定的
B. 两种关系否定，一种关系肯定
C. 三种关系都是肯定的
D. 两种肯定，一种否定
99. 人际互动的主要形式包括（　　）
A. 合作
B. 侵犯
C. 竞争
D. 利他
100. 属于巴甫洛夫学说的概念包括（　　）
A. 操作性行为
B. 相互诱导
C. 动力定型
D. 条件反射
101. 可以用来描述人气质的特征包括（　　）
A. 内向
B. 敏捷
C. 冷静
D. 蛮横
102. 人格的特征包括（　　）
A. 整体性
B. 独特性
C. 功能性
D. 易变性
103. 关于情绪和情感，正确的说法包括（　　）
A. 是一种心理过程
B. 可以直接观察
C. 以需要为中介
D. 伴随有生理变化
104. 声音的特性包括（　　）
A. 音色
B. 频率
C. 振幅
D. 响度
105. 关于色觉异常，正确的说法包括（　　）
A. 绝大多数是遗传的结果
B. 分为部分色盲和全色盲两种
C. 男性色盲比女性多
D. 红黄色盲无法分辨红色和黄色
106. 心理测验按照测验材料的性质分为（　　）测验。
A. 文字
B. 客观
C. 投射
D. 操作
107. 心理测验的目标分析因测验的不同而异，一般包括（　　）
A. 工作分析
B. 确定测验的具体内容
C. 编制双向细目表
D. 对特定的概念下定义
108. 心理测验命题时在文字方面的要求主要包括（　　）
A. 题目不能令人费解
B. 题目应有确切答案
C. 使用准确的当代语言
D. 最好是一句话说明一个概念
109. 因为练习效应而使测验成绩提高的情况多发生在（　　）
A. 智力较高者
B. 教育背景较差者
C. 经验较多者
D. 着重速度的测验
110. 关于 MMPI，正确的说法包括（　　）
A. 年满 16 岁以上者适用
B. 所需时间经常是 45 分钟能做完
C. 包括 399 个自我报告形式的题目
D. 适用于初中以上的文化水平的受测者

111. 在 16PF 测验中，人格因素的高分特征包括 （ ）
A. 轻松兴奋
B. 澎湃激荡
C. 随遇而安
D. 当机立断

112. 关于 SAS，正确的说法包括 （ ）
A. 有 10 个正向评分题
B. 评定最近一周的实际感觉
C. 适用于有焦虑症状的任何人
D. 评定焦虑症状在治疗中的变化

113. 关于 SDS 测验，正确的说法包括 （ ）
A. 临床分级应特别注重要害症状
B. SDS 标准分在 53 分以上即可诊断为抑郁
C. 除参考量表分值外，主要还应根据临床症状
D. 量表总分仅能作为一项参考指标而非绝对标准

114. 内容表达技术包括 （ ）
A. 指导
B. 具体化
C. 解释
D. 提出建议

115. 罗杰斯认为自我实现的人所具有的特征包括 （ ）
A. 乐于接受一切经验
B. 时刻保持生活充实
C. 相信自己机体的感受
D. 有较强的创造性

116. 咨询方案中需要明确求助者的义务包括 （ ）
A. 尊重咨询师
B. 遵守咨询机构的相关规定
C. 执行商定好的咨询方案
D. 提供与心理问题有关的真实资料

117. 关于倾听技术，正确的理解包括 （ ）
A. 认真地听
B. 关注地听
C. 适度参与
D. 积极地听

118. 对于依赖和移情的区别，描述正确的包括 （ ）
A. 移情是一种信任
B. 移情是弥补过去的感情
C. 依赖是一种信任
D. 依赖是寻求现实的帮助

119. 对于真诚的理解，正确的包括 （ ）
A. 真诚是指咨询师把自己放在专业角色下帮助求助者
B. 真诚应该实话实说，实事求是
C. 表达真诚应适可而止，过度的真诚反而适得其反
D. 身体姿势、目光、声音、语调都可以表达真诚

120. 对于咨询中使用心理测验的问题，描述正确的包括 （ ）
A. 咨询师应根据测验结果进行心理诊断
B. 咨询师在选用量表时应征得求助者同意
C. 咨询师应根据心理问题的性质选择恰当的测验项目
D. 测量结果与临床观察结论不一致，应以测验结果为准

121. 以下各类人群中，无自知力的包括 （ ）
A. 焦虑神经症患者
B. 精神分裂症患者
C. 躁狂发作的患者
D. 可疑神经症患者

122. 采用桑德伯格提纲搜集求助者人口学资料，内容应包括 （ ）
A. 性别、年龄
B. 文化水平
C. 宗教、教育
D. 文化背景

123. 心理评估报告的内容应该包括 （ ）
A. 心理问题的原因分析
B. 问题的严重程度
C. 咨询目标和咨询方案
D. 心理问题的性质

124. 关于引发心理问题的关键点的正确描述包括 （ ）
A. 是多数临床表现的原因
B. 与多数临床表现有内在联系
C. 在个体发展中持久存在
D. 随生活环境变化改变其性质

125. 心理咨询师给临床资料赋予意义的方法包括 （ ）
A、补充提问
B. 心理测验
C. 分析迹象
D. 相关分析

# 国家职业资格考试真题(一)

**职　业:心理咨询师**

**等　级:国家职业资格三级**

**卷册二:专业技能**

**注意事项:** 1. 考生首先将自己的姓名、准考证号等用钢笔、圆珠笔等写在试卷册、答题纸和答题卡的相应位置上,并用铅笔填涂答题卡上的相应位置处。

2. 考生同时应将科目代码填涂在答题卡右上角的相应位置处。

3. 本试卷册包括选择题和案例问答题两部分。

　第一部分,技能选择题,在答题卡上作答;

　第二部分,案例问答题,在答题纸上作答。

4. 第一部分技能选择题选出答案后,用铅笔将答题卡上对应题目的答案标号处涂黑。如需改动,用橡皮擦干净后,再选涂其他答案标号。所有答案均不能答在试卷上.不按标准要求进行填涂,则均属作答无效。

5. 第二部分案例问答题,请在答题纸上写明题号,用钢笔、圆珠笔等作答,字迹工整,易于识别,请勿在试卷上书写与考试无关的内容。

6. 考试结束时,考生务必将本卷册、答题卡和答题纸一并交给监考人员。

**地　　区:**________________

**姓　　名:**________________

**准考证号:**________________

# ·第一部分　技能选择题·

（1～100题，共100道题）

★ 答题指导 ★

本部分由六个案例组成。请分别根据案例回答1～100题，共100道题。每题1分，满分100分。每小题有一个或多个答案正确，请在答题卡上将所选答案的相应字母涂黑。错选、少选、多选，该题不得分。

**案例一**

求助者：男性，46岁，公务员。

案例介绍：求助者的母亲于两个月前去世，求助者感觉父亲一直未能从悲痛中解脱出来，担心父亲身体出问题，为解决父亲的问题前来咨询。

下面是咨询记录。

第一次咨询：

心理咨询师：您好！您有什么心理方面的问题需要我提供帮助吗？

求助者：您好！我自己没有什么问题，主要是想向您请教怎么帮我父亲从我母亲去世的悲伤里走出来。

心理咨询师：您来这里是要解决您父亲的问题？

求助者：是。我已经找过两个咨询师了，他们都说我来咨询就只能解决我的问题。老爷子快80岁的人了，腿脚不利落，我没法带他出来。我请他们帮忙出诊到我家里跟老爷子聊聊，他们说不行。我挺生气的。这次到您这儿来，不知道您能不能帮我？

心理咨询师：看来您真挺为您父亲的身体和心理状况担忧的。我感觉您现在相当疲惫，您先喝点水，然后把您父亲的情况和我说说。

求助者：谢谢您！

多选：1. 心理咨询师在本段对话中用到的提问方式包括（　　）

A. 直接逼问　　B. 开放式提问

C. 间接询问　　D. 封闭式提问

多选：2. 本段对话中，心理咨询师表现出的咨询态度包括（　　）

A. 尊重　　B. 热情

C. 共情　　D. 真诚

单选：3. 从本段对话可以反映出该求助者（　　）

A. 咨询目标明确　　B. 咨询动机正确

C. 了解咨询过程　　D. 对咨询有期待

单选：4. 心理咨询师在“看来您真挺为您父亲的身体……”的这段话中用到的技术是（　　）

A. 内容反应　　B. 内容表达

C. 情感反应　　D. 情感表达

单选：5. 初诊接待中，心理咨询师的工作主要在于（　　）

A. 解决求助者的困扰　　B. 为求助者提供释放压抑的空间

C. 正确进行心理诊断　　D. 双方共同制定合适的咨询目标

多选：6. 在求助者方面影响咨询关系建立的因素包括（　　）

A. 咨询理念　　B. 咨询动机

C. 期望程度　　D. 悟性水平

多选：7. 咨询态度是心理咨询师（　　）的表达。

A. 咨询技巧　　B. 学识

C. 职业理念　　D. 人性

求助者：我母亲是两个月前去世的。虽然说我们早就有思想准备，但还是很伤心。尤其是我父亲，他情绪不好的时候，饭也不吃，觉也睡不好……

心理咨询师：您家里一共几个孩子？您父母以前和谁一起住？您现在每天陪着您父亲吗？老人现在是自己住一个房间吗？

求助者：……问题有点多。我先回答哪个？

心理咨询师：抱歉！我问得有点快了。还是按您自己的思路说吧。

单选：8. "您家里一共几个孩子……"这段话中，心理咨询师用到的不恰当的提问方式是（　　）

A. 多重问题　　B. 多重选择性问题

C. 修饰性反问　　D. 责备性问题

单选：9. 心理咨询师使用上述提问方式，主要反映出他（　　）

A. 思路敏捷　　B. 想证实自己有能力

C. 思维奔逸　　D. 急躁和没耐心

单选：10. 在上述对话中，咨询师对自己不恰当的问题没有进行辩解，而是向求助者道歉，这主要表现出了咨询师（　　）的态度。

A. 尊重　　B. 真诚

C. 热情　　D. 共情

多选：11. 对于咨询过程中的倾听，正确的理解包括（　　）

A. 以接纳为基础　　B. 认真地听

C. 关注地听　　D. 积极参与

求助者：我是家里的老二，有一个姐姐一个妹妹。我跟父母的感情非常好，一直和他们住在一起……母亲去世后，姐姐每天都……

心理咨询师：您刚才说，母亲去世后，为了让父亲吃得顺口，您的姐姐每天到家里给父亲做饭；您每天晚上陪老人，直到他能入睡……实际上，如果不再有其他意外情况，老人有你们的精心照料，身体和精神能够慢慢恢复。而以我的观察，您现在是非常焦虑的，您的手一直在颤抖，双腿也不时抖动。您愿意跟我说说您的情况吗？

求助者：（沉默）

心理咨询师：没关系。那您看看关于您父亲还有什么要补充的吗？

求助者：基本没有了，您觉得我和我姐姐的做法很好，我们就接着这样照顾父亲就是了。

……

心理咨询师：今天的时间不多了，我想教您几个简单的放松方法，您回去后自己练一练，也能帮您父亲做做放松，不知道您愿不愿学？

求助者：那太谢谢您了！

（心理咨询师教求助者放松练习）

心理咨询师：今天就到这儿。有什么问题咱们再联系。谢谢！

求助者：谢谢您！您让我对心理咨询和咨询师有了新认识，我回去再想想，是不是把我的情况也跟您说一说。

单选：12. 心理咨询师在"您刚才说到，母亲去世后……您愿意跟我说说您的情况吗？"这段话中用到的技术是（　　）

A. 解释　　B. 具体化

C. 释义　　D. 情感反应

多选：13. 咨询师运用上述技术可以达到的目的和作用包括　（　　）
A. 加强理解、促进沟通
B. 澄清求助者表达的模糊不清的观念及问题
C. 对求助者问题做理论上的分析
D. 加强对求助者情绪、情感的理解

单选：14. 求助者在本段对话中出现的沉默，最有可能是　（　　）
A. 怀疑型　B. 茫然型
C. 思考型　D. 反抗型

多选：15. 放松训练的特点包括　（　　）
A. 简便易行　B. 受时间和地点的限制
C. 实用有效　D. 可提高症状改善的速度

多选：16. 放松训练操作和实施的过程包括　（　　）
A. 咨询师介绍原理　B. 选择合适的强化物
C. 咨询师进行示范　D. 强化求助者的练习

单选：17. 想象放松法中能带来愉悦感觉的场景应当由（　　）确定。
A. 咨询师　B. 双方共同
C. 求助者　D. 上级咨询师

多选：18. 呼吸放松法包括　（　　）
A. 胸式呼吸放松法　B. 腹式呼吸放松法
C. 控制呼吸放松法　D. 口腔呼吸放松法

多选：19. 本次咨询，确定会谈内容和范围所依据的参照点主要是　（　　）
A. 求助者主动提出的求助内容　B. 心理咨询师观察发现的疑点
C. 上级咨询师下达的会谈目标　D. 心理咨询师根据经验提出的问题

多选：20. 在进行摄入性会谈时，选择会谈内容的原则包括　（　　）
A. 属于心理学范畴　B. 有效
C. 求助者可接受　D. 积极

多选：21. 心理咨询师在初诊接待中要确保求助者了解　（　　）
A. 什么是心理咨询　B. 心理咨询的保密原则
C. 心理咨询如何进行　D. 求助者的权利和义务

多选：22. 心理咨询保密例外的情况包括　（　　）
A. 求助者同意将保密信息透露给他人　B. 咨询师认为可以透露给他人的信息
C. 司法机关要求咨询师提供保密信息　D. 求助者患有各类传染性疾病

多选：23. 在心理咨询过程中，心理咨询师应尽量　（　　）
A. 避免使用方言　B. 不做多余的“下意识”动作
C. 多做咨询记录　D. 不用或少用专业术语

（求助者主动要求咨询）

第二次咨询：

……

求助者：上次和您谈话后我心里轻松了很多，感觉您是个有水平的咨询师，您能够敏锐地发现我的问题。这次我想跟您说说我的事情。

心理咨询师：非常感谢您的信任！

求助者：我其实感觉不舒服已经很长时间了。母亲病重的时候一直是我照顾，住院时我每天陪床……虽然我是国家干部，但我还是到寺庙给她祈福……我为了……

心理咨询师：您为母亲付出了很多时间和精力，直到葬礼完毕。那您能说说您什么方面感觉不舒服吗？

单选：24. 求助者在以上谈话中出现了多话现象，这种多话最可能是　　(　　)

A. 宣泄型　　B. 癔症型

C. 表现型　　D. 表白型

单选：25. 心理咨询师在上述对话中转换话题的方法是　　(　　)

A. 释义　　B. 中断

C. 引导　　D. 情感反射

单选：26. 心理咨询师在“那您能说说您什么方面感觉不舒服吗？”这句话中使用的技术是　　(　　)

A. 释义　　B. 情感表达

C. 面质　　D. 具体化

单选：27. 心理咨询师使用上述技术的目的是针对求助者　　(　　)

A. 过分概括　　B. 问题模糊

C. 言行不一　　D. 概念不清

求助者：几个月了，一直烦躁、担忧。本以为母亲去世后我会慢慢恢复过来，但现在感觉越来越严重了。

心理咨询师：为了明确诊断，我想给您做几个心理测验，不知道您愿不愿意？

求助者：我也想尽快解决自己的问题，我听您的安排。

(求助者进行心理测验)

心理咨询师：我上一次就发现您的手有些颤抖，这次好像更严重了。您到医院去检查过吗？

求助者：您观察真敏锐！我不仅手抖，而且经常胸闷、气短，嗓子发堵，心悸、头晕……母亲去世以后，我到医院做了全面检查，上个月单位又组织体检，可都没发现身体上有什么问题。

心理咨询师：这些症状持续多长时间了？

求助者：将近有四、五个月了。

心理咨询师：那您能回忆一下出现症状之前发生过什么事情吗？

求助者：我能想到的就是当时我们部门主管马上要退休了，我是最有希望继任的人选。但就在这关键的时候，我母亲病情加重了……我也不知道是不是因为我请假太多，有一些重要的工作耽误了，所以最后提拔的是另一位同事。

心理咨询师：这两件事是在同一时期吗？

求助者：差不多吧。母亲丧事期间，也正是同事被任命前的公示期间。

心理咨询师：我能理解您的感受。

求助者：本来我们两人的关系不错，但现在我成了他的下属，总觉得不自在。每天经过他办公室门口的时候，我都觉得那原本是属于我的位置，现在却被别人占了。作为儿子，我当时不能不管我母亲，更不能指责她老人家病的不是时候。但我确实觉得这么多年的努力都白费了，而且如果这一次不能提拔，我就完了……

心理咨询师：所以看您的测验，焦虑和抑郁量表的分数都挺高。

求助者：那您说我是不是得了抑郁症？我最近到单位就觉得烦，看谁都不顺眼；工作时注意力不集中，记忆力下降，工作效率低，也不太愿意和朋友聚会。如果是抑郁症，我就可以彻底休假了吧？

心理咨询师：您目前的饮食、睡眠情况怎么样？

求助者：吃饭、睡觉都不太好，尤其是入睡比较困难，躺在床上脑子里会想很多事情。医生给我开了一些安眠药，但我怕有副作用，总是犹豫吃不吃，有时为吃药的事也能想半天，入睡就更难了。

心理咨询师：既然是这样，我建议您到精神科去做个明确的诊断。今天的时间也差不多了，咱们就到这里吧。

多选：28. 为明确该求助者问题的严重程度，可以选用的心理测验包括 （ ）
A. SAS B. SCL－90
C. SDS D. LES

多选：29. 对于咨询中使用心理测验的问题，正确的说法包括 （ ）
A. 咨询师在选用量表时应征得求助者同意
B. 咨询师不能仅根据测验结果进行心理诊断
C. 咨询师应根据心理问题的性质选择恰当的测验项目
D. 测量结果与临床观察结论不一致，应以测验结果为准

多选：30. 该求助者与认知相关的症状包括 （ ）
A. 情绪低落 B. 记忆力下降
C. 烦躁担忧 D. 注意力减弱

单选：31. 该求助者在母亲去世期间所面临的压力属于 （ ）
A. 一般单一性压力 B. 同时性叠加压力
C. 社会环境性压力 D. 继时性叠加压力

多选：32. 该求助者面临的压力源包括 （ ）
A. 生物性压力源 B. 社会性压力源
C. 精神性压力源 D. 叠加性压力源

单选：33. 个体在应对压力时出现呼吸、心跳加速，汗腺加快分泌，血压、体温升高，说明其处于“一般适应症候群”的 （ ）
A. 警觉阶段 B. 惊吓阶段
C. 搏斗阶段 D. 衰竭阶段

单选：34. 对该求助者进行诊断，首先应该排除 （ ）
A. 人格障碍 B. 心境障碍
C. 焦虑神经症 D. 躯体疾病

多选：35. 对于该求助者，应该排除抑郁发作，抑郁发作的主要症状包括 （ ）
A. 思维贫乏 B. 情绪低落
C. 言语减少 D. 动作迟缓

多选：36. 不属于心理咨询范畴的是 （ ）
A. 精神病性障碍 B. 抑郁发作
C. 可疑神经症 D. 躁狂发作

多选：37. 根据案例可以判断本次咨询的会谈类型包括 （ ）
A. 咨询性会谈 B. 鉴别性会谈
C. 摄入性会谈 D. 危机性会谈

单选：38. 求助者询问自己是否得了抑郁症，这种情况属于 （ ）
A. 问题模糊 B. 以偏概全
C. 过分概括 D. 概念不清

单选：39. “我建议您到精神科去做个明确的诊断”这里心理咨询师用到的技术是 （ ）
A. 解释 B. 内容反应
C. 指导 D. 尝试性面质

第三次咨询：

求助者：我按您的建议到精神科去查了一下，去了两家医院，他们都说我不是抑郁症。可是我不太相信，我在网上搜了一下抑郁症的表现，还买了一本精神病方面的书，里边说……

心理咨询师：……我相信您现在确实承受着身体和心理上各种症状带来的痛苦，更理解您想通过患病来躲避您在工作单位难以面对和承受的精神痛苦，同时还要弥合母亲去世所带来的创伤……我希望通过我们共同的努力，帮助您解决心理问题，使您能够面对现实，积极主动适应新的工作环境。

求助者：(沉默)……您说的有道理。既然现实如此，我就应该主动去适应。您说我该怎么做呢？

心理咨询师：接下来我们一起制定咨询目标和咨询方案。

单选：40. 心理咨询师说"我相信您现在确实承受着身体和心理上各种症状所带来的痛苦"这句话，主要体现了咨询师对求助者的 ( )

A. 尊重　　B. 热情

C. 真诚　　D. 共情

单选：41. 心理咨询师说"更理解您想通过患病来躲避您在工作单位难以面对和承受的精神痛苦"，这句话体现了咨询师对求助者的 ( )

A. 尊重　　B. 热情

C. 真诚　　D. 共情

多选：42. 心理咨询师在上述两句话中所应用的技术包括 ( )

A. 内容反应　　B. 情感反应

C. 内容表达　　D. 情感表达

单选：43. 求助者在上段对话中出现的沉默类型最可能是 ( )

A. 怀疑型　　B. 情绪型

C. 茫然型　　D. 思考型

单选：44. "理论交谈"属于 ( )

A. 讲话内容上的阻抗　　B. 讲话程度上的阻抗

C. 讲话方式上的阻抗　　D. 咨询关系上的阻抗

单选：45. 求助者出现阻抗的最主要原因是 ( )

A. 阻抗来自于成长中的痛苦　　B. 阻抗源于功能性的行为失调

C. 没有发自内心的求治动机　　D. 想证实自己与众不同

多选：46. 心理咨询师应对阻抗时应注意的问题包括 ( )

A. 通过建立良好的咨询关系解除求助者的戒备心理

B. 正确地进行诊断和分析

C. 以诚恳的态度帮助求助者正确地对待阻抗

D. 使用咨询技巧突破阻抗

多选：47. 通过几次咨询判断，该求助者的情绪症状包括 ( )

A. 焦虑　　B. 注意力减弱

C. 抑郁　　D. 记忆力下降

多选：48. 该求助者的生理症状包括 ( )

A. 胸闷、气短　　B. 肢体震颤

C. 心悸、头晕　　D. 注意力减弱

多选：49. 反映求助者社会功能改变的是 ( )

A. 与新领导冲突　　B. 工作效率下降

C. 不敢面对现实　　D. 不愿和朋友聚会

单选：50. 对该求助者进行诊断最需要明确的是 ( )

A. 病程的长短　　B. 精神痛苦程度

C. 心理冲突性质　　D. 社会功能状况

单选：51. 对于该求助者，目前可以排除的诊断是（　）

A. 一般心理问题　B. 可疑神经症

C. 创伤后应激障碍　D. 焦虑神经症

多选：52. 该求助者产生心理问题的社会性原因包括（　）

A. 与新领导冲突　B. 未能升职

C. 父亲需要照顾　D. 母亲去世

单选：53. 按许又新教授的评分标准，该求助者社会功能损害的评分是（　）

A. 1～2 分　B. 2～3 分

C. 4～5 分　D. 5～6 分

多选：54. 关于心理咨询目标的描述，正确的包括（　）

A. 是求助者要实现的目标　B. 是咨询师要实现的目标

C. 要由双方共同商定　D. 其制定要与心理诊断同时进行

多选：55. 有效咨询目标应具备的特征包括（　）

A. 属心理学范畴　B. 简单的

C. 具体或量化的　D. 可行的

单选：56. 以下各项中，不能作为该求助者心理咨询目标的是（　）

A. 缓解焦虑情绪　B. 改变不适行为

C. 调整不良认知　D. 改善饮食睡眠

多选：57. 咨询方案的内容应该包括（　）

A. 咨询目标　B. 咨询次数

C. 咨询费用　D. 咨询地点

单选：58. 以下各项中，属于咨询师义务的是（　）

A. 遵守职业道德　B. 严格遵守保密原则

C. 遵守预约时间　D. 提出转介或终止咨询

第四次咨询：

……

心理咨询师：我们上一次制定了咨询目标和咨询方案，我要运用合理情绪疗法解决您的问题。合理情绪疗法认为，引起人们情绪困扰的不是外界发生的事情，而是人们对事件的态度、看法……进而改变情绪。ABCDE 理论是合理情绪疗法的核心理论，其中 A 是……B 是……您的问题中，A 是……C 是……

单选：59. 在合理情绪疗法的 ABCDE 理论中，D 指的是（　）

A. 诱发事件　B. 与不合理信念辩论

C. 行为结果　D. 咨询的效果

单选：60. 在合理情绪疗法的 ABCDE 理论中，E 指的是（　）

A. 诱发事件　B. 与不合理信念辩论

C. 行为结果　D. 咨询的效果

单选：61. 根据合理情绪疗法的 ABCDE 理论，本案例中，求助者的 A 是（　）

A. 母亲病逝　B. 与新领导发生冲突

C. 未能升职　D. 父亲需要照顾

多选：62. 根据合理情绪疗法的 ABCDE 理论，本案例中，求助者的 C 是（　）

A. 胸闷、气短　B. 与新领导发生冲突

C. 焦虑、抑郁　D. 工作效率下降

单选：63. 本次咨询处于合理情绪疗法的（　）

A. 诊断阶段　B. 领悟阶段

C. 修通阶段　D. 再教育阶段

求助者：那您具体说说我的不合理信念是什么吗？

心理咨询师：您在第二次咨询的时候曾经谈到“本来我们两人的关系不错，但现在成了他的下属，总觉得不自在。每天经过他办公室门口的时候，我觉得那原本是属于我的位置，现在却被别人占了。作为儿子，我当时不能不管我母亲，更不能指责她老人家病的不是时候。但我确实觉得这么多年的努力都白费了，而且如果这一次不能提拔，我就完了……”。这其中……的是绝对化要求，这种不合理信念……

单选：64. 在求助者的谈话中，体现“绝对化要求”特征的是（　　）

A. 本来我们两人的关系不错，但现在成了他的下属，总觉得不自在

B. 我觉得那里原本是属于我的位置，现在却被别人占了

C. 作为儿子，……确实觉得这么多年的努力都白费了

D. 如果这一次不能提拔，我就完了

单选：65. 在求助者的谈话中，体现“糟糕至极”特征的是（　　）

A. 本来我们两人的关系不错，但现在成了他的下属，总觉得不自在

B. 我觉得那里原本是属于我的位置，现在却被别人占了

C. 作为儿子，……确实觉得这么多年的努力都白费了

D. 如果这一次不能提拔，我就完了

单选：66. 在求助者的谈话中，体现“过分概括化”特征的是（　　）

A. 本来我们两人的关系不错，但现在成了他的下属，总觉得不自在

B. 我觉得那里原本是属于我的位置，现在却被别人占了

C. 作为儿子，……确实觉得这么多年的努力都白费了

D. 如果这一次不能提拔，我就完了

求助者：您的分析有道理。可是即便是绝对化要求或者有点以偏概全，但它们并非不合理呀！

心理咨询师：这就是我们下一步要解决的问题，也是我们工作的核心部分。我们首先要做的是……

多选：67. 合理情绪疗法中，与不合理信念辩论的方法包括（　　）

A. “产婆术式”的辩论技术　　B. 自我管理程序

C. 合理情绪想象技术　　D. RET 自助表

多选：68. 合理情绪疗法中的认知性家庭作业包括（　　）

A. 问题解决训练　　B. 合理自我分析报告

C. 自我管理程序　　D. RET 自助表

多选：69. 合理情绪疗法中可以运用的行为技术包括（　　）

A. 合理自我分析报告　　B. 放松训练

C. 自我管理程序　　D. 系统脱敏

多选：70. “我对别人怎样，别人必须对我怎样”的观念属于（　　）

A. 绝对化要求　　B. 黄金规则

C. 过分概括化　　D. 反黄金规则

多选：71. 合理情绪疗法的再教育阶段可以使用的方法和技术包括（　　）

A. 问题解决训练　　B. 放松训练

C. 社交技能训练　　D. “产婆术式”的辩论技术

多选：72. 埃利斯等人认为合理情绪疗法可以帮助个体达到的目标包括（　　）

A. 自我指导　　B. 宽容

C. 自我实现　　D. 变通性

单选：73. 合理情绪疗法不适用于（　　）的人。

A. 年纪较轻　　B. 智力水平较高

C. 患自闭症　　D. 领悟力较强

多选:74. 合理情绪疗法中,咨询师的角色包括 ( )

A. 监督者 B. 指导者

C. 诊断者 D. 辩论者

多选:75. 根据合理情绪疗法的理论,心理咨询师对该求助者可以做的工作包括 ( )

A. 宣泄负性情绪 B. 改变不合理信念

C. 建立合理信念 D. 提高社会交往能力

第七次咨询:

心理咨询师:经过前几次的咨询,我们基本达到了预定的咨询目标,您的情绪、行为有了很大改变,我为您感到高兴。

求助者:谢谢您!

心理咨询师:接下来我们将要一起进行咨询效果评估,大概包括六个方面的内容。

求助者:正是因为有您的帮助,我身上才能发生这么多积极的变化。如果当初您像那两个咨询师一样把我拒之门外,如果没有您对我的理解和包容,我现在很可能对心理咨询和心理咨询师还怀着敌视的态度;您的态度和技术让我信任,您的陪伴和鼓励也使我敢于面对自己的问题并且努力探索去解决自己的问题……听您的意思,我们的咨询好像就要结束了,我真有些舍不得和您分别。

心理咨询师:是的,我们还有一次咨询就全部结束了。我也舍不得和您分别,但是我不能把您长久地"拴在"咨询室里,希望您能够把咨询中学到的知识和技能很好地应用到日后的生活里,更好地适应现实生活。我们下一次要讨论的就是这些问题。

单选:76. 制约心理咨询有效性因素中的特殊性有效因素是 ( )

A. 针对性的咨询所产生的效果 B. 求助者本身潜在的复愈能力

C. 求助者对咨询师的信心 D. 咨询师对求助者的尊重、关切

多选:77. 心理咨询的效果可以视为( )三者的函数。

A. 咨询师 B. 咨询态度

C. 求助者 D. 咨询方法

多选:78. 本案例中,决定心理咨询取得效果的因素包括 ( )

A. 咨询师与求助者之间建立的和谐、信任的咨询关系

B. 求助者自己探索改变的信心和自觉性

C. 有一套双方都相信的理论和方法

D. 咨询师本身的特征,包括准确的共情等

多选:79. 适宜的求助者应具备的条件包括 ( )

A. 人格正常 B. 动机强烈

C. 信任度高 D. 智力超常

单选:80. 如果求助者对咨询师信奉的某种理论方法持不信任态度,这种与咨询师不相适宜的情况属于 ( )

A. 欠缺型 B. 忌讳型

C. 反抗型 D. 冲突型

单选:81. 如果咨询师在与求助者无法实现匹配的情况下,本着负责的精神进行转介,这主要体现出咨询师对求助者的 ( )

A. 无奈 B. 尊重

C. 热情 D. 共情

多选:82. 本案例中可以作为评估该求助者咨询效果的指标包括 ( )

A. 焦虑、抑郁情绪的改善 B. 睡眠状况改善

C. 测验结果恢复到正常值 D. 工作效率提高

多选:83. 心理咨询师如果对咨询的效果进行客观研究,应做的工作包括 ( )

A. 设对照组 B. 随机安排

C. 客观评分 D. 进行回访

多选：84. 结束咨询的时机一般可以根据(　　)确定。

A. 咨询方案商定的时间　　B. 求助者的感觉及要求

C. 心理咨询师的经验　　D. 上级咨询师的要求

多选：85. 在结束咨询关系时，咨询师应遵循的原则包括　　(　　)

A. 清晰地认识到求助者的需要和想法

B. 清晰地认识到自己的需要和想法

C. 应更加关注求助者的观念

D. 对求助者已经取得的变化给予支持性鼓励

**案例二**

下面是某求助者的 WAIS—RC 的测验结果：

| | 言语测验 | | | | | | | 操作测验 | | | | | | | 言语 | 操作 | 总分 |
|---|---|---|---|---|---|---|---|---|---|---|---|---|---|---|---|---|---|
| | 知识 | 领悟 | 算术 | 相似 | 数广 | 词汇 | 合计 | 数符 | 填图 | 积木 | 图排 | 拼图 | 合计 | | | | |
| 原始分 | 26 | 17 | 8 | 20 | 11 | 66 | | 47 | 18 | 41 | 26 | 24 | | 量表分 | 66 | 60 | 126 |
| 量表分 | 15 | 10 | 6 | 13 | 9 | 13 | 66 | 11 | 14 | 13 | 12 | 10 | 60 | 智商 | 107 | 111 | 109 |

多选：86. 该求助者的测验结果显示　　(　　)

A. PIQ 属于高于平常水平　　B. 4 项分测验低于全国常模平均数

C. 处理局部与整体关系的能力比较强　　D. 5 项分测验百分等级在 84 以上

多选：87. 根据该测验得分，可以判断该求助者　　(　　)

A. 视觉理解能力弱　　B. 主动注意能力强

C. 抽象思维能力强　　D. 学习能力和接受能力强

多选：88. 对于 WAIS－RC，正确的说法包括　　(　　)

A. 测验起点偏难　　B. 用离差智商代替比率智商

C. 具有简单的结构　　D. 对无时限的项目可以耐心等待

**案例三：**

下面是某求助者的 MMPI 的测验结果：

| 量表 | Q | L | F | K | Hs | D | Hy | Pd | Mf | Pa | Pt | Sc | Ma | Si |
|---|---|---|---|---|---|---|---|---|---|---|---|---|---|---|
| 原始分 | 1 | 4 | 28 | 9 | 15 | 31 | 25 | 30 | 24 | 20 | 26 | 46 | 25 | 40 |
| K 校正分 | | | | | ? | | | ? | | | ? | ? | ? | |
| T 分 | 45 | 43 | 81 | 42 | 57 | 55 | 53 | 74 | 70 | 68 | 56 | 76 | 66 | 54 |

单选：89. 该求助者轻躁狂量表的 K 校正分应当是　　(　　)

A. 27　　B. 36

C. 34　　D. 35

多选：90. 从测验结果来看，该求助者可能存在　　(　　)

A. 性别色彩异常　　B. 异乎寻常的生活方式

C. 性格的偏离　　D. 孤独、过分敏感的性格特征

多选：91. 关于 MMPI，正确说法包括　　(　　)

A. 允许测试者有无法回答的题目　　B. 回答时不要对每个问题做过多考虑

C. 适用于初中毕业以上文化程度的人　　D. 主测者要争取受测者合作

**案例四**

下面是某求助者的 SCL－90 测验结果：

总分：219

阴性项目数：32

| 因子名称 | 躯体化 | 强迫症状 | 人际关系敏感 | 抑郁 | 焦虑 | 敌对 | 恐怖 | 偏执 | 精神病性 | 其他 |
|---|---|---|---|---|---|---|---|---|---|---|
| 因子分 | 1.8 | 2.5 | 2.3 | 2.0 | 2.4 | 3.3 | 1.6 | 3.1 | 2.6 | 1.9 |

多选：92. 测验结果显示该求助者可能存在 （　　）

A. 被控制感　　B. 一般的感知障碍

C. 投射性思维　　D. 厌烦、争论、摔物

单选：93. 该求助者的阳性项目均分是 （　　）

A. 3.2　　B. 2.6

C. 2.4　　D. 2.5

多选：94. 对于 SCL－90，正确说法的包括 （　　）

A. 采用五级评分制

B. 了解躯体疾病患者的精神症状

C. 该量表包含有较广泛的精神症状学内容

D. 评分为偏重表示受测者有该项症状并有一定影响

**案例五**

下面是某求助者的 EPQ 的测验结果：

| | 粗分 | T 分 |
|---|---|---|
| P | 7 | 62 |
| E | 10 | 68 |
| N | 3 | 35 |
| L | 3 | 40 |

多选：95. 根据测验结果，可以判断该求助者为 （　　）

A. 典型内向型　　B. 渴望刺激和冒险

C. 难以适应外部环境　　D. 多血质气质类型

多选：96. 关于 EPQ，正确的说法包括 （　　）

A. 一共 88 个条目　　B. 只能回答“是”或“否”

C. 由经验效标法编制　　D. 既可个别施测，也可团体施测

**案例六**

下面是某求助者 16PF 的测验结果：

| 因素 | 标准分 | 因素 | 标准分 | 因素 | 标准分 | 因素 | 标准分 |
|---|---|---|---|---|---|---|---|
| 乐群性 | 7 | 兴奋性 | 4 | 怀疑性 | 2 | 实验性 | 3 |
| 聪慧性 | 8 | 有恒性 | 5 | 幻想性 | 3 | 独立性 | 4 |
| 稳定性 | 7 | 敢为性 | 6 | 世故性 | 3 | 自律性 | 8 |
| 恃强性 | 2 | 敏感性 | 7 | 忧虑性 | 5 | 紧张性 | 2 |

单选：97. 根据测验结果，该救助者的人格特征可能是 （　　）

A. 精明能干　　B. 情绪激动，易生烦恼

C. 孤独、冷淡　　D. 知己知彼，高自我概念

多选：98. 关于 16PF 的正确说法包括 （　　）

A. 一共 187 道题　　B. 先完成答卷纸上的四个例题

C. 施测时没有时间限制　　D. 回答问题时没有“对”“错”之分

多选：99. 关于心理测验，正确的说法包括 (    )

A. 若 SDS 的粗分为 50 分，则为轻度抑郁

B. 社会支持评定量表(SSRS)统计指标有两类

C. 应对方式问卷(CSQ)适用于 14 岁以上的人

D. 生活事件量表(LES)可指导危机干预，使心理治疗更有针对性

多选：100. 关于联合型瑞文测验(CRT)，正确的说法包括 (    )

A. 可用于不同民族　　B. 团体若超 30 人应增助理 1～2 人

C. 每个单元 20 道题　　D. 施测时间为 40 分钟

# ·第二部分　案例问答题·

**本部分采取专家阅卷，1～4 题，满分 100 分。请在答题纸上写明题号，用钢笔、圆珠笔按要求作答。**

一般资料：女性，汉族，36 岁，已婚，大专文化程度，某公司销售经理，收入较高，和丈夫在同一公司工作，育有 7 岁女儿。

案例介绍：两个月前求助者公司要派丈夫去外地分公司任职，丈夫也明确表态愿意服从公司的安排。求助者请求丈夫不要去，但丈夫觉得到外地分公司任高管不但能够增加收入，而且会为今后在总公司的升迁打下基础。求助者担心丈夫到外地后会不爱自己、会变心，开始紧张、担忧，经常发脾气，为小事和丈夫吵架，挑剔丈夫的言行，和同事关系紧张，工作效率明显下降，还出现明显失误。下班回家更是烦躁、焦虑。想到母亲的不幸将要发生在自己的身上，想到自己和孩子将要过着无依无靠的日子就感到心烦意乱，内心痛苦。这段时间里，食欲不佳，睡眠也不好。

心理咨询师观察和了解到的情况：求助者是家中独女，四岁时父亲去外地发展。五岁时，母亲听说父亲有外遇，把求助者留给外婆，到父亲身边工作生活。但不到一年，父母还是离了婚。求助者本人当年是丈夫的下属，之后二人恋爱、结婚。求助者担心丈夫到外地后会和下属搞在一起，产生“婚外情”，会像自己的父亲那样抛弃自己和孩子。内心痛苦无法摆脱，主动前来咨询。

请根据案例回答以下问题：

1. 请对该求助者进行初步诊断并写明诊断过程。(30 分)

2. 请指出该求助者的不合理信念及表现形式。(30 分)

3. 请分析该求助者产生心理问题的原因。(20 分)

4. 咨询中求助者曾有大段的叙说，咨询师应如何做好倾听。(20 分)

# 参考答案及详解

## 卷册一:职业道德　理论知识

### 第一部分　职业道德

**一、职业道德基础理论与知识部分**

**(一)单项选择题**

1. B。道德与法律的联系:(1)从道德和法律的作用来看,德治与法治、以德治国和依法治国是相辅相成、相互促进的。(2)从道德和法律的内容来看,二者有相互重叠的部分。(3)道德和法律有相互转换、相互作用的关系。从这几点来看,道德与法律的关系就像是鸟的两翼。
2. B。中华民族传统美德要求我们诚实守信、见利思义,因此,应该先义后利。
3. C。审慎是指选择最佳的手段以实现职责最优的结果,并努力规避风险。
4. A。敬业就是尊重自己的职业岗位,以恭敬和负责的态度对待自己的工作,做到工作专心、严肃认真、精益求精、尽职尽责,要有强烈的职业责任感和职业义务感。
5. A。诚信要求中的真诚不欺:诚实劳动,不弄虚作假;踏实肯干,不搭便车;以诚相待,不欺上瞒下。题中员工的做法违背了诚实劳动的要求。
6. D。换位思考是思考者转换位置,从对方所处境地设身处地地以对方的立场、观点、处境来思考问题。换位思考有助于理解他人,有助于和谐相处,互利共赢。
7. A。诚信的特征:(1)通识性:价值倾向一致、出于本心不自欺、对人坦诚而不虚滑、对事实不掺假、对承诺要重而践。(2)智慧性:审时度势,讲究策略和方式。(3)止损性:一方面抑制了个人过分贪欲,另一方面可以避免当事人利益的完全丧失。(4)资质性:个人或人格的、集体的一种标识,经过多次沉淀形成的信誉。
8. D。平等待人要求在市场面前顾客平等、按贡献取酬、按德才谋取职位。

**(二)多项选择题**

9. ABD。集体主义的内涵:(1)坚持集体利益和个人利益的统一。(2)坚持维护集体利益的原则。(3)集体利益要通过对个人利益的满足来实现。
10. AD。道德准则中勤勉要求从业者在规定的时间范围内,非常投入,集中精力做好事情,不能分心,不能偷懒,不能三心二意。勤勉也要求采取积极主动的方式开展工作。要求在工作上善始善终,不能虎头蛇尾。因此,勤勉要求按照计划开展工作,不能随意地把问题往后拖延,把困难放在后面。
11. ABC。加强职业道德修养的途径和方法:(1)加强职业道德修养要端正职业态度。(2)加强职业道德修养要强化职业情感。(3)加强职业道德修养要注意历练职业意志。
12. ABC。敬业的要求(践行规范):(1)强化职业责任,包括了解职业责任、强化职业责任、强化责任意识。(2)坚守工作岗位,包括遵守规定、履行职责、临危不退。(3)提高职业技能,包括要勇于实践、要开拓创新。
13. ABCD。从业人员相互之间要不管彼此之间的社会地位、生活条件、工作性质有多大差别,都应一视同仁,互相尊重,互相信任,做到不说同事的坏话,开诚布公地与同事相处,彼此看重对方,不随便批评同事的言行。
14. ABC。题中A、B、C项均是我国遏制和惩戒违反公平交易原则行为的法规。
15. ABC。每一个从业人员要做到公平公正,应从以下几点严格要求自己:(1)坚持按照原则办事。(2)要不徇私情。(3)不怕各种权势,不计个人得失。
16. BCD。作为从业人员要把社会、集体利益放在首位;说老实话,办老实事,做老实人;坚持原则,无私无畏;敢于负责,敢担风险。

**二、职业道德个人表现部分**

17～25(略)。

### 第二部分　理论知识

**一、单项选择题**

26. D。本题主要考查弗洛伊德的精神分析论。合理地度过"性心理"发展的每个阶段是未来心理健康的充分和必要条件。
27. B。本题主要考查感觉障碍。由于病理性或功能性感觉阈限增高而对外界刺激的感受迟钝称为感觉减退。
28. A。本题主要考查强迫观念。强迫观念或强迫性思维,指某一种观念或概念反复地出现在患者的脑海中,明知没有必要,但又无法摆脱。强迫观念是思维内容障碍之一。思维内容障碍包括妄想、超价观念和强迫观念。
29. B。本题主要考查思维内容障碍。妄想心境也是原发性妄想的一种表现形式。妄想心境是指患者对他所熟悉的环境突然感到气氛不对,周围环境已经发生了某种对他不利的变化,使得患者有某种不祥的预感。此时患者尚不能明确地说出周围究竟发生了什么对其不利的事情。如果这种妄想心境未能得到及时的治疗,常常进一步发展为被害妄想。
30. B。本题主要考查健康心理学。健康心理学是心理学借助"现在医学模式"主动介入医学领域的结果,是"保健、诊病、防病和治病的心理学"。其关注的重点是身体健康与心理因素的关系。
31. C。本题主要考查压力的适应。强大的自然灾害后的心理反应称为灾难症候群。其产生及特性有三阶段:(1)惊吓期,对创伤和灾难丧失知觉,往往对事件不能回忆。(2)恢复期,受害者出现焦虑、失眠、注意力下降等,即通常所说的"后怕",常常逢人便诉说自己的遭遇。(3)康复期,心理重新达到平衡。

32. B。本题主要考查我国心理咨询的简史。20 世纪 30 年代,丁瓒先生作为中国第一位临床心理学家,进入北京协和医院从事心理学工作。他比较关注青年的心理健康问题。

33. C。本题主要考查心理咨询时间上的限制。咨询关系也是有限制的。咨询结束,咨询关系也就终止,而不能以"朋友"关系的名义继续进行往来。

34. B。本题主要考查社会学习理论。通过社会学习获得行为发展的理论被称为社会学习理论(代表人物班杜拉)。该理论主张儿童是通过观察和模仿而获得社会行为的。强调儿童习得社会行为的主要方式是观察学习和替代性强化。

35. C。本题主要考查认知发展本质的适应理论和主动建构学说。皮亚杰认为智力的本质就是适应。

36. D。本题主要考查前运算阶段儿童思维的特点。皮亚杰指出前运算阶段儿童思维的特点有:(1)泛灵论。(2)自我中心主义。(3)不能理顺整体与部分的关系。(4)思维的不可逆性。(5)缺乏守恒。

37. D。本题主要考查艾里克森的人格发展阶段理论。成年后期阶段的主要发展任务是获得完善感,避免失望或厌恶感;良好的人格特征是智慧、贤明品质。

38. C。本题主要考查社会行为。勒温指出:"要理解和描述行为,人和他所处的情境必须被看成是一个相互依赖的因素群。"

39. C。本题主要考查道德社会化的内容。道德社会化是指个体将社会道德规范逐渐内化成为自己的行为准则的过程,主要表现在:道德观念与道德判断(道德中的认知成分)、道德情感、道德行为。

40. C。本题主要考查角色冲突。人们对同一角色的社会期待不同,会导致角色内冲突。如教师的社会角色,国家期望教师在提高学生素质上下功夫,而家长和管理部门则要求多做提高升学率的工作,即造成角色内冲突。

41. B。本题主要考查自我概念的形成与发展。生理自我是自我概念的原始形态,主要是个体对自己躯体的认知,包括占有感、支配感与爱护感等,其使个体认识到自己的存在。生理自我始于出生 8 个月左右,3 岁左右基本成形。

42. A。本题主要考查影响归因的因素。影响归因的因素中有自我价值保护倾向。成功时,个体倾向于内归因,失败时,个体很少用个人特征来解释,而倾向于外归因。在竞争条件下,个体倾向于把他人的成功外归因,从而减少他人的成功对自己带来的心理压力。如果他人失败了,则倾向于内归因,个体均有明显的使自己处于有利的位置,保护自我价值的倾向,这种倾向叫动机性归因偏差。

43. A。本题主要考查影响成就动机的因素。游戏勇夺第一,学习上马马虎虎,说明成就动机不同。影响成就动机的因素:(1)目标的吸引力。(2)风险与成败的主观概率。(3)个体施展才干的机会。对照选项,选 A。

44. B。本题主要考查心理自我阶段。心理自我阶段需时 10 年左右,大约从青春期到成年。

45. B。本题主要考查非正式沟通网络。非正式沟通网络主要有三种典型形式:流言式、集束式和偶然式。

46. C。本题主要考查家庭的结构模式。核心家庭是由夫妻和未婚子女组成的家庭。随着经济和社会的发展,核心家庭已成为家庭的主要结构模式。

47. C。本题主要考查格式塔心理学。德国心理学家魏特海墨、克勒和科夫卡认为整体不等于部分的相加,主张从整体上研究心理现象,并由此建立了完形心理学,或叫格式塔心理学。

48. D。本题主要考查神经元及其功能。感觉神经元把神经冲动从感觉器官传至神经中枢,是向中枢传导的,所以又叫传入神经元。

49. B。本题主要考查反射的概念。反射即有机体通过中枢神经系统,对作用于感受器的外界刺激做出的规律性回答。

50. A。本题主要考查注意分配。"一心二用"反映的是注意的分配。在同一时间内,把注意指向于不同的对象,同时从事几种不同活动的现象叫注意分配。注意分配是有条件的,需要训练和培养,不是想分配就能分配的。

51. A。本题主要考查注意的种类。有意后注意是指事前有预定目的,不要意志努力的注意。它是由有意注意转化而来的一种特殊形态的注意。

52. A。本题主要考查想象。所谓表象,就是过去感知过的事物的形象在头脑中再现的过程。想象就是运用已有的表象,对其进行加工和改造,从而创造出新形象的过程。

53. C。本题主要考查定势。定势是人们在从事某种活动前的心理准备状态,其会对后边所从事的活动产生影响。

54. C。本题主要考查色觉异常的情况。按照色觉异常的程度,可把色觉异常分为色弱、部分色盲和全色盲。色觉异常的人觉察不到自己色觉上有缺陷,别人也难以发现。因为有色觉缺陷的人对明度非常敏感,他们能分辨很细微的明度上的差别。虽然他们能和正常人一样说出物体的颜色,但是他们看到的是物体的明度,而不是物体的颜色。

55. C。本题主要考查威尔尼克中枢。威尔尼克中枢又称听觉性言语中枢,位于顶叶、枕叶、颞叶交会处的颞上回。

56. A。本题主要考查参照点。人为确定的参照点,即相对零点。温度既可以从绝对零度计量,也可以从摄氏零度计量,其中后者是以水的冰点为测量零点。因此,题干中的说法是正确的。

57. B。本题主要考查正确的测验观。正确的测验观有:(1)心理测验是重要的心理学研究方法之一,是决策的辅助工具。(2)心理测验作为研究方法和测量工具尚不完善。

58. D。本题主要考查系统抽样。系统抽样又称等距抽样,就是将已编好号码的个体排成顺序,然后每隔若干个号码抽取一个。

59. A。本题主要考查分半信度。分半信度通常是在测验实施后将测验按项目编号的奇数、偶数分为等值的两半,并分别计算每位受测者在两半测验上的得分,求出这两半分数的相关系数。

60. C。本题主要考查相容效度。说明新测验所测量的特质确实是老测验所反映的特质或行为,两种测验之间的相关系数称为相容效度。

61. A。本题主要考查项目的难度。P 值越接近于 0 或接近于 1,越无法区分受测者之间能力的差异。P 值越接近于 0.50,区别力越高。

62. D。本题主要考查韦氏成人智力测验。韦氏成人智力测验(WAIS)首先由韦克斯勒于 1955 年编制。

63. D。本题主要考查应对因子。应对因子间的相关分析发现“解决问题”与“退避”两应对因子的负相关程度最高。以此作为六个应对因子关系序列的两极，然后根据各因子与“解决问题”应对因子相关系数的大小排序，可将六个应对因子排出下列关系序列图：退避→幻想→自责→求助→合理化→解决问题。
64. C。本题主要考查社会支持评定量表。社会支持评定量表(SSRS)选用的社会支持评定量表由肖水源于1986年编制，该量表共有10个条目，包括客观支持(3条)、主观支持(4条)和对社会支持的利用度(3条)三个维度。
65. B。本题主要考查生活事件量表。生活事件量表(LES)的记分：影响持续时间分三月内、半年内、一年内、一年以上共4个等级，分别记1、2、3、4分。
66. D。本题主要考查SCL－90。SCL－90的每一个项目均采取5级评分制。
67. D。本题主要考查联合型瑞文测验的记分。联合型瑞文测验(CRT)的量表分数是先将受测者的原始分数换算为相应的百分等级，再将百分等级转化为IQ分数。
68. B。本题主要考查尊重。尊重的心理学核心和本质含义是心理咨询师对求助者的接纳，即尊重就是接纳求助者的一切，无条件地接纳求助者的全部。
69. C。本题主要考查商定咨询目标的前期工作。咨询师收集资料应围绕以下七个问题进行：(1)“who”，求助者是谁？(2)“what”，发生了什么事？(3)“when”，什么时候发生的？(4)“where”，在哪里发生的？(5)“why”，事情发生的原因是什么？(6)“which”，事情与哪些人相关？(7)“how”，事情是怎样演变的？
70. B。本题主要考查咨询的三个阶段。咨询的三个阶段是：诊断、咨询和巩固。诊断阶段包括建立关系、收集求助者的相关信息、明确问题和诊断。咨询阶段包括调整咨询动机、商定咨询目标、商定咨询方案、实施方案。巩固阶段是咨询的总结和提高阶段。帮助调整求助动机应该在咨询阶段。
71. A。本题主要考查内容反应技术。内容反应技术是指咨询师把求助者陈述的主要内容经过概括、综合和整理，用自己的话反馈给求助者，以达到加强理解、促进沟通的目的。
72. C。本题主要考查阳性强化法的基本原理。阳性强化法又称正强化法，应用操作性条件反射原理，强调行为的改变是依据行为后果而定的，其目的在于矫正不良行为，训练与建立某种良好行为。即运用正性强化原则，每当儿童出现所期望的心理与目标行为，或者在一种符合要求的良好行为之后，采取奖励办法，立刻强化，以增强此种行为出现的频率。
73. B。本题主要考查常用的惩罚方法。常用的惩罚方法有以下两种：(1)一般性惩罚包括给予批评、罚款、劳动改造等。(2)特殊性惩罚包括束缚身体、隔离、厌恶疗法等。其中一种比较特殊却比较柔和的厌恶技术，即饱和策略。
74. C。本题主要考查讲话方式上的阻抗。讲话方式上的阻抗是通过求助者语言交流中不同的心理活动体现的。它常见的形式有：心理外归因、健忘、顺从、控制话题和最终暴露等。
75. A。本题主要考查对多话的处理。无论哪种类型的多话，均可利用内容反应技术加提出新问题的方式处理。
76. B。本题主要考查依赖的表现形式。依赖的表现形式可以是：不易察觉的形式、阻抗的形式、间接的形式、直接的形式。题干中“您说我是找工作还是考研究生呢？”属于间接的形式。
77. B。本题主要考查社会心理学中人际距离的概念。由于心理咨询师和求助者之间的关系属于彼此认识的人，因此，他们之间的交往距离属于社交距离。
78. B。本题主要考查会谈法的种类。治疗性会谈是指针对心理问题和行为问题所进行的会谈，这类会谈往往是心理治疗的一种，它除了要注意会谈法的原则，还要遵循心理治疗的法则。
79. C。本题主要考查控制会谈和转换话题的技巧。控制会谈和转换话题的技巧很多，而且可以随机应变。常用的方法包括：(1)释义。(2)中断。(3)情感反射。(4)引导。
80. B。本题主要考查对临床资料的解释。在归类的基础上，心理咨询师可按照以下思路，对临床资料进行解释：(1)注重行为的观察，在现象与可能的原因之间建立联系。(2)找出哪些东西是偏离正常标准的，然后抓住偏离标准的行为表现去考虑问题。(3)抓住那些“显眼”和“突出”的事件，首先给以解释，并按这种解释去归纳别的事件。
81. B。本题主要考查严重心理问题。诊断为严重心理问题必须满足的条件之一是从产生痛苦情绪开始，痛苦情绪间断或不间断地持续时间在两个月以上、半年以下。
82. C。本题主要考查严重心理问题。在心理咨询临床上，对严重心理问题的诊断并不困难，但关键问题是与神经症进行鉴别。根据许又新教授关于神经症诊断的论述，鉴别的要点是“内心冲突的性质”和“病程”。
83. B。本题主要考查家庭教养。引发求助者心理问题的社会性原因是家庭教养。
84. C。本题主要考查解释临床资料的先决条件。资料的可靠性是解释资料的先决条件。验证临床资料可靠性的办法：使用补充提问验证求助者的社会交往方面的资料是否可靠；使用问卷和心理测验；比较同一资料的不同来源。
85. C。本题主要考查了解求助者的既往史的内容。了解求助者的既往史时，应该包括的内容是：(1)了解求助者进行过何种治疗，疗效如何。(2)分析当时去医院就诊的原因哪些是躯体方面的、哪些是心理方面的。(3)求助者过去经历过心理咨询的效果。(4)原来患有精神疾病，但这次的问题并不是原来的问题，这些要加以区分。(5)有的求助者经过以往的心理咨询后，问题反而加重了。

**二、多项选择题**

86. ACD。本题主要考查感知综合障碍。“非真实感”可见于抑郁症、神经症和精神分裂症。
87. BD。本题主要考查思维内容障碍。关系妄想的患者把现实中与他无关的事情认为与他本人有关系。被害妄想的患者坚信周围某人或某些团伙对他进行跟踪监视、打击、陷害，甚至在其食物和饮水中放毒等谋财害命活动。被害妄想多见于精神分裂症和偏执性精神障碍。嫉妒妄想的患者坚信配偶对其不忠，另有外遇。物理影响妄想的患者认为自己的思维、情绪、意志、行为受到外界某种力量的支配、控制和操纵，患者不能自主，称影响妄想。

88. BC。本题主要考查急性短暂性精神障碍的特点。急性短暂性精神障碍的共同特点主要有：(1)在两周内急性起病。(2)以精神病性症状为主。(3)起病前有相应的心因。(4)在 2～3 个月内可完全恢复。

89. AD。本题主要考查一般适应症候群。在适应(或应对)压力时所经历的三个阶段：警觉阶段、搏斗阶段、衰竭阶段，统称"一般适应症候群"。这是应对压力的必经之路和应对压力所必须付出的代价。其中搏斗阶段的生理、心理和行为特征如下：(1)警觉阶段的生理、生化指标在表面上恢复正常，外在行为平复，但这是一种表面现象，是一种被控制状态。(2)个体内在的生理和心理资源被大量消耗。(3)由于调控压力而大量消耗能量，所以个体变得敏感、脆弱，即使是日常微小的困扰，都可引发个体的强烈情绪反应。

90. ABCD。本题主要考查心理发展的规律性。心理发展的规律性表现在心理发展的普遍性和特殊性的统一、心理发展的方向性和顺序性、心理发展的不平衡性等方面。

91. ABD。本题主要考查维果茨基提出的命题。在教育和教学与心理发展的关系上，维果茨基提出了三个重要的问题：一是"最近发展区"思想；二是教育应当走在发展的前面；三是学习和指导的最佳期限问题。

92. ABCD。本题主要考查婴儿的主要动作发展。影响婴儿动作技能的因素有成熟程度、刺激物的支持、环境提供的动作活动机会、成人激发婴儿掌握操作事物的技能和探究环境的愿望以及母亲的抚养方式等，这些因素都起着重要的作用。

93. ABD。本题主要考查少年期记忆的发展特点。少年期记忆的发展特点：(1)记忆广度达到一生中的顶峰。(2)对各种材料记忆的成绩都达到高峰。(3)少年期记忆的发展已进入全盛时期。

94. AC。本题主要考查态度量表。态度量表分单维量表与多维量表。单维量表有瑟斯顿的等距量表，李科特的累加量表等；多维量表有奥斯古德的语义区分量表，博加达斯的社会距离量表等。

95. ABC 。本题主要考查自尊水平。自尊水平是个体对其扮演的每一角色进行单独评价的总和。如果个体把他予以积极评价的角色看得比较重要，他就有高水平的自尊。詹姆士在《心理学原理》一书中提出了一个自尊的经典公式：自尊＝成功/抱负。因此，自尊取决于成功，还取决于获得的成功对个体的意义。根据这个公式，增大成功和减小抱负都可以获得高的自尊。

96. BC。本题主要考查凯利的归因理论。凯利的归因理论也被称作三维理论，协变原则被他认为是最全面的归因原则。根据三维理论，个体在归因时需要同时考虑三种信息：特异性信息、共同性信息、一致性信息。

97. ACD。本题主要考查认知失调的原因。费斯廷格认为，认知失调可能有四种原因：(1)逻辑的矛盾。(2)文化价值的冲突。(3)观念的矛盾。(4)新旧经验相悖。

98. BC。本题主要考查海德的平衡理论。海德指出："如果三种关系从各方面看都是肯定的，或两种是否定的，一种是肯定的，则存在平衡状态。"相反，三种关系都是否定的，或者两种关系是肯定的，一种是否定的，则存在不平衡状态。

99. AC。本题主要考查人际互动的主要形式。人际互动的主要形式是合作与竞争。

100. BCD。本题主要考查巴甫洛夫发现的几个高级神经活动的基本规律。巴甫洛夫发现的几个高级神经活动的基本规律：(1)条件反射的抑制。(2)扩散和集中。(3)相互诱导。(4)动力定型。

101. ABC。本题主要考查人气质的特征。气质是心理活动表现在强度、速度、稳定性和灵活性等方面动力性质的心理特征。心理活动的动力特征既表现在人的感知、记忆、思维等认识活动中，也表现在人的情绪和意志活动中，特别是在情绪活动中表现得更为明显。例如，一个人言谈举止的敏捷性、注意力集中的程度、思维的灵活性，以及他的情绪产生的快慢、强弱的程度，情绪的稳定性和变化的速度，意志努力的强度等，都是他的心理活动的动力特征的表现。

102. ABC。本题主要考查人格的特性。人格的特性：(1)独特性。(2)整体性。(3)稳定性。(4)功能性。(5)自然性和社会性的统一。

103. ACD。本题主要考查情绪和情感的定义。情绪和情感的定义：(1)情绪和情感是以人的需要为中介的一种心理活动，它反映的是客观外界事物与主体需要之间的关系。(2)情绪和情感是主体的一种主观感受，或者说是一种内心体验。(3)可以从一个人的外部表现看到他情绪上的变化，高兴时眉开眼笑，生气时面红耳赤，害怕时身上会发抖。(4)情绪和情感会引起一定的生理上的变化。

104. AD。本题主要考查声音的特性。声音有音调、响度和音色三种特性。

105. AC。本题主要考查色觉异常。色觉异常绝大多数是遗传的原因造成的。色盲中女性色盲的人数仅仅是男性色盲人数的 1/10。

106. AD。本题主要考查心理测验的分类。心理测验按照测验材料的性质分为：文字测验、操作测验。

107. ABD。本题主要考查心理测验的目标分析。心理测验的目标分析以测验不同而异，一般可分为三种情况：(1)工作分析。(2)对特定概念下定义。(3)确定测验的具体内容。

108. CD。本题主要考查命题原则。命题时在文字方面的原则有：使用准确的当代语言，避免使用生僻的字句或词汇；语句要简明扼要，既排除与答案无关的因素，又不要遗漏答题所依据的必要条件；最好是一句话说明一个概念，不要使用两个或两个以上的观念，意义必须明确，不得暧昧或含糊，尽量少使用双重否定句。

109. ABD。本题主要考查练习效应。在涉及个体认知功能的测验上，任何一个测验在第二次应用或重复测量时，都会有练习效应而使测验成绩提高。其具体表现为：(1)教育背景较差、经验较少或智力较高者，其受练习效应的影响较大。(2)着重速度的测验，练习效应较为明显。(3)重复实施相同的测验，受练习效应影响的程度要大于复本的测验。(4)两次测验之间的时距越大，练习效应越小，相距三个月以上的练习效应可忽略不计。(5)一般的平均练习效应约在 1/5 个标准差以下，并且仅限于第一次及第二次重测，第三次以后的练习效应增加不明显。

110. AB。本题主要考查 MMPI 的适用范围。MMPI 的适用范围：年满 16 岁、具有小学毕业以上的文化水平、没什么影响测验结果的生理缺陷者均可参加此测验。

111. ABCD。本题主要考查 16PF 测验。在 16PF 测验中，人格因素的高分特征：乐群外向，聪慧、富有才识，情绪稳定，好强固执，轻松兴奋、随遇而安（术语称“澎湃激荡”），有恒负责，冒险敢为，敏感、感情用事，怀疑、刚愎自用，幻想、狂放不羁，精明能干、世故，忧虑抑郁、烦恼多端，自由、批评激进，自立、当机立断，知己知彼、自律严谨，紧张困扰。

112. BD。本题主要考查焦虑自评量表。焦虑自评量表可以评定焦虑症状的轻重程度及其在治疗中的变化，适用于具有焦虑症状的成年人。主要用于疗效评估，不能用于诊断。评定的时间范围是自评者过去一周的实际感觉。

113. ABCD。本题主要考查抑郁自评量表。按照中国常模结果，SDS 标准分的分界值为 53 分。关于抑郁症状的临床分级，除参考量表分值外，主要还应根据临床症状特别是要害症状的程度来划分，量表总分值仅能作为一项参考指标而非绝对标准。

114. ACD。本题主要考查内容表达技术。内容表达技术指咨询师传递信息、提出建议、提供忠告、给予保证、进行解释和反馈，以影响求助者，促使求助者实现咨询目标。指导、解释、自我开放、影响性概述等都是一种内容表达，提出忠告和建议也是内容表达的一种形式。

115. ABCD。本题主要考查自我实现的人所具有的特征。罗杰斯认为自我实现是人类最基本的动机，人是积极主动、自我实现和自我指导的，这样的人也就是心理健康者。他们有以下 5 个特征：(1)乐于接受一切经验。(2)时刻保持生活充实。(3)信任自己机体的感受。(4)有较强的自由感。(5)有高度的创造性。

116. ABC。本题主要考查求助者的义务。求助者的义务：(1)遵守咨询机构的相关规定。(2)遵守和执行商定好的咨询方案各方面的内容。(3)尊重咨询师，遵守预约时间，如有特殊情况提前告知咨询师。

117. ABCD。本题主要考查倾听。倾听是在接纳基础上，积极地听，认真地听，关注地听，并在倾听时适度参与，这是倾听的含义。

118. BCD。本题主要考查依赖和移情的区别。移情（这里主要指正移情）与依赖有相似之处，移情中多有依赖，但两者又有明显的区别。依赖主要是一种信任，而移情更是一种好感；依赖是寻求现实的帮助，而移情是弥补过去的感情；依赖者多在遇到困难时来寻求帮助，而移情者则时常想见到咨询师；依赖者寻求心理依靠，而移情者寻求感情依靠；依赖者的对象是现实的目标，而移情者是寻找替代物。相比之下，依赖者对咨询师的感情色彩淡，而移情者浓。

119. CD。本题主要考查对求助者表达真诚的注意事项。(1)真诚不等于实话实说，说实话不完全是真诚。(2)真诚不能脱离事实，应该实事求是，不能不懂装懂。(3)不能有感而发，忘情发泄自己的内心世界。(4)表达真诚应适可而止，过度的真诚反而适得其反。(5)表达真诚还体现在非言语上，身体姿势、目光、声音、语调等都可以表达真诚。

120. BC。本题主要考查正确使用心理测验的工作程序。正确使用心理测验的工作程序：(1)向求助者说明选用量表对确诊的意义并征得求助者同意。(2)依据求助者心理问题的性质，选择恰当的心理测验项目。(3)测量结果如果与临床观察、会谈法的结论相左，不可轻信任何一方，必须重新进行会谈，尔后再进行测评。

121. BC。本题主要考查自知力障碍。精神障碍患者随着病情的进展，往往丧失了对精神病态的认识和批判能力，否认自己有精神障碍，甚至拒绝治疗，对此，医学上称之为无自知力。题中，只有 B、C 项符合。

122. ABCD。本题主要考查桑德伯格提纲。求助者的人口学资料：姓名、性别、年龄、职业、收入、婚姻、住址、出生日及地点、宗教、教育、文化水平和文化背景。

123. ABD。本题主要考查心理评估报告。在提出心理评估报告时应综合初诊材料，对求助者的问题性质、程度及可能的原因做出评估。

124. ABC。本题主要考查引发心理问题的关键点。引发心理问题的关键点的内涵有：(1)该因素是多数临床表现的原因或者与多数临床表现有内在联系。(2)该因素在个体发展中持久地存在着并随着生活环境的变化改变自身的形式，但无论形式如何改变其本身性质不变。

125. CD。本题主要考查给临床资料赋予意义的方法。给临床资料赋予意义的方法：(1)就事论事。(2)相关分析。(3)分析迹象。

# 卷册二：专业技能

## 第一部分　技能选择题

1. BD。根据案例中咨询师的提问“您好，您有什么心理方面的问题需要我提供帮助吗？”属于开放式提问；“您来这里是要解决您父亲的问题？”属于封闭式提问。间接式提问，又叫隐含式提问，常常以“我感到好奇……”或“你肯定……”来开头。当心理咨询师对来访者的想法或感受感到好奇而又不想逼迫来访者作答时可以使用这种句子，如“我对你毕业后的计划感到好奇”。间接式提问因带有一定挑战性，所以应在咨询关系已充分建立之后使用，以免引起阻抗。直接逼问是不恰当的提问方式，会对来访者产生压迫感。

2. BC。根据案例“看来您真挺为您父亲的身体和心理状况担忧的”是共情；“我感觉您现在相当疲惫，您先喝点水，然后把您父亲的情况和我说说”是热情。

3. D。因为来访者表面上说是父亲有困扰，但是当事人不在，具体情况说不清楚，所以咨询目标不明确，动机是改变他人，动机也不正确，很明显来访者对于咨询过程不了解，误以为自己可以替代父亲做心理咨询。但是通过沟通发现求助者已经主动找过 2 名心理咨询师了，对咨询的期待是充足的。

4. C。本题目的是区分内容反应与内容表达，情感反应与情感表达。首先，内容反应与情感反应都属于参与性技术。内容反应，也称释义或说明，是指咨询师把求助者的主要言谈、思想加以综合整理，再反馈给求助者，反应的内容来自于求助者本身；而内容表达，指咨询师传递信息，提出建议，提供忠告，给予保证，进行解释和反馈，以影响求助者，促使求助者实现咨询目标，表达的内容是咨询师的想法。

5. B。初诊接待中，心理咨询师的工作主要在于为求助者提供释放压抑的空间。

6. BCD。建立咨询关系过程中，求助者的咨询动机、合作态度、期望程度、悟性水平、自我觉察水平、行为方式以及对心理咨询师的反应都会对咨询关系及咨询效果产生影响。心理咨询师的咨询理念、咨询态度、个性特征等对咨询关系的建立与维护有至关重要作用。A项属于咨询师的影响。

7. CD。咨询态度是心理咨询师职业理念与人性的表达，咨询技巧与学识是心理咨询师专业技术水平的表达。

8. A。本题目中描述的部分心理咨询师一连提出4个问题，这种连珠炮式的提问，可能使求助者不知所措，表现出咨询师急躁没有耐心。多重选择性问题属于封闭式的提问，如"你有什么感觉，是沮丧还是生气"；修饰性反问，不需要回答，比如"您知道，一个人怎么能发现真理呢"，常常使会谈陷入僵局；责备性问题，是通过反问责备求助者，如"早知如此，你当初干什么呢"。

9. D。本题目中描述的部分心理咨询师一连提出4个问题，这种连珠炮式的提问，可能使求助者不知所措，表现出咨询师急躁没有耐心。

10. B。真诚体现在咨询师的坦诚上，真诚应该如实相告自己的教育背景，从事咨询的时间，擅长与不擅长的咨询内容，对自己的不恰当形为进行道歉也是真诚的体现。

11. ABC。倾听是在接纳的基础上，积极地听，认真地听，关注地听，并在倾听时适度参与，这是倾听的含义。其中"适度的参与"强调倾听不是一声不吭、毫无反应地傻听，而是有适当的参与。

12. B。这段话中咨询师使用了具体化的技术，以便澄清求助者表达模糊的问题，把握真实情况。

13. AB。具体化技术是咨询师协助求助者清楚、准确地表达他们的观点以及他们所用的概念、所体验到的情感以及所经历的事情。具体化能够澄清求助者表达得模糊不清的观念及问题，把握真实情况；有助于促进咨询师深入、准确理解求助者。

14. A。沉默的类型包括：(1)怀疑型。由于求助者不完全相信咨询师，犹豫是否说出。(2)茫然型。(3)思考型。(4)反抗型。(5)情绪型。(6)内向型。

15. ACD。根据放松训练的使用注意事项，放松训练第一次需要咨询师示范，放松训练可以单独使用也可以联合使用，放松训练简便易行，在日常生活中可以随时做到。

16. ACD。放松训练操作和实施的过程包括：(1)咨询师介绍原理。(2)咨询师进行示范、指导。(3)强化求助者的练习。

17. C。想象放松法，即请求助者找出一个曾经经历过的、给自己带来最愉悦的感觉，有着美好回忆的场景，用自己多个感觉通道去感觉、回忆。

18. BC。呼吸放松法包括腹式呼吸法和控制呼吸放松法。

19. AB。确定会谈内容和范围所依据的参照点主要包括：求助者主动提出的求助内容；心理咨询师在初诊接待中观察到的疑点；心理咨询师可以依据心理测评结果的初步分析发现问题；上级心理咨询师为进一步诊断而下达的会谈目标。

20. BCD。选择会谈内容的原则包括：求助者可接受(适合求助者的接受能力)，有效(对求助者的病因有直接或间接的针对性)，积极(对改变求助者的态度有积极作用)。

21. ABCD。初诊接待中确保求助者了解：什么是心理咨询；心理咨询保密原则；心理咨询如何进行；求助者的权利与义务等。

22. AC。心理咨询保密原则例外：求助者同意将保密信息透露给他人；司法机关要求心理咨询师提供保密信息；出现针对心理咨询师的伦理或法律诉讼；心理咨询中出现法律规定的保密问题限制，如报告虐待儿童或者老人等；求助者可能对自身或他人造成刻意伤害或者死亡威胁的；求助者患有危及生命的传染性疾病。

23. AB。根据心理咨询过程中，心理咨询师应注意事项：避免紧张情绪；语言表达吐字清楚；若使用专业术语影响求助者，应说明专业术语的内涵与外延；反复说明心理咨询中的保密原则；说明心理测量的功能有限性；心理咨询仪态(不吸烟，不做多余的"下意识"动作)。专注的倾听，而非多做笔记，做咨询记录减少了对来访者的眼神交流和观察。

24. A。求助者有关的多话类型：宣泄型，为了宣泄情绪，剧烈情绪如倾盆大雨，宣泄后情绪都会平和；癔症型；表现型；表白型；倾吐型；掩饰型；外向型。

25. A。通过案例得知，咨询师重复来访者说的"母亲重病的时候一直是我照顾"是内容反应(也叫释义)。

26. D。具体化是指咨询师协助求助者清楚、准确表述他们观点以及他们所用概念、所体验到的情感以及所经历的事情。

27. B。"您能说说您什么方面感觉不舒服吗"就是针对求助者问题模糊的具体化技术的应用。

28. ABC。案例中说明该求助者有一定抑郁和焦虑的情绪，为了确定抑郁与焦虑的严重程度，使用SAS(焦虑量表)、SDS(抑郁量表)与SCL－90(90项心理健康症状问卷)。而LES是生活事件量表，不包括抑郁与焦虑因子，也无法量化计分了解严重程度。

29. ABC。正确使用心理测验的工作程序如下：第一，向求助者说明选用量表对确诊的意义并征得求助者同意；第二，依据求助者心理问题的性质，选择恰当的心理测验项目；第三，测量结果与临床观察、会谈法的结论相左，不可轻信任何一方。

30. BD。根据求助者自述，自己觉得烦，看谁都不顺眼，工作时注意力不集中，记忆力下降效率低。而A、C项是和情绪相关的症状。

31. B。根据求助者表达，母亲去世期间面临同时性的工作晋升压力，所以选择同时性叠加压力。

32. BC。健康心理学中的"压力与健康"，其中压力源的三种分类：(1)生物性压力源，包括躯体创伤或疾病、饥饿、性剥夺、睡眠剥夺、噪音、气温变化等。(2)精神性压力源，包括错误认知结构、个体不良体验、道德冲突以及长期生活经历造成的不良个性心理特点。(3)社会环境性压力，分为：纯社会性压力源如社会变革，重要人际关系破裂，家庭成长冲突，战争，监狱；自身状况造成的人际适应问题。

33. A。一般适应症候群在适应压力过程中有三个阶段：警觉阶段、搏斗阶段、衰竭阶段。其中，警觉阶段是交感神经支配肾上腺分泌肾上腺素和副肾上腺素，促进新陈代谢，释放储存能力，会使心跳加速，汗腺分泌快，血压、体温升高。
34. D。躯体疾病是躯体功能受损害，如身体残疾、高血压、心脏病、癌症患者等内外部器官器质或功能上的障碍。本案例求助者没有躯体疾病，所以首先排除D项。
35. BCD。抑郁发作的主要症状包括：情绪低落、思维缓慢、语言动作减少和迟缓。
36. ABD。心理咨询的范畴是针对正常心理（一般心理问题、严重心理问题与可疑神经症性问题），异常心理（精神病性障碍、抑郁发作、躁狂发作、双向障碍）不属于心理咨询范畴。
37. BC。摄入性会谈是指通过交谈了解求助者的客观背景资料，了解其健康状况，工作状况和家庭状况；鉴别性会谈是通过交谈了解和观察确定使用什么测验和鉴别措施；咨询性会谈是对健康人的某些问题，如职业选择，人员任用，婚恋、子女等，而进行的会谈；危机性会谈是当求助者发生意外时，如遭受到强奸、想自杀、突然的精神创伤等，心理咨询师采用会谈法给予帮助。
38. D。求助者询问自己是否得了抑郁症，这种情况属于概念不清，求助者对抑郁症这个概念的具体概念、表现症状与严重程度都不了解。A、B、C项是不合理信念的三个分类。
39. C。咨询师建议来访者去精神科做明确的诊断，是直接指示求助者做某件事情、说某些话或者以某种方式行动，属于指导技术。
40. C。"我相信您现在确实承受着身体和心理上各种症状所带来的痛苦"这句话中包含了咨询师对求助者信任的态度，真诚是咨询师内心的真情流露，不是靠技巧获得的，真诚应该建立在正确的职业理念下，建立在求助者乐观的看法、信任的态度、充满关切和爱护的基础上。
41. D。共情包括：咨询师通过求助者言行，深入对方内心体验他的情感与思维；咨询师借助知识和经验，把握求助者的体验与其经历和人格之间的联系；表达对求助者内心世界的体验和所面临问题的理解。
42. ABC。根据案例表达应用的技术包括内容反应（咨询师对求助者陈述内容的重复描述"我相信您确实承受着身体和心理上各种症状带来的痛苦"）、情感反应（咨询师把求助者所陈述的有关情绪、情感的主要内容，经过概括、综合与整理反馈给求助者）、内容表达（咨询师传递信息、提出建议、提出忠告，给予保证、进行解释和反馈，以影响求助者，"我希望通过我们共同努力，帮助您解决心理问题，使您能够面对现实，积极主动适应新的工作环境"）。
43. D。沉默的类型包括：（1）怀疑型。（2）茫然型。（3）思考型，求助者反复体会咨询师所说的话，伴随着使劲想，凝视空间某一点。（4）反抗型。（5）情绪型。（6）内向型。
44. A。理论交谈，属于讲话内容上的阻抗。阻抗表现形式有四类：（1）讲话程度上的阻抗，沉默、寡言、赘言。（2）讲话内容上的阻抗，理论交谈、情绪发泄、谈论小事、假提问题。（3）讲话方式上的阻抗，心理外归因、健忘、顺从、控制话题、最终暴露。（4）咨询关系上的阻抗，不认真履行心理咨询安排、诱惑咨询师以及请客、送礼等。
45. B。求助者出现阻抗的主要原因是：（1）成长的痛苦，即求助者希望放慢改变步伐，或者停止改变行为。（2）功能性的行为失调，即失调的行为最初是偶然发生的，为了某方面需要的满足，行为发生的次数增加，以致固化下来（针对本案例中求助者本身是在咨询师建议下进行精神诊断，由于满足自己因患病而躲避工作单位难以面对和承受的精神痛苦的愿望，去了两家医院）。（3）对抗咨询或咨询师的心理动机，希望获得咨询师的认可，想证实自己的与众不同和咨询师的无能为力。
46. ABCD。处理阻抗现象时应该注意的四点：（1）通过建立良好的咨询关系解除求助者的戒备心理。（2）正确地进行心理诊断和分析。（3）以诚恳的态度帮助求助者正确地对待阻抗。（4）使用咨询技巧突破阻抗。
47. AC。情绪症状包括焦虑和抑郁，注意力减弱和记忆力下降属于认知症状。
48. ABC。生理症状包括A、B、C项，都是案例中的原话。
49. BD。社会功能改变包括工作效率下降，不愿和朋友聚会，是案例原文提到的，与新领导冲突和不敢面对现实没有提到。
50. C。针对本案案例，病程长短已经介绍了，精神痛苦程度也描述清晰，社会功能状况描述清楚，但是对于心理冲突性质没有具体描述。
51. C。创伤后应激障碍是个体经历、目睹或遭遇到一个或多个涉及自身或他人的实际死亡，或受到死亡的威胁，或严重的受伤，或躯体完整性受到威胁后，所导致的个体延迟出现和持续存在的精神障碍。与咨询师沟通后，求助者不是因为母亲的离开而产生现在的情况。
52. BCD。根据案例描述，没有和新领导发生冲突，A项错误；未能升职、父亲需要照顾和母亲去世都是实际发生的事件。
53. A。按照许又新的标准分为三级。（1）轻微妨碍学习，评1分。（2）工作效率明显下降，评2分。（3）严重影响学习与工作，导致休假退学，评3分。
54. ABC。"其制定要与心理诊断同时进行"描述错误，商定咨询目标的时机在心理诊断阶段结束之后。
55. ACD。有效咨询目标应具备的特征包括：（1）属于心理学范畴。（2）积极的。（3）具体或量化的。（4）可行的。（5）可以评估的。（6）双方接受的。（7）多层次统一的。
56. D。不能作为求助者心理咨询目标的是改善饮食睡眠，因为改善饮食睡眠不属于心理学范畴，而是生活习惯。
57. ABC。咨询方案的内容包括：（1）咨询目标。（2）咨询具体心理学方法或技术的原理和过程。（3）咨询的效果及评价手段。（4）双方各自特定的责任、权利和义务。（5）咨询的次数与时间安排。（6）咨询的相关费用。（7）其他问题及有关说明。
58. C。咨询师的义务包括：（1）向求助者介绍自己的受训背景，出示营业执照和执业资格等相关证件。（2）遵守咨询机构的有关规定。（3）遵守和执行商定好的咨询方案各方面的内容。（4）尊重求助者，遵守预约时间，如有特殊情况提前告知求助者。
59. B。合理情绪疗法的ABCDE理论中，A是诱发事件，B是一件事的看法、解释和评价及信念，C是一件事情之后情绪反应和行为结果，D是对个体的不合理信念进行辩论，E是咨询的效果。

60. D。合理情绪疗法的ABCDE理论中，A是诱发事件，B是一件事的看法、解释和评价及信念，C是一件事情之后情绪反应和行为结果，D是对个体的不合理信念进行辩论，E是咨询的效果。

61. C。合理情绪疗法的ABCDE理论中，A是诱发事件，对于求助者是未能升职。

62. CD。合理情绪疗法的ABCDE理论中，C是一件事情之后情绪反应和行为结果，B项案例中没有提及，A项是躯体症状。

63. A。合理情绪疗法的操作过程：(1)心理诊断阶段，明确求助者的ABC。(2)领悟阶段，帮助求助者领悟合理情绪疗法的原理。(3)修通阶段，咨询师运用多种技术，使求助者修正或放弃原有非理性信念。本次咨询主要是明确求助者的ABC。(4)再教育阶段。

64. B。绝对化要求是指个体以自己的意愿为出发点，认为某一事物必定会发生或不会发生的信念。

65. D。糟糕至极是一种把事物的可能后果想象、推论到非常可怕、非常糟糕，甚至灾难性结果的非理性信念。

66. C。过分概括化是指一种以偏概全的不合理思维方式，就好像是以一本书的封面来判定它的好坏一样。例如一些人面对失败的结果常常认为自己“一无是处、毫无价值”。

67. AD。修通阶段的方法包括：产婆术（与不合理信念辩论）；家庭作业，包括RET自助表和合理自我分析报告（让求助者自己与自己的不合理信念进行辩论）。

68. BD。认知性家庭作业包括RET自助表和合理自我分析报告。

69. BCD。行为技术包括自我管理程序、停留于此、放松训练、系统脱敏。

70. AD。绝对化要求是指个体以自己的意愿为出发点，认为某一事物必定会发生或不会发生的信念；过分概括化是指一种以偏概全的不合理思维方式，就好像是以一本书的封面来判定它的好坏一样；黄金规则是以别人期待我对待他的方式对待别人；反黄金规则是我对别人怎样，别人必须对我怎样。

71. ABCD。再教育阶段使用方法和技术除了之前几个阶段相同的不合理信念辩论技术（产婆术）之外，还有自信训练、放松训练、问题解决训练和社交技能训练。

72. ABD。埃利斯认为合理情绪疗法可以帮助人们达到以下几个目标：自我关怀、自我指导、宽容、接受不确定性、变通性、参与、敢于尝试、自我接受。

73. C。合理情绪疗法注意事项指出：严重的情绪和行为障碍的求助者不适合，对自闭症、急性精神分裂症等病症是有限的。

74. BD。合理情绪疗法对咨询师的主动与指导功能的重视表现在咨询师是求助者不合理信念的辩论者，指导他或她用新的合理认知方式代替。

75. BCD。合理情绪疗法过程中咨询师帮助来访者改变不合理信念，建立合理信念，提高社会交往能力，没有鼓励求助者宣泄不良情绪。

76. A。制约心理咨询有效性的因素包括以下三个方面：第一，一般有效因素，求助者希望改善自身状况的动机，对咨询师的信心，因得到帮助而产生的希望以及咨询师的尊重、关切；第二，特殊性有效因素，针对性的咨询所产生的效果；第三，求助者本身的潜在适应能力与生长、复愈的能力。

77. ACD。咨询效果可视为咨询师、求助者与咨询方法三者的函数。

78. ABCD。决定心理咨询取得效果的因素包括：第一，咨询师与求助者之间建立的和谐、信任的咨询关系；第二，求助者的强烈求治动机、积极态度；第三，有一套双方都相信的理论和方法；第四，咨询师本身的特征；第五，促进求助者的认知改变、情绪调节、行为改善。

79. AC。适宜的求助者的条件：动机正确、人格正常、信任度高、自动自觉、匹配性好、智力正常、年龄适宜、内容合适。

80. D。判断求助者不适合的三个类型：欠缺型（咨询师对某种咨询不擅长）；忌讳型（咨询师在价值观和情感方式上对来访者有一定敏感和偏见）；冲突型（个性等方面明显不协调，求助者对咨询师的某种理论方法持不信任态度）。

81. B。对不匹配的求助者转介是一种职业的做法，是符合职业理念和要求的，是对求助者的尊重。

82. ABCD。咨询效果评估的维度：(1)求助者对咨询效果的自我评估。(2)求助者社会功能恢复情况。(3)求助者周围人士特别是家人、朋友和同事对求助者的评定。(4)求助者前后心理测评结果的比较。(5)咨询师的观察与评价。(6)求助者某些症状的改善程度。

83. ABCD。对心理咨询的效果进行客观研究，做好以下四个方面的工作：第一，设对照组；第二，随机安排；第三，客观评分；第四，进行随访。

84. ABC。结束咨询的时机一般可以根据咨询方案商定的时间，求助者的感觉及要求，咨询师的经验等来决定。

85. ABD。结束咨询关系时，咨询师应遵循的原则：第一，清晰地认识到求助者的需要和想法；第二，清晰地认识到自己的需要和想法；第三，对自己的离别体验，以及由离别体验所引起的内部反应有明确的意识；第四，咨询师与求助者都会体验到因为咨询关系结束而引发的情感，因此咨询师应更加注意求助者的情感而不是观念；第五，真诚地与求助者共同体验自己对咨询经验的感受，尤其是向求助者描述自己作为一个咨询师是如何学习的；第六，对咨询经验中的主要事件加以总结，并与目前的现状相关；第七，对求助者已经取得的变化给予支持性鼓励；第八，让求助者坚持记录自己生活中所发生的事情。

86. AD。测验结果显示：PIQ是操作智力，为111分，平均分100分，高于平常水平；高于全国常模平均数10的分测验项目有知识、相似、词汇、数符、填图、积木、图排共计7项；处理局部与整体关系的是拼图，10分是平均值，所以能力不强；百分等级在84以上的分项目是大于平均数10一个标准差即大于等于13分的项目如下：知识、相似、词汇、填图、积木，共计5项。

87. CD。视觉理解能力是相似，相似得分高于平均水平10分一个标准差，所以是强而不是弱；主动注意力考察的是算术，算术得分为6分低于平均分数10分，所以是弱而非强；抽象思维能力是相似，学习能力与接受能力是知识，两个得分都是大于平均数的，所以是强。

88. AB。对于韦氏智力测验来讲，测验起点偏难，使用离差智商；结构复杂包括操作和言语两个部分，对于无时限的项目，不是让受测者任意延长，如果肯定受测者已经无回答了，再延长时间没有意义。

89. A。K 校正分：Hs＋0.5K，Pd＋0.4K，Pt＋1K，Sc＋1K，Ma＋0.2K，轻躁狂是 Ma，K 校正分＝25＋0.2K＝25＋9×0.2＝26.8。

90. ABCD。T 分数中国常模在 60 分以上便视为可能有病理性异常，求助者在诈病 F、社会病态 Pd(性格偏离，脱离一般社会道德，蔑视社会习俗，反社会人格和被动攻击性人格)，男子气－女子气 Mf(性别色彩)，偏执狂 Pa(多疑，孤独，烦恼及过分敏感)，精神分裂症 Sc(异乎寻常的或分裂的生活方式)，轻躁狂 Ma(联想过多过快，活动过多，观念飘忽，夸大而情绪高昂，情感多变)六个项目上得分高于 60 分，根据对应的症状，可得答案选择 ABCD。

91. ABD。MMPI 允许测试者有无法回答的题目，回答时不要对每个问题做过多考虑，适用于年满 16 周岁，具有小学毕业以上的文化水平，没有什么影响测验结果的生理缺陷者。

92. ABCD。该求助者可能存在的问题，是因子分大于等于 2 分的项目，包括：强迫(明知没有必要但又无法摆脱的无意义思想、冲动、行为，一般的感知障碍)、人际关系敏感(在于他人相比较时不自在和自卑感)、抑郁(抑郁苦闷的感情和心境，对生活的兴趣减退、缺乏活动愿望、丧失活动力)、焦虑(无法静息、神经过敏、紧张以及由此产生的躯体象征)、敌对(厌烦、争论、摔东西、直至争斗和不可抑制的冲动爆发)、偏执(投射性思维、敌对、猜疑、关系妄想)、精神病性(幻听、思维播散、被控制感、思维被插入)。

93. A。阳性项目均分计算公式为：(总分－阴性项目数)/阳性项目数＝[219－32]/(90－32)＝3.2。

94. ABC。SCL—90 采用五级评分，了解躯体疾病患者的精神状态，包括有较广泛的精神症状学内容，评分会提醒自评者再考虑评定，以免影响分析的准确性。

95. BCD。T 分数在 43.3～56.7 是中间型，38.5～43.3 或 56.7～61.51 是倾向型，大于 61.5 或小于 38.5 是典型型。E 是外向型，属于典型外向型。N 得分是 35，属于典型稳定型，外向、稳定是多血质。P 分高于 61.5，属于典型型，孤独、不关心他人、难以适应外部环境、不近人情，感觉迟钝。

96. ABD。一共 88 个项目，只能回答是、否的迫选题，是根据因素分析法编制，既可以个别施测也可以团体施测。

97. D。16PF 得分，1～3 分为低分，8～10 分为高分。低分的是怀疑性(信赖)、恃强性(谦逊顺从)、幻想性(现实、合乎成规)、实验性(保守、服从传统)、紧张性、世故性(精明能干、世故)，得分高的是聪慧性(聪慧、富有才识)、自律性(知己知彼、自律严谨)。

98. ABD。16PF 由 187 道题组成，先完成答卷纸上的四个例题，严格遵守时间的限制，回答问题没有对错之分。

99. ABD。SDS 粗分 50 分，标准分等于粗分乘以 1.25 后取整，得分为 62，在 53～62 分之间，属于轻度抑郁；社会支持量表的统计指标有两种：总分和维度分；应对方式问卷适用于 14 岁以上，初中和初中以上文化水平的除痴呆和重性精神病之外的各类心理障碍患者；生活事件量表指导心理治疗、危机干预，使心理治疗和危机干预更有针对性。

100. ABD。联合瑞文测验，可用于不同民族，团体超过 30 人，应增助理 1～2 人，每个单元 12 题，施测时间 40 分钟，72 幅图，6 个单元，前三个彩色，后三个黑白图案。

# 第二部分　案例问答题

1. 初步诊断为一般心理问题。诊断依据是：
(1)根据案例介绍，可以排除器质性病变。
(2)根据区分正常心理与异常心理的心理学原则，求助者主客观世界统一，精神活动内在协调一致，人格相对稳定，可排除精神病性问题。
(3)求助者的心理冲突由现实因素诱发，与处境相符，属于常形冲突，可排除神经症性问题。
(4)求助者的不良情绪局限在与丈夫的夫妻关系上，没有泛化，可以排除严重心理问题。
(5)求助者的不良情绪反应尚在正常范围内，持续时间未超过两个月，没有严重影响社会功能。

2. (1)绝对化的要求：求助者担心丈夫到外地后会不爱自己，会变心。认为一件不好的事情必定发生的信念。
(2)过分概括化：求助者认为只要丈夫到外地就会和父亲一样，自己被抛弃内心痛苦。妻子以丈夫外出工作就一概而论会产生婚外情，是一种过分概括化表现。
(3)糟糕至极：母亲的不幸将要发生在自己身上，担心丈夫到外地后会和下属搞在一起，产生“婚外情”，像自己的父亲一样抛弃自己和孩子。

3. (1)生物原因：本案例中未见明显的生物原因。
(2)社会原因：
①负性生活事件的影响，父亲在自己四岁时到外地发展，五岁时，母亲听说父亲有外遇，把求助者留给外婆，到父亲工作的地方生活，一年后父母还是离婚了。
②缺乏社会支持系统的帮助，和同事关系紧张，没有得到身边人的理解和支持。
(3)心理原因：
①存在认知错误：因为自己父亲在外地上班外遇，父母离婚的影响不好，就认为丈夫在外地上班也会有外遇造成离婚。
②情绪方面的原因：受情绪低落、焦虑等情绪的困扰不能自己解决。
③在行为模式上缺乏解决问题的策略与技巧：经常发脾气，因为小事和丈夫吵架，挑剔丈夫的言行，和同事关系紧张，工作效率下降，还出现明显失误。

4. (1)倾听时咨询师要认真、有兴趣、设身处地地听，并适当地表示理解，不要带偏见和框框，不要做价值评判。
(2)倾听不仅用耳，更要用心。
(3)以机警和共情的态度深入到求助者的感受中去，细心地注意求助者的言行，注意对方如何表达问题，如何谈论自己及与他人的关系，以及如何对所遇问题做出反应。
(4)不仅在于听，还要有参与。
(5)倾听时容易出现的错误：急于下结论，轻视求助者的问题，干扰、转移求助者的话题，作道德或正确性的评判，不适当地运用咨询技巧，询问过多、概述过多、不适当的情感反应。

# 国家职业资格考试真题(二)

**职　业**:心理咨询师
**等　级**:国家职业资格三级
**卷册一**:职业道德
　　　　　理论知识

**注意事项**:1.考生应首先将自己的姓名、准考证号等用钢笔、圆珠笔等写在试卷册和答题卡的相应位置上,并用铅笔填涂答题卡上的相应位置处。
2.考生同时应将科目代码填涂在答题卡右上角的相应位置处。
3.本试卷册包括职业道德和理论知识两部分:
第一部分,1～25 小题,为职业道德试题;
第二部分,26～125 小题,为理论知识试题。
4.每小题选出答案后,用铅笔将答题卡上对应题目的答案涂黑。如需改动,用橡皮擦干净后,再选涂其他答案。所有答案均不得答在试卷上。
5.考试结束时,考生务必将本卷册和答题卡一并交给监考人员。
6.考生应按要求在答题卡上作答。如果不按标准要求进行填涂,则均属作答无效。

**地　　区**:____________________

**姓　　名**:____________________

**准考证号**:____________________

# ·第一部分　职业道德·

（第1～25题，共25道题）

## 一、职业道德基础理论与知识部分（第1～16题）

★ 答题指导 ★

该部分均为选择题，每题均有四个备选项，其中单项选择题只有一个选项是正确的，多项选择题有两个或两个以上选项是正确的。

请根据题意的内容和要求答题，并在答题卡上将所选答案的相应字母涂黑。

错选、少选、多选，则该题均不得分。

### （一）单项选择题（第1～8题）

1. 属于道德评价范畴的是（　　）
   A. 高低
   B. 大小
   C. 美丑
   D. 松紧

2. 道德作为调节社会关系的重要手段，道德调节能够弥补法律调节的不足，其意思是说（　　）
   A. 道德调节无所不能，法律调节多有局限性
   B. “吃软不吃硬”是人的心理特点，所以道德调节更有效
   C. 道德比法律的适用范围广泛，调节具有事前性
   D. 道德存在的历史比法律更久远

3. 我国社会主义职业道德建设的基本原则是（　　）
   A. 集体主义
   B. 爱国创新
   C. 包容和谐
   D. 共产主义

4. 职业化包含多种层次的内容，其核心层是（　　）
   A. 职业化理念
   B. 职业化流程
   C. 职业化作风
   D. 职业化素养

5. 在职业活动内在道德准则中“勤勉”的内涵是（　　）
   A. 当一天和尚撞一天钟
   B. 不偷懒，不三心二意
   C. 领导安排什么，就干好什么
   D. 不讲求计划性，该干什么就干什么

6. “敬业”特征所要求的主动、务实、持久的根本含义是（　　）
   A. 尽职尽责＋科学认真＋坚持不懈
   B. 崇尚自由＋踏实肯干＋坚持到底
   C. 自觉服从＋不苟言语＋默默无闻
   D. 不令而行＋反对空谈＋从一而终

7. 符合“比尔·盖茨关于十大优秀员工准则”要求的说法是（　　）
   A. 热爱并专注别人的工作
   B. 对别的公司的产品抱有寻根究底的好奇心
   C. 了解客户并满足自己的需求
   D. 与公司制定的长期目标保持一致

8. 对职业道德规范“诚信”本质内涵的理解正确的是（　　）
   A. 表达自己的真心和愿望即为诚信
   B. 物美价廉是诚信在商业领域的基本要求
   C. 说话算话是诚信的本质要求
   D. 诚信是一种社会信誉和经营资质

### （二）多项选择题（第9～16题）

9. 社会主义核心价值体系包括（　　）
   A. 以儒家思想为核心的传统道德
   B. 以发家致富为核心的共同理想
   C. 以爱国主义为核心的民族精神
   D. 以改革创新为核心的时代精神

10. 根据“中国商业企业诚信公约”，说法正确的是（　　）
    A. 排除或者限制消费者合法权益应事先进行听证
    B. 商品促销中的虚假宣传不应该超过合理限度
    C. 对售出商品应该实行商品质量先行负

责制

D. 应该主动征求消费者意见，妥善解决消费者投诉

11. 践行“公道”职业道德规范的要求包括（　　）

A. 平等待人

B. 公私分明

C. 灵活机动

D. 因事制宜

12. 根据《禁止商业贿赂行为的暂行规定》，说法正确的有（　　）

A. 只有经营者采用财务手段贿赂对方个人的行为，才被定性为商业贿赂

B. 回扣是指经营者在销售商品时在账外暗中以现金、实物等方式退给对方的价款

C. 经营者销售商品，可以以明示方式给予对方折扣

D. 经营者销售或者购买商品，可以以明示方式给中间人佣金

13. 关于职业纪律，正确的说法是（　　）

A. 理解的纪律要执行，不理解的纪律也要执行

B. 完备的纪律要执行，不完备的纪律也要执行

C. 领导的话要执行，它比执行纪律更具体、更重要

D. 本企业的纪律要执行，到了外部场合要执行对方的纪律

14. 关于从业人员“执行操作规程”，理解正确的有（　　）

A. 操作规程是长期实践经验的总结，从业人员要牢记操作规程

B. 为了熟练掌握操作规程，从业人员上岗前应反复演练操作规程

C. 操作人员的操作经验十分丰富时，可以适当简化操作规程

D. 操作规程并非一成不变，从业人员可以大胆创新操作规程

15. 关于职业道德规范“节约”的说法，正确的有（　　）

A. 节约的目的是为了合理利用资源，促进可持续发展

B. 节约的重点是节省能源、原材料消耗，降低生产成本

C. 节约的方式因人而异，但节约的成本具有共同性

D. 节约的内容、领域十分广泛，所以无法形成任何可操作性的行为规范

16. 关于“奉献”，正确的说法有（　　）

A. 任何加班加点的行为，均属于奉献行为

B. 在正常工作日内，多干事、把事情做好做精也是奉献精神的体现

C. 衡量奉献与否的主要标准是看其有无为干好工作而努力的态度和精神

D. 具有奉献精神，能够赢得更多的成才机遇

## 二、职业道德个人表现部分（第 17～25 题）

**★ 答题指导 ★**

该部分均为选择题，每题均有四个备选项，您只能根据自己的实际状况选择其中一个选项作为您的答案。

请在答题卡上将所选择答案的相应字母涂黑。

17. 某员工被大家评选为业务标兵，公司号召大家向他学习，但你觉得这个标兵不合格。因为日常接触当中，你发现了他的许多缺点。对此，你会（　　）

A. 向公司反映标兵的情况

B. 既然是大家选的，自己不会反对

C. 心里不舒服，但会跟着走个过场

D. 反思自己的认知，按公司要求做

18. 四个人在一起交流学习体会，对于他们的观点你能认可的是（　　）

A. 甲：“学习要捡管用的学，否则就是浪费时间。”

B. 乙：“结合工作需要学，感觉收获最大！”

C. 丙：“开卷有益，学习什么没关系。”

D. 丁：“学习重在思考，思考之后学习的东西才变成自己的。”

19. 一个顾客在购物时突然晕倒在地，不省人事，你从未遇到过这样的情况，也没有救护经验，这时，你会（　　）

A. 马上告知主管

B. 马上拨打120
C. 请周围的顾客帮助救护
D. 救人如救火，抬他去医院

20. 你觉得某个以前和你关系要好的同事现在与你疏远了，对此，你会（　）
A. 认为大家都在忙工作，正常现象
B. 怀疑有人挑拨，查找这个人是谁
C. 合久必分，分久必合，无所谓
D. 主动找对方聊一聊，看是什么缘故

21. 对领导安排的工作，你的态度是（　）
A. 领导安排什么，就尽力完成什么
B. 先做计划，然后按计划执行
C. 悠着点干，不着急
D. 好像总有干不完的工作

22. 公司要搞一场大型产品推介会，要你制定一个方案。对此，你会优先考虑的是（　）
A. 是否有助于树立公司领导人的形象
B. 当地政府的支持很重要
C. 如何加强现场技术人员的接待宣传力量
D. 产品如何能够引起消费者的关注

23. 你能够接受的说法是（　）
A. 朋友比领导重要，感情比规则重要
B. 钱不是万能的，但没钱是万万不能的
C. 关系是第一资源，身体是第一本钱
D. 人干事是现实之事，干人事是头等大事

24. 你认为，朋友之间良好感情基础是（　）
A. 礼尚往来
B. 相互关照
C. 合作上进
D. 敞开心扉

25. 某员工因工作出了点小差错，被主管劈头盖脸训斥一通。假如你就是这名员工你会（　）
A. 觉得对方是在故意找茬，会当场理论一番
B. 当场不言语，事后会找对方进行深入沟通
C. 为了免受这个窝囊气，会直接打报告离职
D. 虽然难受，但能够接受

# ·第二部分　理论知识·

（第26～125题，共100道题，满分为100分）

**一、单项选择题**（第26～85题，每题1分，共60分。每小题只有一个最恰当的答案，请在答题卡上将所选答案的相应字母涂黑）

26. 所谓中年期“完美人格”是指（　）
A. 一种男性化的人格
B. 男性更加“男性化”，女性更加“女性化”
C. 男性“女性化”，女性“男性化”
D. 一种女性化的人格

27. 青春期的思维发展水平处于（　）
A. 感知运算阶段
B. 前运算阶段
C. 具体运算阶段
D. 形式运算阶段

28. 小学阶段儿童思维的特点是（　）
A. 未掌握守恒
B. 不具有可逆性
C. 理解补偿关系
D. 相对性

29. 幼儿期儿童的主导活动是（　）
A. 饮食
B. 睡眠
C. 游戏
D. 学习

30. 最强烈的人际吸引形式是（　）
A. 激情
B. 喜欢
C. 亲情
D. 爱情

31. 中程心理咨询的时间长度是（　）
A. 1～2个月
B. 1～3个月
C. 3～6个月
D. 6～12个月

32. 从众是一种（　）接受群体影响的方式。
A. 被动地
B. 主动地
C. 积极地
D. 客观地

33. 根据安德森的研究，最让人反感的人格品质是（　）

A. 自私
B. 说谎
C. 古怪
D. 粗鲁

34. 一般来说，人际交往中情感体验最为深刻的是在(　　)时。
A. 身体运动
B. 身体接触
C. 目光接触
D. 身体倾斜

35. 在影响喜欢的因素中，可视为相似性的特殊形式的是　(　　)
A. 熟悉
B. 互补
C. 邻近
D. 竞争

36. 根据沙赫特的情绪理论，决定情绪体验的最关键因素是　(　　)
A. 环境刺激
B. 生理唤起
C. 认知标签
D. 身体素质

37. 人与人之间人格差异的核心是(　　)的差异。
A. 性格
B. 能力
C. 气质
D. 智力

38. 根据印度学者古普塔的研究，浪漫的爱情在(　　)年后会迅速减退。
A. 3
B. 5
C. 7
D. 9

39. “心理学的任务，在于查明 S 和 R 之间的规律性关系”，这是(　　)学派的观点。
A. 机能主义
B. 构造主义
C. 人本主义
D. 行为主义

40. 脑的最古老部位是　(　　)
A. 小脑
B. 间脑
C. 大脑
D. 脑干

41. 在下列感觉中，信息未经丘脑中转，直接抵达大脑皮质进行处理的是　(　　)
A. 视觉
B. 听觉
C. 嗅觉
D. 味觉

42. 如果事件的结果由不可控制因素决定，那么人们更可能对未来的行为做出　(　　)
A. 变化的预测
B. 内归因
C. 准确的预测
D. 外归因

43. 对弱光敏感的视觉神经细胞是　(　　)
A. 锥体细胞
B. 双极细胞
C. 杆体细胞
D. 水平细胞

44. 感受性高而耐受性低，并且极端内向的气质类型是　(　　)
A. 胆汁质
B. 多血质
C. 抑郁质
D. 黏液质

45. 布洛卡中枢损伤会导致　(　　)
A. 接受性失语症
B. 失读症
C. 表达性失语症
D. 失写症

46. 骑自行车的经验影响学习骑三轮车，这主要是因为(　　)的作用。
A. 原型启发
B. 迁移
C. 特征启发
D. 定势

47. 注意分配的条件是同时进行的两种活动，　(　　)
A. 其中必须有一种非常熟练
B. 必须都非常熟练
C. 不能有内在的联系
D. 必须使用同一感觉通道

48. 内感性不适属于　(　　)
A. 感觉障碍
B. 知觉障碍
C. 感知综合障碍
D. 思维形式障碍

49. 弗洛伊德将人们防止焦虑的能力叫做　(　　)

A. 防御机制
B. 本能动力
C. 心理异常
D. 快乐原则

50. 重性精神病患者（　）
A. 通常主动求医
B. 很少主动求医
C. 一般无须陪伴
D. 自知力稍有缺损

51. 病理性错觉的特点是（　）
A. 能够进行自我校正
B. 属于感知综合障碍
C. 不能接受现实检验
D. 属于思维形式障碍

52. 精神发育迟滞形成的原因是（　）
A. 内心冲突变形
B. 获得性知识的丧失
C. 内心冲突强烈
D. 早期大脑发育不良

53. 对于人格障碍者，心理咨询的效果是（　）
A. 良好的
B. 无效的
C. 有限的
D. 未知的

54. 取样是指从（　）中选择有代表性的样本。
A. 总体
B. 群体
C. 目标人群
D. 样本

55. 最小的常模样本量，一般不小于（　）
A. 100 或 500
B. 20 或 25
C. 800 或 1000
D. 30 或 100

56. 以下属于发展常模的是（　）
A. 智力年龄
B. 百分等级
C. 标准分数
D. 十分位数

57. 以 50 为平均数、以 10 为标准差表示的标准分数叫（　）
A. 标准九分数
B. T 分数
C. 离差智商
D. Z 分数

58. 信度只受（　）的影响。
A. 系统误差
B. 随机误差
C. 恒定效应
D. 实验效应

59. 对于不同平均能力水平的团体，题目的（　）会影响信度系数。
A. 难度
B. 可靠性
C. 理解性
D. 有效性

60. 心理咨询对精神障碍患者的作用是（　）
A. 消除症状
B. 系统治疗
C. 识别转诊
D. 精神分析

61. 以下不属于行为主义理论体系的概念的是（　）
A. 替代学习
B. 自我实现
C. 自我奖赏
D. 行为自控

62. 对心理咨询正确的理解是（　）
A. 心理咨询对某些心理问题不一定能起作用
B. 与心理有关系的问题都应彻底解决
C. 心理咨询师要对解决求助者的心理问题做承诺
D. 心理咨询师要对不能解决的问题提供指导意见

63. 心理咨询师在心理诊断中为避免“贴标签”，应该以（　）为依据。
A. 现实的临床表现
B. 成熟的治疗理论
C. 丰富的临床经验
D. 异常行为的原因

64. 与求助者的多数临床表现有内在联系的因素就是引发临床表现的（　）
A. 关键点
B. 主导症状
C. 参照点
D. 必要条件

65. 心理咨询师为了更容易判断不同临床资料之间纵向、横向及逻辑关系，应该（　）
A. 按临床资料的性质进行分类整理

B. 按临床症状的性质进行分类整理
C. 根据需要编制分类整理程序
D. 根据需要使用恰当的分类表
66. 选择会谈的内容时，应该使之适合（　　）
A. 咨询师的职业兴趣
B. 咨询师的理论水平
C. 求助者的心理强度
D. 求助者的接受能力
67. 与求助者会谈时，心理咨询师的态度应该是（　　）
A. 积极
B. 非评判性的
C. 顺从
D. 有指导性
68. "无条件接纳"求助者，并不意味着（　　）
A. 对求助者的恶习无动于衷
B. 接纳求助者全部的优点和缺点
C. 充分尊重求助者的价值观
D. 接受求助者的光明面和消极面
69. 以下说法中错误的是（　　）
A. 共情是最为关键的咨询特质
B. 共情是体验求助者的内心世界
C. 共情是把握求助者的情感与思维
D. 共情就是必须与求助者拥有同样的情感
70. 收集求助者资料时所围绕的 7 个问题，最重要的是（　　）
A. who
B. what
C. why
D. how
71. 如果心理咨询师与求助者的目标不一致并难以统一，则咨询目标的确定应以（　　）
A. 当前问题为主
B. 咨询师的目标为主
C. 长远发展为主
D. 求助者的目标为主
72. 咨询过程中最核心、最重要的实质阶段是（　　）阶段。
A. 诊断
B. 咨询
C. 巩固
D. 评估
73. 咨询方案中需要明确的求助者的权利是（　　）
A. 遵守职业道德
B. 提供真实资料
C. 提出终止咨询
D. 完成自我探索
74. 关于倾听技术，错误的做法是（　　）
A. 设身处地地听
B. 适当地表示理解
C. 给予价值评价
D. 通过言语或非言语形式作出反应
75. 内容反应的含义是心理咨询师（　　）
A. 反馈咨询师的主要想法
B. 解释心理问题的内容
C. 反馈求助者的谈话内容
D. 解释心理问题的原因
76. 面谈技巧中最复杂的技术是（　　）
A. 解释
B. 自我开放
C. 指导
D. 内容表达
77. WAIS－RC 适用的年龄范围是（　　）
A. 8 岁以下
B. 15 岁以下
C. 16 岁以上
D. 18 岁以上
78. 在韦氏智力测验中，各分测验粗分转换的标准分数是（　　）
A. 标准九分
B. 标准十分
C. 标准二十分
D. 离差智商
79. 如果受测者中国比内测验的智力等级评为优秀，其智商范围是（　　）
A. 110～119
B. 110～129
C. 120～129
D. 120～139
80. MMPI 包含的重复题数量是（　　）
A. 16
B. 8
C. 12
D. 4
81. 在 MMPI 的 399 题版本中，L 量表原始得分超过（　　）分，就表明答卷无效。
A. 10
B. 15
C. 22
D. 30

82. 16PF 在编制过程中主要使用了（　　）
A. 临床观察法
B. 因素分析法
C. 经验效标法
D. 方差分析法

83. 按照 EPQ 中国常模，属于典型内向的 E 量表 T 分划界值为（　　）
A. 大于 61.5
B. 56.7 至 61.5
C. 38.5 至 43.3
D. 小于 38.5

84. 在实施 SDS 测验时，要求受测者评定自己的实际感觉，其时间范围是最近（　　）
A. 一年
B. 一月
C. 一周
D. 二周

85. 下列心理测评工具中，评定生活事件及其影响的是（　　）
A. SSRS
B. SAS
C. SCL－90
D. LES

**二、多项选择题**（第 86～125 题，每题 1 分，共 40 分。每题有多个答案正确，请在答题卡上将所选答案的相应字母涂黑。错选、少选、多选，均不得分）

86. 多血质的外在表现包括（　　）
A. 反应速度快
B. 注意力容易集中
C. 情绪平稳
D. 容易接受新事物

87. 青春期记忆的主要特点包括（　　）
A. 多方面的记忆效果达到个体记忆的最佳时期
B. 能有效地运用各种记忆策略
C. 短时记忆容量达到一生中的最高峰
D. 自觉地运用意义记忆，但机械记忆的效果较差

88. 童年期思维的基本特点包括（　　）
A. 经历一个思维发展的质变过程
B. 思维没有发生质变
C. 不能摆脱形象性的逻辑思维
D. 逻辑思维可以摆脱形象

89. 处于他律道德判断阶段的儿童的特征包括（　　）
A. 进行道德判断时主要依据行为的物质后果
B. 进行道德判断时不考虑行为者的主要动机
C. 道德判断受儿童自身以外的价值标准所支配
D. 已形成儿童自己的主观价值标准

90. 下列说法中正确的包括（　　）
A. 人耳对 1000～4000 赫兹的声波最敏感
B. 人耳对 16～20000 赫兹的声波最敏感
C. 老年人首先丧失的是对高频声的听觉
D. 老年人首先丧失的是对低频声的听觉

91. 关于时间知觉，正确的说法包括（　　）
A. 视觉比触觉估计时间的准确度高
B. 听觉比触觉估计时间的准确度高
C. 生物钟可以帮助人们估计时间
D. 个体的情绪状况会影响时间知觉

92. 听觉具有声调、响度和音色三种特征，这些主要受声波的振幅、波形和频率等物理学特征影响。下列匹配中错误的包括（　　）
A. 响度－振幅
B. 音色－波形
C. 音色－频率
D. 响度－频率

93. 关于痛觉，正确的说法包括（　　）
A. 最难适应的感觉
B. 属于外部感觉
C. 感受器分布最广
D. 具有机体保护的作用

94. 关于概念，正确的说法包括（　　）
A. 是以词来标示和记载的
B. 是思维活动借以进行的单元
C. 是人脑对客观事物本质属性的反映过程
D. 是对客观事物的整体反映

95. 关于需要，以下说法正确的包括（　　）
A. 人和动物的自然需要是一样的
B. 需要都有对象，没有对象的需要是不存在的
C. 需要是推动有机体活动的动力和源泉
D. 人的物质需要和精神需要之间有密切的关系

96. 按照鲁宾的研究，爱情与喜欢的区别主要表现在（　　）等方面。
A. 亲密
B. 依恋

C. 服从
D. 利他
97. 模仿的意义主要包括 ( )
A. 具有社会适应作用
B. 是学习的基础
C. 可以促进群体形成
D. 使人幸福快乐
98. 下列属于现实沟通的有 ( )
A. 亲人通过电话交流
B. 面对面谈判
C. 同学通过 QQ 软件聊天
D. 网络聊天室中不认识的网友之间的交流
99. 态度测量的主要方法包括 ( )
A. 直接法
B. 量表法
C. 投射法
D. 行为反应法
100. 态度的特点包括 ( )
A. 对象性
B. 内在性
C. 稳定性
D. 直接性
101. 个体侵犯行为的影响因素包括 ( )
A. 道德水准
B. 情绪唤起水平
C. 社会角色
D. 他人的行为
102. 精神分裂症的特点包括 ( )
A. 病程较短
B. 多起病于幼儿期
C. 病程迁延
D. 多起病于青壮年
103. 抑郁发作的特点包括 ( )
A. 情绪低落
B. 思维混乱
C. 动作减少
D. 感觉过敏
104. 一般心理问题的特点包括 ( )
A. 内容充分泛化
B. 近期发生
C. 反应强度较弱
D. 原因明确
105. 躯体疾病患者的一般心理特点包括 ( )
A. 对客观世界的态度发生改变
B. 注意力集中在自身体验上
C. 对客观世界的态度不变
D. 时间感觉发生变化
106. 属于标准分常模的包括 ( )
A. 百分等级
B. T 分数
C. 比率智商
D. 离差智商
107. 心理测验命题的一般原则可以从( )等方面来考虑。
A. 内容
B. 文字
C. 理解
D. 社会敏感性
108. 心理测验题目常见的排列方式包括 ( )
A. 并列直进式
B. 专列式
C. 混合螺旋式
D. 公共汽车式
109. 心理测验主测者的职业道德包括 ( )
A. 对测验分数保密
B. 测验的控制使用
C. 保护受测者隐私
D. 对测验特别熟悉
110. 检测会谈和转换话题的技巧包括 ( )
A. 释义
B. 使用情感的反射作用
C. 中断
D. 使用是非鲜明的质疑
111. 在咨询交谈中，除非得到求助者同意，一般情况下不能 ( )
A. 仔细地观察
B. 录音
C. 详细地笔录
D. 录像
112. 重性精神病的早期症状可能不典型，为了避免误诊，心理咨询师应该 ( )
A. 全面综合分析各项材料
B. 适时地请求会诊或转诊
C. 征得求助者家属的配合
D. 尽量委婉的拒绝求助者
113. 对于求助者的问题形成初步诊断所依据的材料来源包括 ( )
A. 临床观察
B. 会谈过程

C. 理论分析
D. 心理测验

114. 以下说法中正确的包括（　　）
A. 依赖是好感，移情是信任
B. 依赖是寻求现实帮助，移情则是过去感情的弥补
C. 依赖者往往寻求心理依靠，移情则寻求感情寄托
D. 依赖者目标是寻找替代物，移情者发现现实目标

115. 目光注视的一般规律包括（　　）
A. 倾听时，注视对方双眼，但不是盯着对方
B. 说话时比倾听时注视对方多一些
C. 性格内向、羞怯的人更愿意目光注视
D. 讲话结束时，将目光重新回到对方身上

116. 在合理情绪疗法中，咨询师需要帮助求助者达到的领悟包括（　　）
A. 诱发事件是产生不良情绪的根源
B. 信念引起了情绪及行为后果，而不是诱发事件本身
C. 求助者对自己情绪和行为反应应负有责任
D. 只有消除诱发事件，才能减轻或消除他们目前存在的症状

117. 合理情绪疗法的局限性包括（　　）
A. 不注意发挥心理测验的作用
B. 对有领悟困难的人难以奏效
C. 疗效与心理咨询师的信念有关
D. 疗效完全不能进行客观的评估

118. 关于阻抗，下列说法中正确的包括（　　）
A. 出现阻抗属于正常现象，咨询师完全不必在意
B. 行为主义学派把阻抗理解为个体对行为矫正的不服从
C. 精神分析学派认为阻抗的意义在于增强个体的自我防御
D. 本质上是求助者对于咨询过程中自我暴露和自我改变的抵抗

119. 阻抗产生的原因中，来源于求助者方面的包括（　　）
A. 生理功能的严重失调
B. 成长带来的某种痛苦
C. 机能性行为失调
D. 反抗咨询师的动机

120. 如果一个有效的 MMPI 测验结果显示 F 量表分数高，表明（　　）
A. 受测者伪装疾病
B. 受测者回答问题不认真
C. 其临床症状比较严重
D. 得分越高则精神病程度越重

121. 社会支持评定量表的统计指标主要包括（　　）
A. 总分
B. 主观支持分
C. 对支持的利用度
D. 客观支持分

122. 下列量表名称中属于 SCL—90 因子的包括（　　）
A. 精神衰弱
B. 精神病性
C. 精神病态
D. 强迫症状

123. EPQ 将各人格维度分为（　　）
A. 中间型
B. 倾向型
C. 过渡型
D. 典型型

124. 16PF 量表中乐群性高分者的人格特征包括（　　）
A. 冷淡
B. 环性情感
C. 外向
D. 分裂情感

125. 关于卡特尔 16 种人格因素测验，正确的说法包括（　　）
A. 属于他评式测验
B. 测量的是根源特质
C. 采用经验法编制
D. 可应用于人才选拔

# 国家职业资格考试真题(二)

**职　业**:心理咨询师
**等　级**:国家职业资格三级
**卷册二**:专业技能

**注意事项**:1. 考生首先将自己的姓名、准考证号等用钢笔、圆珠笔等写在试卷册、答题纸和答题卡的相应位置上,并用铅笔填涂答题卡上的相应位置处。

2. 考生同时应将科目代码填涂在答题卡右上角的相应位置处。

3. 本试卷册包括选择题和案例问答题两部分。

第一部分,技能选择题,在答题卡上作答;

第二部分,案例问答题,在答题纸上作答。

4. 第一部分技能选择题选出答案后,用铅笔将答题卡上对应题目的答案标号处涂黑。如需改动,用橡皮擦干净后,再选涂其他答案标号。所有答案均不能答在试卷上.不按标准要求进行填涂,则均属作答无效。

5. 第二部分案例问答题,请在答题纸上写明题号,用钢笔、圆珠笔等作答,字迹工整,易于识别,请勿在试卷上书写与考试无关的内容。

6. 考试结束时,考生务必将本卷册、答题卡和答题纸一并交给监考人员。

**地　　区**:____________________

**姓　　名**:____________________

**准考证号**:____________________

# ·第一部分　技能选择题·

（1～100 题，共 100 道题）

★ 答题指导 ★

本部分由十个案例组成。请分别根据案例回答 1～100 题，共 100 道题。每题 1 分，满分 100 分。每小题有一个或多个答案正确，请在答题卡上将所选答案的相应字母涂黑。错选、少选、多选，该题不得分。

**案例一**

一般资料：求助者，男性，30 岁，硕士。

案例介绍：求助者为某单位科研人员，一个多月前，因工作失误与领导发生冲突，领导说他幼稚，让他写检查。求助者觉得自己没错，不愿写。认为领导霸道，自己无法与之相处，却又想不出解决办法，每天为自己的处境烦恼，经常失眠，头痛，情绪低落，注意力无法集中，吃饭不香，无心工作，想辞职又舍不得单位的条件和待遇。

心理咨询师观察了解到的情况：求助者出身军人家庭，内向，聪明好学，追求完美。

单选：1. 该求助者的情绪症状主要是　（　）

A. 烦恼　B. 愤怒

C. 抑郁　D. 嫉妒

多选：2. 该求助者躯体方面的主要症状包括　（　）

A. 失眠　B. 心情烦躁

C. 头痛　D. 情绪低落

单选：3. 导致该求助者烦恼的心理原因最主要是　（　）

A. 领导让求助者写检查　B. 内心冲突

C. 领导认为求助者幼稚　D. 追求完美

单选：4. 该求助者的人格特点是　（　）

A. 聪明好学　B. 内向

C. 成绩优秀　D. 偏执

多选：5. 对该求助者较适合的心理测验包括　（　）

A. SAS　B. LES

C. SDS　D. CRT

多选：6. 对该求助者，心理咨询师还需要了解的资料包括　（　）

A. 既往睡眠情况　B. 对科研的看法

C. 家庭经济状况　D. 对领导的看法

单选：7. 对该求助者的初步诊断是　（　）

A. 一般心理问题　B. 躯体疾病

C. 严重心理问题　D. 精神病性障碍

多选：8. 心理咨询师对该求助者可采用的咨询方法包括　（　）

A. 系统药物治疗　B. 放松训练

C. 合理情绪疗法　D. 厌恶疗法

多选：9. 引发该求助者心理问题的现实刺激包括　（　）

A. 领导让求助者写检查　B. 认为领导霸道

C. 领导说求助者幼稚　D. 出现头痛失眠

多选：10. 对求助者临床资料的可靠性进行验证的方法包括 （　　）

A. 就事论事　　B. 补充提问

C. 分析迹象　　D. 心理测验

单选：11. 本案例中该求助者表现的动机冲突属于 （　　）

A. 双趋式冲突　　B. 双避式冲突

C. 趋避式冲突　　D. 双重趋避式冲突

单选：12. 心理咨询师为解决该求助者心理问题进行的会谈属于 （　　）

A. 危机性会谈　　B. 鉴别性会谈

C. 治疗性会谈　　D. 摄入性会谈

**案例二**

一般资料：求助者，女性，32 岁，大学教师。

案例介绍：求助者与丈夫是大学同学，双方感情很好，一年前，求助者生下女儿，母亲过来照顾，一家人其乐融融，半年前，单位评定职称，求助者因为休产假，在工作量和科研成果方面与同事相比又没有优势，没有评上副教授。求助者觉得自己的能力和努力没有得到领导和同事的肯定，心里很不是滋味。近三个月来烦躁，看什么都不顺眼，认为丈夫不理解她，经常和丈夫吵架，对母亲发脾气，摔家里的东西，对女儿也疏于照顾，求助者以前经常召集同学聚会，现在却常找各种理由回避聚会，工作效率明显降低，最近还出现胸闷、头晕、全身乏力、胃痛胃胀、入睡困难等症状，主动前来咨询。

心理咨询师观察了解到的情况：求助者从小学习成绩优异，经常受到表扬，好强，追求完美。

单选：13. 该求助者的情绪症状主要是 （　　）

A. 恐惧　　B. 烦躁

C. 强迫　　D. 抑郁

多选：14. 该求助者的躯体症状包括 （　　）

A. 头痛　　B. 全身乏力

C. 胸闷　　D. 胃痛胃胀

单选：15. 引发该求助者心理问题的现实刺激是 （　　）

A. 未评上职称　　B. 不参加同学聚会

C. 丈夫不理解　　D. 向母亲乱发脾气

多选：16. 该求助者社会功能受损的表现包括 （　　）

A. 工作效率下降　　B. 未评上高级职称

C. 回避同学聚会　　D. 认为丈夫不理解她

单选：17. 该求助者心理问题及症状持续的时间是 （　　）

A. 一年　　B. 三个月

C. 半年　　D. 一个月

多选：18. 该求助者产生心理问题的原因包括 （　　）

A. 从小学习成绩优异　　B. 丈夫不理解支持她

C. 未评上高级职称　　D. 认为能力没有得到肯定

单选：19. 对该求助者的初步诊断最可能是 （　　）

A. 精神病性障碍　　B. 严重心理问题

C. 躯体疾病　　D. 一般心理问题

单选：20. 对该求助者恰当的咨询目标是 （　　）

A. 改善情绪　　B. 让丈夫理解她

C. 评上职称　　D. 改善睡眠症状

多选：21. 该求助者心理问题的特点包括 （　　）

A. 存在变形冲突　　B. 人格障碍明显

C. 负性情绪明显　　D. 社会功能受损

多选:22. 在本案例中，如果心理测量结果与临床观察和会谈法的结论不一致，心理咨询师应该（　　）

A. 不可轻信任何一方　　B. 以临床观察为准

C. 重新进行会谈和测评　　D. 以测量结果为准

多选:23. 针对本案例的咨询方案应该包括（　　）

A. 咨询的目标　　B. 咨询的次数

C. 咨询的方法　　D. 咨询的费用

多选:24. 心理咨询的效果受（　　）的影响。

A. 咨询师　　B. 咨询方法

C. 求助者　　D. 咨询目标

**案例三**

一般资料:求助者，女性，34 岁，初中毕业，农民。

案例介绍:两个月前求助者 9 岁的独生子因车祸去世，车祸发生前，她曾想去学校接儿子，但因故没去成，因此非常自责，求助者不能接受失去儿子的现实，脑子里经常浮现儿子的影子，夜间经常因梦到儿子而哭醒，求助者现在情绪低沉，失眠、头痛，头晕，胃部不适，无食欲，全身乏力，感到很孤独，总是不自觉地回忆车祸现场的情景，无心工作，自己来求助心理咨询师。

心理咨询师观察了解到的情况:求助者与丈夫在城市务工，家庭和睦，咨询时面无表情，头发凌乱，衣衫不整，一直认为有儿子的家庭才是最幸福的。

多选:25. 该求助者出现的躯体症状主要包括（　　）

A. 感到孤独　　B. 头痛头晕

C. 胃部不适　　D. 头发凌乱

多选:26. 该求助者主要的心理症状包括（　　）

A. 失眠　　B. 抑郁

C. 自责　　D. 乏力

单选:27. 求助者总是不自觉地回忆车祸现场的情景，这种症状是（　　）

A. 幻觉　　B. 错觉

C. 闪回　　D. 妄想

多选:28. 通过前面的案例介绍，咨询师对求助者可以了解的一般资料包括（　　）

A. 日常活动场所　　B. 婚姻状况

C. 社会交往状况　　D. 教养方式

单选:29. 该求助者衣衫不整、头发凌乱，可能是因为（　　）

A. 内心孤独　　B. 意向倒错

C. 意志减退　　D. 意志缺乏

单选:30. 对该求助者最可能的初步诊断是（　　）

A. 精神病性障碍　　B. 严重心理问题

C. 急性应激障碍　　D. 严重心身疾病

单选:31. 该求助者遇到的重大生活事件是（　　）

A. 儿子去世　　B. 头晕头痛

C. 内心孤独　　D. 夜间经常哭醒

单选:32. 心理咨询师对求助者表达共情时，错误的是（　　）

A. 应该把握时机　　B. 设身处地地理解

C. 要善于把握角色　　D. 充分表达出同情

单选:33. 心理咨询师对求助者的热情，最主要应体现在（　　）

A. 对求助者积极提问　　B. 咨询中认真、耐心、不厌其烦

C. 初诊阶段嘘寒问暖　　D. 咨询开始和结束时都要热情

单选:34. 急性应激障碍的症状持续时间为 （ ）

A. 1 个月至 2 个月
B. 数小时至数天
C. 数分钟或数小时
D. 3 个月以上

多选:35. 咨询师对于该求助者的接纳应包括 （ ）

A. 主动求助
B. 负性情绪明显
C. 非常自责
D. 躯体症状严重

多选:36. 人在经历惨烈的车祸后可能会出现 （ ）

A. 灾难症候群
B. 急性应激障碍
C. 创伤后应激障碍
D. 严重心理问题

**案例四**

一般资料：求助者，女性，44 岁，已婚，公司职员。

案例介绍：求助者在一家公司工作了十余年，丈夫是中学教师，夫妻感情好，儿子上高中，学习成绩优异。近两年公司效益差，一直没有涨工资。求助者的父亲半年前因癌症住院治疗，花了不少钱，求助者为父亲的健康担忧，也为钱的事苦恼，最近两个月，开始担心母亲及其他家人的身体健康，又担心自己失业，担心自己失业后丈夫可能会变心，又想到儿子上大学后要面临就业和婚恋等诸多困难，自己如何才能应付。经常头痛、心慌、胸闷、烦躁、坐立不安，半夜醒来经常是一身大汗，睡不着觉，就只好起来在房间里走来走去，既影响家人休息，也引起楼下邻居的不满。求助者曾几次到医院检查，没有明显器质性疾病，明明知道没有必要担心这些事情，但自己难以控制，主动寻求心理帮助。

多选:37. 对该求助者还需要了解的资料包括 （ ）

A. 躯体检查结果
B. 人格特点
C. 以往咨询经历
D. 婚姻状况

单选:38. 该求助者目前最主要的心理问题是 （ ）

A. 头痛失眠
B. 焦虑不安
C. 心慌胸闷
D. 郁闷绝望

多选:39. 该求助者的症状包括 （ ）

A. 担心
B. 焦虑
C. 失眠
D. 恐惧

多选:40. 该求助者伴随的生理症状包括 （ ）

A. 夜醒出汗
B. 睡眠困难
C. 心慌胸闷
D. 焦虑烦躁

多选:41. 该求助者心理问题的特点包括 （ ）

A. 指向未来
B. 指向现在
C. 内容固定
D. 内容漂浮

多选:42. 为形成初步诊断，咨询师需要明确的问题包括求助者 （ ）

A. 社会功能是否完好
B. 情绪反应对象有无泛化
C. 心理问题持续的时间
D. 心理问题与现实因素的关系

单选:43. 对该求助者的初步诊断是 （ ）

A. 焦虑神经症
B. 严重心理问题
C. 可疑神经症
D. 精神病性问题

多选:44. 该求助者产生心理问题的可能原因包括 （ ）

A. 44 岁女性
B. 人格明显障碍
C. 失业无收入
D. 父亲身患癌症

单选:45. 该求助者"睡不着觉，就只好起来在房间里走来走去"，可能属于 （ ）

A. 冲动行为
B. 紧张症性综合征
C. 刻板行为
D. 精神运动性不安

单选：46. 根据许又新教授神经症的评定标准，该求助者病程评分为 （ ）

A. 1 分　B. 2 分
C. 3 分　D. 4～5 分

多选：47. 对该求助者比较合适的咨询方法包括 （ ）

A. 放松训练　B. 阳性强化法
C. 冲击疗法　D. 合理情绪疗法

多选：48. 在心理咨询中，咨询目标应设置为帮助求助者 （ ）

A. 寻找生物学原因　B. 建立积极认知
C. 明确心理学原因　D. 培养健康人格

**案例五**

一般资料：求助者，男性，21 岁，高中学历，一年前来城市打工。

下面是心理咨询师与求助者的一段咨询对话。

心理咨询师：记得你上次临走时说一周之后再来咨询的，现在半年都过去了，你不觉得时间太长了吗？这次又有什么问题需要帮助？是新问题还是老问题？

求助者：上次没有再来是因为您的咨询一次就有效了！我现在特别相信您的水平，这次又有两件事想请您帮我解决。

心理咨询师：你说说吧！

求助者：第一件事是我公司里比我晚来的一些人两个月前都涨工资了，唯独我的工资没变，我觉得是老板想用这个办法让我觉得难受，让我自己主动辞职；第二件事是我的女朋友不想和我继续交往了，这对我的打击也太大了，我现在心里烦得不得了，吃不香、睡不着，可又不知道该怎么办。

心理咨询师：同时遇到两件麻烦事确实让人很难应付，而且恋爱、工作对于年轻人来说都是头等大事，但是我们不能同时进行，问题必须一个一个地解决，你觉得应该先从哪一个问题入手？

求助者：（沉默）……我也不知道应该先解决哪一个，最好是能一起解决。

心理咨询师：那你仔细思考一下，在目前情况下，事业和婚姻哪一个对你来说更重要？

求助者：（沉默）……我还是决定不了，以前遇到问题，都是我妈帮我处理，我现在这份工作就是我妈托人介绍的，唉！如果我妈还在这儿，我们老板也不会这么对我，我女朋友也不会嫌我窝囊，您是有水平的咨询师，这种事情一定见过很多，还是您帮我选择吧！

心理咨询师：看来你根本没有独立生活的能力，这样下去会越来越糟，我现在倒是觉得培养你独立生活的能力和自立自强的精神比解决你那两个问题更重要，你说是吗？

求助者：（沉默）……真是这样吗？两个多月来，我上班心里就不舒服，看见谁都烦。我今天来找您，本来是想让您帮我解决问题，可是听你刚才说话，和我老板差不多，我现在的感觉就像是在公司里。

心理咨询师：咨询中的阵痛是难免的，我们咨询师有责任给求助者建立正确、健康的价值观，不能一味满足求助者的快乐。如果咱们的咨询目标不一致，说明我们不匹配，你有权利选择其他的咨询师。

求助者：您让我再想想……

多选：49. 咨询师在第一段话中使用了 （ ）

A. 修饰性反问　B. 多重选择性提问
C. 责备性问题　D. 多重提问

单选：50. 求助者不遵守咨询预约时间是违反了 （ ）

A. 求助者的权利　B. 咨询师的权利
C. 求助者的责任　D. 求助者的义务

多选：51. 咨询师说"那你仔细思考一下，在目前情况下，事业和婚姻哪一个对你来说更重要？"表明咨询师 （ ）

A. 启发引导求助者　　B. 运用了指导技术
C. 解释求助者问题　　D. 运用了内容表达技术

单选：52. 求助者说“我还是决定不了……还是您帮我选择吧”，说明求助者产生了　（　　）
A. 信任　　B. 阻抗
C. 移情　　D. 依赖

单选：53. 咨询师说“我现在倒是觉得培养你独立生活的能力和自立自强的精神比解决你那两个问题更重要，你说是吗？”在这里咨询师使用了　（　　）
A. 责备性问题　　B. 解释性问题
C. 修饰性反问　　D. 开放式提问

单选：54. 求助者说“两个多月来……我现在的感觉就像是在公司里”，说明求助者对咨询师产生了　（　　）
A. 信任　　B. 依赖
C. 移情　　D. 共情

单选：55. 求助者在对话中出现了三次沉默，第一次沉默可能是　（　　）
A. 怀疑型　　B. 思考型
C. 茫然型　　D. 反抗型

单选：56. 求助者第三次沉默可能是　（　　）
A. 怀疑型　　B. 情绪型
C. 思考型　　D. 反抗型

多选：57. 求助者产生心理问题的原因包括　（　　）
A. 母亲强势　　B. 女友要分手
C. 独立性差　　D. 工作不满意

单选：58. 对于该求助者的初步诊断是　（　　）
A. 一般心理问题　　B. 社交恐惧症
C. 严重心理问题　　D. 神经症心理问题

单选：59. 通过对话，可以了解咨询师与求助者目前在匹配关系上属于　（　　）
A. 匹配型　　B. 冲突型
C. 欠缺型　　D. 忌讳型

多选：60. 在本次咨询过程中，咨询师出现的失误包括　（　　）
A. 使用了不恰当的提问　　B. 对咨询目标存在错误观念
C. 没有积极关注求助者　　D. 对咨询关系匹配理解错误

**案例六**

一般资料：王某，女性，25岁，国企职员。

案例介绍：近两个月来，王某敏感多疑，坚信有人要谋害自己，非常害怕，甚至惊动了公安机关进行调查，调查结果表明没有人要谋害她，但王某对自己的想法仍坚信不疑，被家属强行送到咨询室。

下面是心理咨询师与王某的一段谈话。

心理咨询师：你觉得有人要谋害你是吗？

王某：有人在我家的电话里偷偷装了窃听器！

心理咨询师：你怎么知道装了窃听器？

王某：我打电话时总是有杂音，我就知道他们在窃听，他们不仅在电话里装了窃听器，还在我家各处都装了监控器，所以我在家就把电视开到最大音量，让他们听不到我说的话，还把袜子当头套戴上，让他们看不出我是谁。

心理咨询师：你说的他们是谁？

王某：我楼上的邻居，他们派人跟踪我，我走到哪里，就跟到哪里，有时他们还让人假装向我问路，实际上就是想借机谋害我。

心理咨询师：你怎么知道想谋害你的人是你楼上的邻居？

王某：我听着他们在楼上密谈怎样谋害我，他们计划把浸过毒药的衣服晾在阳台上，假装衣服被风吹到我家阳台上，然后借机毒死我。

心理咨询师：他们因为什么要谋害你呢？

王某：因为我有超能力，能够知道他们的秘密。

单选：61. 王某目前的心理状态属于 （ ）

A. 心理正常　　B. 心理不正常

C. 心理健康　　D. 心理不健康

多选：62. 王某的主要症状包括 （ ）

A. 幻觉　　B. 思维迟缓

C. 妄想　　D. 情感淡漠

多选：63. 王某认为有人跟踪监视她，并计划谋害她，表明其可能存在 （ ）

A. 嫉妒妄想　　B. 思维鸣响

C. 关系妄想　　D. 被害妄想

单选：64. 王某认为自己有超能力，表明其可能存在 （ ）

A. 嫉妒妄想　　B. 钟情妄想

C. 关系妄想　　D. 夸大妄想

单选：65. 对王某最可能的诊断是 （ ）

A. 焦虑性神经症　　B. 精神病性障碍

C. 严重心理问题　　D. 躯体感觉障碍

多选：66. 王某的心理特点包括 （ ）

A. 主动求治　　B. 被动求治

C. 无自知力　　D. 自知力完整

单选：67. 心理咨询师对王某可以进行的工作是 （ ）

A. 确定咨询目标　　B. 制定咨询方案

C. 转诊至精神科　　D. 开始进行咨询

多选：68. 判断正常与异常心理活动的心理学原则包括 （ ）

A. 主观世界与客观世界的统一性原则

B. 心理活动的周期性原则

C. 精神活动的内在协调一致性原则

D. 人格的相对稳定性原则

多选：69. 王某目前存在的属于思维障碍的症状包括 （ ）

A. 幻听　　B. 关系妄想

C. 被害妄想　　D. 嫉妒妄想

单选：70. 王某说听到邻居在楼上密谈，属于 （ ）

A. 真性幻觉　　B. 假性幻觉

C. 思维回响　　D. 功能性幻觉

**案例七**

一般资料：求助者，女性，28 岁，中学教师。

案例介绍：求助者由于与丈夫发生矛盾，烦躁、失眠三个多月。

下面是心理咨询师与求助者之间的一段咨询对话。

心理咨询师：您好！请问我能为您提供什么帮助呢？

求助者：我最近心情不好，烦躁。

心理咨询师：您能谈谈是什么事情让您心情不好吗？

求助者：还不是因为我丈夫！他是公务员，单位待遇不错，工作也不累，一切都挺好的，一年前他突然和我说想辞职创业，我以为他开玩笑，就没在意。半年前，他又和我提起，还说正和几个大学同学商议投资什么项目，一旦确定下来就正式辞职。我一听就急了，创业不仅辛苦而且风险大，万一有个闪失，我们这个家就彻底完了！可我劝了他好久，他就是不听，一意孤行，还说我不支持他干事业！他根本就不尊重我，也不为我们这个家考虑！最近几个月，一想到这事，我就生气、伤心，心里烦，饭也吃不下，觉也睡不好，头疼得厉害，工作也受到了影响。

心理咨询师：听了您的叙述，我非常理解您的心情。您丈夫不顾您的劝说，执意要辞职创业，这让您觉得他不够尊重您，不把这个家放在心上，这让您感到生气、伤心，甚至还为此影响了工作，对吗？

求助者：是啊，他要是真的尊重我，真的把这个家放在心上，就应该接受我的意见。

心理咨询师：除了这件事，还有其他什么事让您觉得您的丈夫不够尊重您吗？

求职者：没有，他以前一直很尊重我。但是，他现在不肯接受我的意见，就是不尊重我。

心理咨询师：那您在任何事情上都接受您丈夫的意见吗？

求助者：那倒没有，有些事情我也不听他的。

心理咨询师：那您的丈夫有没有觉得您不尊重他呢？

求助者：没有，他说他尊重我的选择，也支持我追求事业。

心理咨询师：那当您的丈夫为了追求事业而没有接受您的意见时，是什么原因让您觉得一向尊重您的丈夫不尊重您呢？

求助者：……（沉默）因为我不希望他辞掉工作，这不是我想要的生活。我设想的生活应该是他在机关，我在学校，两个人都有稳定的工作，这才是我们应该有的生活。

心理咨询师：您是希望事情都按照您的设想发展对吗？

求助者：是啊，难道我这样想错了吗？

心理咨询师：您的愿望是美好的，但您的想法中有一些不合理的成分，这些不合理的成分导致了您现在的问题。

多选：71. 该求助者的情绪症状包括 （　　）

A. 烦躁　　B. 伤心

C. 愤怒　　D. 抑郁

多选：72. 该求助者的躯体症状包括 （　　）

A. 头疼　　B. 睡眠问题

C. 头晕　　D. 食欲下降

单选：73. 对该求助者的初步诊断是 （　　）

A. 一般心理问题　　B. 严重心理问题

C. 神经症性问题　　D. 精神病性问题

单选：74. 该求助者的问题及症状持续时间是 （　　）

A. 一年　　B. 三个月

C. 半年　　D. 一个月

单选：75. 按照合理情绪疗法的 ABC 理论，该求助者的 B 是 （　　）

A. 丈夫准备辞职创业　　B. 与丈夫吵架

C. 丈夫应该尊重自己　　D. 丈夫不听劝告

多选：76. 该求助者不合理信念的特征包括 （　　）

A. 乱贴标签　　B. 绝对化要求

C. 个人化　　D. 过分概括化

多选：77. 该求助者心理问题的特点包括 （　　）

A. 人格障碍明显　　B. 负性情绪明显

C. 社会功能受损　　D. 存在认知错误

多选：78. 在本案例中，心理咨询师使用的提问方式包括 （　　）

A. 直接逼问　　B. 开放式提问

C. 间接询问　　D. 封闭式提问

单选：79. 在本案例中，心理咨询师使用的影响性技术是　（　）
A. 倾听　B. 具体化
C. 说明　D. 内容表达

单选：80. 如果使用合理情绪疗法，在本案例中，心理咨询师接下来要做的是　（　）
A. 向求助者解说 ABC 理论　B. 与求助者的不合理信念进行辩论
C. 对求助者进行放松训练　D. 对求助者进行技能训练

多选：81. 在本案例中，双方制定的咨询目标是改善求助者的情绪，这个目标属于　（　）
A. 具体目标　B. 完美目标
C. 终极目标　D. 不完美目标

单选：82. 本案例中，心理咨询师在最后一段话中所使用的技术是　（　）
A. 释义技术　B. 解释技术
C. 面质技术　D. 指导技术

单选：83. 求助者说"创业不仅辛苦而且风险大，万一有个闪失，我们这个家就彻底完了"，其不合理信念的特征主要是　（　）
A. 以偏概全　B. 绝对化要求
C. 过分概括　D. 糟糕至极

多选：84. 在合理情绪疗法的修通阶段，改变不合理信念的方法和技术包括　（　）
A. 产婆术式辩论技术　B. 认知性家庭作业
C. 社交技能训练　D. 问题解决训练

多选：85. 合理情绪疗法再教育阶段可使用的方法和技术包括　（　）
A. 产婆术式辩论技术　B. 问题解决训练
C. 合理情绪想象技术　D. 放松训练

多选：86. 埃利斯等人认为合理情绪疗法可以帮助个体达到的目标包括　（　）
A. 自我关怀　B. 自我指导
C. 自我开放　D. 自我接受

多选：87. 合理情绪疗法中咨询师的角色包括　（　）
A. 指导者　B. 分析者
C. 诊断者　D. 监督者

多选：88. 合理情绪疗法中，心理咨询师的对求助者的工作包括　（　）
A. 改变不合理信念　B. 鼓励情绪宣泄
C. 指导技能训练　D. 建立基于合理观念的行为

多选：89. 合理情绪疗法中的行为技术包括　（　）
A. 放松训练　B. 自我管理程序
C. 系统脱敏　D. "停留于此"技术

单选：90. 根据咨询师与求助者的对话，可以判断本次咨询处在合理情绪疗法的　（　）
A. 心理诊断阶段　B. 领悟阶段
C. 再教育阶段　D. 修通阶段

**案例八**

下面是某求助者的 WAIS－RC 的测验结果：

| | 言语测验 | | | | | | | 操作测验 | | | | | | | 言语 | 操作 | 总分 |
|---|---|---|---|---|---|---|---|---|---|---|---|---|---|---|---|---|---|
| | 知识 | 领悟 | 算术 | 相似 | 数广 | 词汇 | 合计 | 数符 | 填图 | 积木 | 图排 | 拼图 | 合计 | | | | |
| 原始分 | 21 | 23 | 12 | 21 | 12 | 60 | | 44 | 15 | 19 | 22 | 17 | | 量表分 | 71 | 45 | 116 |
| 量表分 | 12 | 14 | 10 | 13 | 10 | 12 | 71 | 10 | 12 | 6 | 10 | 7 | 45 | 智商 | 107 | 94 | 101 |

多选：91. 根据测验结果，可以判断该求助者低于常模平均数至少一个标准差的项目包括 （ ）

A. 算术　　B. 数广

C. 积木　　D. 拼图

单选：92. WAIS－RC 的相似性分测验主要测量的是 （ ）

A. 对言语的理解能力　　B. 注意力和记忆能力

C. 抽象思维、逻辑思维以及概括能力　　D. 对日常事物的接受能力

多选：93. 关于 FIQ，以下说法正确的包括 （ ）

A. 可以由离差智商公式计算得出

B. 可以反映受测者的总体智力水平

C. 是 VIQ 和 PIQ 的平均值

D. 可以由去全量表分通过常模转换表查出

**案例九**

下面是某求助者的 MMPI 的测验结果：

| 量表 | Q | L | F | K | Hs | D | Hy | Pd | Mf | Pa | Pt | Sc | Ma | Si |
|---|---|---|---|---|---|---|---|---|---|---|---|---|---|---|
| 原始分 | 6 | 3 | 28 | 14 | 12 | 32 | 25 | 22 | 25 | 20 | 26 | 49 | 31 | 35 |
| K 校正分 | | | | | ? | | | ? | | | ? | ? | ? | |
| T 分 | 46 | 39 | 70 | 50 | 57 | 61 | 55 | 59 | 43 | 68 | 65 | 82 | 76 | 50 |

单选：94. 轻躁狂量表的 K 校正分应当是 （ ）

A. 19　　B. 28

C. 34　　D. 38

多选：95. 对于该求助者，以下说法正确的包括 （ ）

A. 思维迟缓，行动缓慢　　B. 可能患有精神分裂症

C. 无法回答的项目有 3 项　　D. 病情可能比较严重

多选：96. 从检测结果来看，可以判断该求助者的主要表现包括 （ ）

A. 情绪高涨，情感多变，联想过快，活动过多

B. 胆小、退缩，过分自我控制

C. 多疑、孤独、过分敏感

D. 出现幻觉、妄想、行为怪异

**案例十**

下面是某求助者的 SCL－90 测验结果：

总分：243

阳性项目数：57

| 因子名称 | 躯体化 | 强迫症状 | 人际关系敏感 | 抑郁 | 焦虑 | 敌对 | 恐怖 | 偏执 | 精神病性 | 其他 |
|---|---|---|---|---|---|---|---|---|---|---|
| 因子分 | 2.3 | 2.6 | 1.8 | 4.3 | 2.4 | 2.0 | 1.8 | 2.7 | 3.6 | 3.7 |

多选：97. 从测验结果来看，该求助者可能存在的症状包括 （ ）

A. 饮食和睡眠状况不佳　　B. 心境低落，对生活的兴趣减退

C. 有不自在感和自卑感　　D. 有思维播散、被控制感

单选：98. 通过计算，该求助者的阳性项目均分为 （ ）

A. 4.7　　B. 4.0

C. 3.7　　D. 3.0

多选:99. 下面是该求助者的 EPQ 的测验结果，其性格特征属于 （ ）

| | 粗分 | T 分 |
|---|---|---|
| P | 6 | 50 |
| E | 4 | 40 |
| N | 3 | 35 |
| L | 6 | 30 |

A. 典型内向型　　B. 情绪稳定、善于自我控制
C. 黏液质类型　　D. 态度温和，善解人意

单选:100. 根据上题中的 EPQ 测验结果，该求助者的标准分与常模平均值恰好相差一个标准差的量表是 （ ）

A. P　　B. E
C. N　　D. L

# ·第二部分　案例问答题·

**本部分采取专家阅卷，1～4 题，满分 100 分。请在答题纸上写明题号，用钢笔、圆珠笔按要求作答。**

一般资料：求助者，女性，36 岁，大专文化，销售经理。

案例介绍：求助者与丈夫在同一公司工作，一年前丈夫被派往外地分公司任经理。两个月前，求助者偶然听到同事议论其丈夫在任职的城市与别的女人同居。求助者开始不相信，因为两个人非常恩爱，并且女儿也已经 7 岁了。但经过观察，求助者发现丈夫与自己通电话的频率确实降低了，每次的时间也缩短了，有时还表现的很不自然。几个星期前求助者“突然袭击”，终于抓到了丈夫出轨的证据。求助者痛恨丈夫，认为自己一个人辛辛苦苦带孩子，丈夫却在外边和别人同居，真是太无耻、太让自己伤心了！想到以后自己和女儿可能无依无靠，还可能被别人讥笑，觉得自己真是太失败了，痛苦不已。一想到这事就感到胸闷、心慌、饮食、睡眠也受到了影响。情绪低落，烦躁，工作业绩也随之下降。主动前来咨询。

心理咨询师观察和了解到的情况：求助者从小父母离异，跟随母亲生活，觉得母亲的一生非常不幸，担心自己也会像母亲一样。

请根据案例回答以下问题：

1. 请对求助者进行初步诊断，并简述诊断依据。(30 分)

2. 请根据合理情绪疗法，分析案例中求助者的不合理信念及具体表现。(30 分)

3. 咨询师与该求助者共同商定咨询目标，可以考虑哪些近期目标。(20 分)

4. 对该求助者可以选用哪些心理测验，并说明理由。(20 分)

# 参考答案及详解

# 卷册一:职业道德　理论知识

## 第一部分　职业道德

### 一、职业道德基础理论与知识部分

#### (一)单项选择题

1. C。道德评价是依据一定社会或阶级的道德标准对他人和自己的行为进行善恶、荣辱、正当或不正当等道德价值的评论和断定。高低、大小、松紧都是对客观属性的描述。

2. C。道德和法律都是国家、社会健康发展的重要保障,道德能够弥补法律的不足。在调节范围上,道德的适用范围比法律广;在调节主体上,道德调节的主体比法律广;在调节方式上,道德具有明显的自觉性、事前性特点,而法律调节具有强制性、滞后性特点。

3. A。社会主义职业道德是社会主义社会各行各业的劳动者在职业活动中必须共同遵守的基本行为准则。社会主义职业道德规范的基本原则是集体主义。因为集体主义贯穿于社会主义职业道德规范的始终,是正确处理国家、集体、个人关系的最根本的准则,也是衡量个人职业行为和职业品质的基本准则,是社会主义社会的客观要求,是社会主义职业活动获得成功的保证。

4. D。职业化就是一种工作状态的标准化、规范化、制度化,即在合适的时间、合适的地点,用合适的方式,说合适的话,做合适的事。职业化包含职业化素养、职业化行为规范和职业化技能三个部分,其核心层是职业化素养。

5. B。勤勉是指从业者在规定的时间范围内集中精力做好事情,不能分心,不能偷懒,不能三心二意。

6. A。敬业是从业人员的必要素质,敬业的三个特征是:主动、务实、持久。主动是指积极主动地开展职业活动;务实是指必须落实到工作岗位上的实际行动;持久是指从业人员能够长期坚持,始终不渝地做到高标准和严要求。

7. D。比尔盖茨关于十大优秀员工准则包括:对自己公司的产品抱有极大的兴趣;以传教士般的热情和执着打动客户;乐于思考,让产品更贴近客户;与公司制定的长期目标保持一致;具有远见卓识,并提高专业知识和技能;灵活地利用那些有利于自己发展的机会;学习经营管理之道,关注企业发展;密切关注和分析公司的竞争对手;有效利用时间,用大脑去工作;必须具备的美德有忠诚、诚实、守信、勤奋、节俭、热情、敬业、责任心。

8. D。诚信是日常行为的诚实和正式交流的信用的合称,是诚实无欺、信守诺言、言行相符、表里如一。

#### (二)多项选择题

9. CD。社会主义核心价值体系包括四个方面的基本内容,即马克思主义指导思想、中国特色社会主义共同理想、以爱国主义为核心的民族精神和以改革创新为核心的时代精神、社会主义荣辱观。

10. CD。《中国商业企业诚信公约》规定:(1)严格执行国家有关消费者权益、产品质量、价格、竞争等相关法律法规和行业规范,不以任何方式排除或者限制消费者合法权利。(2)杜绝促销活动中的价格欺诈和虚假宣传广告,保证各类商品、服务信息的真实性,不误导、欺骗消费者,确保公平交易。(3)严格履行“三包”规定和国家规定的其他售后义务,对售出商品实行商品质量先行负责制,兑现对消费者的各项服务承诺。(4)主动征求消费者意见,妥善解决消费者投诉,主动接受政府、行业和消费者监督,不断改善经营,提高商品和服务质量。

11. AB。践行“公道”职业道德规范的要求包括:平等待人、公私分明、坚持原则、追求真理。

12. BCD。商业贿赂是指经营者以排斥竞争对手为目的,为争取交易机会,暗中给予交易对方有关人员和能够影响交易的其他相关人员以财物或其他好处的不正当竞争行为,是贿赂的一种形式,但又不同于其他贿赂形式。在账外暗中给予对方单位或者个人回扣的,以行贿论处;对方单位或者个人在账外暗中收受回扣的,以受贿论处。经营者销售或者购买商品,可以以明示方式给对方折扣,可以给中间人佣金。经营者给对方折扣、给中间人佣金的,必须如实入账。

13. AD。职业纪律是从事某种职业的人们必须共同遵守的行为准则,其特点是具有明确的规定性和一定的强制性。职业纪律要求劳动者在职业活动中遵守秩序、执行命令,履行自己的职责。

14. AB。操作规程指有权部门为保证本部门的生产、工作能够安全、稳定、有效运转而制定的,相关人员在操作设备或办理业务时必须遵循的程序或步骤。执行操作规程包括:牢记操作规程,演练操作规程,坚持操作规程。在实际工作中,从业人员务必要牢记操作规程,演练操作规程,一切按照操作规程办事。

15. ABC。节约是指追求社会整体效益、追求可持续发展,既不影响当代人利益又不影响子孙后代利益,力避各种浪费。节约的重点是节省能源、原材料消耗,降低生产成本。从业人员践行节约的基本要求包括爱护公物、节约资源、艰苦奋斗。

16. BCD。奉献是不以追求报酬为最终目的而付出劳动和实践,心甘情愿为别人默默付出,不局限于付出的劳动与获得的报酬相等。

### 二、职业道德个人表现部分

17～25(略)。

## 第二部分　理论知识

### 一、单项选择题

26. C。本题主要考查中年期的人格特征。在中年期,个体的性别角色日趋整合，出现“男女同化”，即男性“女性化”，女性“男性化”的变化趋势。这种“男女同化”的人格被称为是“完美人格”。

27.D。本题主要考查心理发展的年龄阶段。根据皮亚杰划分的心理发展的年龄阶段，0～2岁是感知运动阶段，2岁至六七岁是前运算阶段，六七岁至十一二岁是具体运算阶段，十一二岁及以后是形式运算阶段。青春期处于形式运算阶段。

28.C。本题主要考查心理发展的年龄阶段。小学阶段的儿童处于具体运算阶段，这一时期已经掌握守恒，具有脱自我中心性、可逆性。

29.C。本题主要考查幼儿期儿童的主导活动。幼儿的游戏对于幼儿的发展具有促进作用，幼儿通过游戏实现早期的认知和社会性发展。

30.D。本题主要考查人际吸引形式。人际吸引可分为亲合、喜欢和爱情，其中较低层次的人际吸引是亲合，最强烈的人际吸引形式是爱情。

31.B。本题主要考查心理咨询的时程。短程心理咨询在1～3周内完成，中程心理咨询在1～3个月内完成，长期心理咨询一般历时3个月以上。

32.A。本题主要考查从众的特点。从众是个体受到群体压力选择“随大流”的现象，是个体的自愿行为。从众是一种被动地接受群体影响的方式，如果凡事从众，缺乏独立思考，会使自己失去主动性和缺乏个性。

33.B。本题主要考查人格品质。根据美国学者安德森的研究，真诚受人欢迎，不真诚则令人厌恶。说谎是不真诚的行为。

34.B。本题主要考查身体语言沟通。身体语言有目光与面部表情、身体运动与触摸、人际距离、姿势与妆饰等，其中最重要的是目光接触，最深刻的是触摸。

35.B。本题主要考查相似与互补。在人际交往中，相似有人格特征的相似、社会背景的相似、年龄、经验的相似等。同时也存在互补，互补可视为相似性的特殊形式。

36.C。本题主要考查沙赫特的情绪三因素理论。沙赫特认为任何一种情绪的产生，都是外界环境刺激、机体的生理变化和对外界环境刺激的认知过程三者相互作用的结果。认知标签是决定情绪体验的最关键因素。

37.A。本题主要考查人格差异。气质主要体现人格的生物属性；性格主要体现人格的社会属性，是个体的人格差异的核心。

38.B。本题主要考查爱情随时间的变化。古普塔调查了印度的50对夫妻，发现由爱情结合的夫妻在婚后5年爱情分数开始不断下降。

39.D。本题主要考查各学派的主要观点。机能主义主要研究心理在适应环境中的机能作用；构造主义主要研究意识的组成和意识在联结各种复杂心理过程的规律；人本主义主张实现人的潜能；主张“心理学的任务在于查明S和R之间的规律性关系”的是行为主义。

40.D。本题主要考查对中枢神经系统的掌握。脑由脑干、间脑、小脑和端脑组成，最古老的部位是脑干。

41.C。本题主要考查各种感觉。嗅觉是最古老的感觉，在进化过程中比其他感觉出现的早。嗅觉的神经冲动沿着嗅神经传至中央后回产生嗅觉，不经过丘脑中转。

42.C。本题主要考查行为原因的分类。如果事件的结果由可控性因素决定，人们更可能对未来的行为做出变化的预测；如果事件的结果由不可控制因素决定，那么人们更可能对未来的行为做出准确的预测。

43.C。本题主要考查视觉的生理基础。对弱光敏感的视觉神经细胞是杆体细胞，可以分辨物体的明暗和轮廓；对强光敏感的视觉神经细胞是锥体细胞，可以分辨物体的细节和颜色。

44.C。本题主要考查气质的类型。胆汁质的特点是强但不平衡，感受性低而耐受性高；多血质的特点是强、平衡且灵活，感受性低而耐受性高；黏液质的特点是强、平衡但不灵活，感受性低而耐受性高；抑郁质的特点是弱，而且兴奋过程更弱，感受性高而耐受性低。

45.C。本题主要考查对中枢神经系统的掌握。布洛卡中枢又叫运动性言语中枢，受损后表现为表达性失语症；威尔尼克中枢受损后表现为接受性失语症；失读症是由视觉性言语中枢受损引起的；失写症是由书写中枢受损引起的。

46.B。本题主要考查迁移。骑自行车的经验影响学习骑三轮车，这是指已有的知识和经验对解决新问题的影响，是迁移的作用。

47.A。本题主要考查注意分配的条件。注意分配是在同一时间内，把注意指向于不同的对象，同时从事几种不同活动的现象。所从事的活动中必须有一些活动是非常熟练的，甚至已经达到了自动化的程度。

48.A。本题主要考查感知障碍。感觉过敏、感觉减退、内感性不适属于感觉障碍；知觉障碍分为错觉、幻觉；思维形式障碍属于思维障碍，有思维奔逸、思维迟缓、思维贫乏、思维松弛或思维散漫等形式；感知综合障碍包括视物显大症、非真实感等。

49.A。本题主要考查防御机制的定义。弗洛伊德认为防御机制是自我为减少或避免焦虑所形成的排斥危险或不愉快的信号。自我在承受本我的欲望压力时，同时又顾及到现实要求的压力时，会无意识地激发相应的防御机制来调整自我欲望与现实之间的矛盾。

50.B。本题主要考查精神病患者的求助意识。重症精神病患者通常没有自知力，所以很少主动求医。根据2011年统计数据，我国重症精神病人已超过1600万，住院治疗的不超过12万。

51.C。本题主要考查病理性错觉的特点。病理性错觉属于知觉障碍，多发生在意识障碍的谵妄状态时，不能接受现实检验。

52.D。本题主要考查精神发育迟滞。精神发育迟滞是因为在先天或围生期或在生长发育成熟以前大脑发育受多种致病因素的影响而发育不良或受阻，导致智能发育停在某一阶段，智能水平不随年龄增长而增长，明显低于正常的同龄人。

53.C。本题主要考查人格障碍。心理咨询和治疗对人格障碍的作用是很有限的。

54.C。本题主要考查取样的定义。从目标人群中选择有代表性的样本即是取样。

55.D。本题主要考查常模团体的样本大小。常模团体的选择要注意样本大小，一般总数较小的，

100%取样，数目较大的，一般最低不小于30或100个。全国性常模，一般取2000～3000人。

56. A。本题主要考查常模的类型。发展顺序量表、智力年龄、年级当量属于发展常模；百分等级、百分点、四分位数和十分位数属于百分位常模。

57. B。本题主要考查常见的标准分数。标准分数有T分数、标准九分、标准十分、标准二十分及离差智商等。T分数的平均分为50，标准差为10；标准九分的平均分为5，标准差为2；标准十分的平均分为5.5，标准差为1.5；标准二十分的平均分为10，标准差为3；离差智商平均分为100，标准差为15。

58. B。本题主要考查信度的影响因素。信度是指同样的方法对同一对象重复测量时所得结果的一致性程度，其只受随机误差的影响，随机误差越大，信度越低。

59. A。本题主要考查团体测验中信度系数的影响因素。测验信度的影响因素有：(1)取样团体中个别差异程度。(2)不同团体间不同的平均能力水平。对于不同水平的团体，题目具有不同的难度，每个题目在难度上的微小差异累计起来便会影响信度。

60. C。本题主要考查心理咨询的适用对象。对于精神障碍患者，心理咨询没有治疗效果，应在做好诊断和鉴别诊断后，转诊到精神科接受系统治疗。

61. B。本题主要考查各学派的主要概念。新行为主义强调人与社会环境的相互作用。行为主义理论体系强调替代学习、自我奖赏以及行为自控(人们可以调节、控制自己的行为，而不是被外界左右)。

62. A。本题主要考查心理咨询师的职业定义。心理咨询只是协助求助者独立解决自己问题的一种方式，但问题能否解决主要取决于求助者自己。在咨询中规定的各种限制，是保证咨询成功的必要条件。心理测量、心理咨询的功能都是有限的，咨询师的职责也是有限的。心理咨询师不能为了获取求助者的信任或其他目的而随意夸大它们的功能，不能在咨询范围以外向求助者提供帮助和作任何承诺。心理咨询是帮助求助者消除心理困扰，是帮助求助者自己去解决实际问题，而不是咨询师代为解决实际问题。

63. A。本题主要考查心理诊断的注意事项。在心理咨询过程中，咨询师不能带着个人的固有观念，盲目做判断，应该以求助者现实的临床表现为诊断依据。

64. A。本题主要考查引起心理问题的关键点。引起心理问题的关键点的内涵有：(1)该因素在个体发展中持久地存在着并随着生活环境的变化改变自身的形式，但本身性质无论如何都不变。(2)该因素是多数临床表现的原因或者与多数临床表现有内在联系。

65. A。本题主要考查资料的收集整理。在收集临床资料时，各类资料可能是互相交错或混杂在一起的。这些相互交错和混杂的资料，往往给思考、判断带来不便，所以，应按临床资料的性质加以整理，这样，便于心理咨询师判断不同资料之间的纵向、横向以及逻辑关系。

66. D。本题主要考查选择会谈内容的原则。咨询师选择会谈内容时应遵循可接受、有效性、积极的原则。可接受指内容适合求助者的接受能力；有效性指对求助者的病因有直接或者间接的针对性，对求助者的个性发展或矫正起关键作用，对深入探索求助者的深层病因有意义，对求助者症状的鉴别诊断有意义，对帮助求助者改善认知和正确理解问题有帮助；积极指对改变求助者的态度有积极作用。

67. B。本题主要考查心理咨询师的态度。心理咨询师在与求助者会谈时，只能持一种非评判性态度。非评判性态度是使求助者感到轻松的重要因素，它可以使求助者无所顾忌，从而把内心世界展现在咨询师面前。

68. A。本题主要考查无条件接纳的内容。心理咨询师在咨询中应该接纳求助者，尤其接纳求助者与咨询师自己不同的方面。既要接纳求助者的积极面，也要接纳求助者的消极面，接纳求助者全部的优点和缺点，要充分尊重求助者的价值观。但绝不是对求助者的恶习无动于衷。

69. D。本题主要考查对共情的理解。共情(设身处地)指咨询师对求助者内心世界的理解及体验。咨询师通过求助者的言行，深入对方内心去体验求助者的情感与思维，从而建立良好的咨询关系，推动咨询过程的发展。但共情不是要求咨询师必须有与求助者相似的经历、感受或情感。

70. A。本题主要考查收集资料时所围绕的七个问题。心理咨询师收集资料要围绕who、what、when、where、why、which、how七个问题进行。其中了解求助者是一个什么样的人(who)，如求助者的基本性格特征、成长过程、兴趣爱好、能力等，以及求助者成长的家庭环境和目前的生活状况是最重要的。

71. D。本题主要考查如何确定咨询目标。如果出现咨询师与求助者的目标不太一致，并经双方讨论还是难以统一的情况，此时应以求助者的目标为主。咨询师不能要求求助者接受其目标，否则求助者理解和接受不了，咨询效果就大受影响。

72. B。本题主要考查咨询阶段。咨询阶段可划分为：初期——诊断阶段、中期——咨询阶段、后期——巩固阶段。咨询阶段是心理咨询职业活动的核心、最重要的实质性阶段。在此阶段咨询师的主要任务是帮助求助者分析和解决问题，改变其不适应的认知、情绪或行为，促进求助者的发展和成长。

73. C。本题主要考查求助者的权利。求助者的权利包括：(1)有权利了解咨询师的受训背景和执业资格。(2)有权利了解咨询的具体方法、过程和原理。(3)有权利选择或更换合适的咨询师。(4)有权利提出转介或中止咨询。(5)对咨询方案的内容有知情权、协商权和选择权。

74. C。本题主要考查倾听的常见错误。倾听技术指在接纳的基础上，认真、积极、关注地倾听，并主动引导、积极思考、澄清问题、建立关系、参与帮助的过程。倾听时容易出现的错误有：(1)打断求助者，作道德或正确性判断。(2)急于下结论。(3)轻视求助者的问题。(4)干扰、转移求助者的话题。(5)不适当地运用咨询技巧。

75. C。本题主要考查对内容反应的理解。内容反应技术(释义技术)是指咨询师通过综合与整理求助者陈述的主要内容、思想，再用自己的话反馈给求助者，以达到加强理解、促进沟通的目的。

76. A。本题主要考查面谈技巧。面谈技巧中最复杂的技术是解释。解释是指咨询师在自身的参考框架上，运用心理学的理论和人生经验来为求助者提供一种认识自身问题以及认识自己和周围关系的新思维、新理论、新方法。

77. C。本题主要考查韦氏成人智力测验的使用年龄范围。韦氏成人智力测验(WAIS－RC)适用于16岁以上的受测者，分农村和城市用两种方式。城市方式针对较长时间生活、学习或工作在县属集镇以上的人口；农村方式针对长期生活、学习或工作在农村的人口。

78. C。本题主要考查韦氏成人智力测验的原始分转换。标准十分的平均数为5.5，标准差为1.5；标准二十分的平均数为10，标准差为3。韦氏智力测验各分量表的测试原始分按照手册上相应用表转化为以平均数为10、标准差为3的量表分，即为标准二十分。

79. D。本题主要考查中国比内测验的智商范围分布。中国比内测验采用离差智商的计算法，其智商的平均数为100，标准差为16。其智力等级评定标准为：非常优秀的智商范围为≥140，优秀的智商范围为120～139，中上的智商范围为110～119，中等的智商范围为90～109，中下的智商范围为80～89，边缘状态的智商范围为70～79，智力缺陷的智商范围为≤69。

80. A。本题主要考查明尼苏达多相人格测验。明尼苏达多相人格测验(MMPI)共包括566个自我报告形式的题目，实际上为550个题目，其中16个为重复题。这些题目有的印在卡片上，有的印在小册子上。使用时可分个人式及分组式两种。

81. A。本题主要考查明尼苏达多相人格测验中的效度量表。说谎(L)量表共15个题目，是追求过分的尽善尽美的回答。L量表原始分超过10分时，就不能信任MMPI的结果。为了显得比实际情况更好，高得分者连细小短处也不承认。

82. B。本题主要考查卡氏16种人格因素测验。因素分析法是指以因素分析的统计方法为基础，先给大量的受测者施测大量的测验题目，然后找出相关的题目构成一个因素，一个因素代表一种人格特质。卡氏16种人格因素测验(16PF)是用因素分析法编制问卷的典范。

83. D。本题主要考查艾森克人格问卷的结果的解释。艾森克人格问卷(EPQ)规定量表的划分范围：T分在38.5以下为典型内向，T分在38.5～43.3为倾向内向，T分在43.3～56.7为中间型，T分在56.7～61.5为倾向外向，T分在61.5以上为典型外向。P、N、L量表类推。

84. C。本题主要考查抑郁自评量表测评的时间范围。抑郁自评量表(SDS)含有20个项目，分为4级评分，其中10个正向评分，10个反向评分，评定的时间范围是自评者过去一周的实际感觉，评定对象是具有抑郁倾向的成年人，适用于发现抑郁症病人。

85. D。本题主要考查各量表的意义。社会支持评定量表(SSRS)用于了解受测者社会支持的特点及其与心理健康水平、精神疾病和各类躯体疾病的关系；焦虑自评量表(SAS)用于评定受测人的焦虑主观感受；90项症状清单(SCL－90)用于了解躯体疾病患者的精神症状；生活事件量表(LES)用于评定生活事件及其影响。

**二、多项选择题**

86. AD。本题主要考查各气质类型的特点。多血质的神经过程的特点是强、平衡且灵活。这种气质的人，容易适应环境，他们活泼好动、言语、行动敏捷，反应迅速；善于交际；注意力易于转移，兴趣易变；接受新事物容易，但印象不很深刻；情绪和情感易于产生也易于改变。

87. ABC。本题主要考查青春期记忆的特点。青春期记忆的主要特点有：(1)自觉地运用意义记忆，同时有效地运用机械记忆。(2)多方面的记忆效果达到个体记忆的最佳时期。(3)有效地运用各种记忆策略。(4)短时记忆容量达到一生中的最高峰。

88. AC。本题主要考查童年期思维的基本特点。童年期是基础知识学习和学习能力培养的重要时期，也是心理发展的重要时期。童年期儿童思维的基本特点主要有：(1)经历一个思维发展的质变过程。(2)不能摆脱形象性的逻辑思维。(3)10岁左右是形象思维向抽象逻辑思维过度的转折期。

89. ABC。本题主要考查他律的特征。根据皮亚杰的儿童道德认识发展阶段论，他律是指道德判断的标准受儿童自身以外的价值标准支配。这个阶段的特点主要有：(1)儿童认为规则、规范是由权威人物制定的，不能改变，必须严格遵守。(2)对行为好坏的评定，只根据后果，而不是根据行为者的动机。

90. AC。本题主要考查听觉。外耳道的自然共振频率在3000赫兹左右，加上中耳机械传导的特点，使得人们在听阈范围内对1000～4000赫兹的声音最敏感。16～20000赫兹的空气振动是听觉的适宜刺激。老年人听觉感受性降低的特点是：首先丧失的是对高频声音的听觉，随着年龄的增长，听觉丧失的范围从高频逐渐向中低频方向发展，当扩展到中频的范围时，就影响到了言语的听觉。

91. BCD。本题主要考查对时间知觉的理解。时间知觉是对客观现象的延续性和顺序性的反映。在影响时间知觉准确性的因素中，听觉在估计的时间准确度上最高，视觉最低，触觉居中。生物钟能够给人提供判断时间的信息。个体的情绪状况和对所发生事件的态度也会影响时间知觉。

92. CD。本题主要考查声音的特征。声音的特性有音调、响度、音色三种。音调由声波的频率决定，频率越高，音调越高；响度由声波的振幅决定，振幅越大，声音越响；音色由声波的波形决定。

93. ACD。本题主要考查痛觉的特点。无论什么刺激，只要对机体造成了伤害，都会引起痛的感觉。痛觉具有机体保护作用，最难以适应。痛觉既不是外部感觉，也不是内部感觉。

94. ABC。本题主要考查对概念的理解。概念是人脑对客观事物本质特性的反映，这种反映是以词来标示和记载的。概念是思维活动的结果和产物，同时又是思维活动借以进行的单元。

95. BCD。本题主要考查对需要的理解。需要都有对象，没有对象的需要是不存在的；人和动物都有自然需要，但无论是满足需要的对象还是方式，人和动物有本质的区别；而社会需要是人所特有的，是通过学习得来的。人的物质需要和精神需要之间具有密切的关系，不仅要满足物质需要，还需要满足精神需要。

96. ABD。本题主要考查爱情与喜欢的区别。爱情与喜欢最容易混淆，鲁宾提出爱情不是喜欢的特殊形式，爱情与喜欢根本就是两种不同的情感，其区别主要表现在依恋、利他和亲密三个方面。

97. ABC。本题主要考查模仿的意义。模仿的意义主要体现在：模仿是学习的基础；模仿促进个体对社会的适应；模仿会促进群体形成。

98. ABC。本题主要考查现实沟通与虚拟沟通。现实沟通是指沟通双方对对方的身份和角色都有比较清楚把握的沟通。虚拟沟通是随着互联网的普及发展起来的一种沟通方式，其最大特点是沟通双方身份的隐藏性。沟通的双方在网络上可扮演不同的角色，每个人都在和自己想象的角色沟通，对对方的身份往往是不清楚的，沟通的进程主要受自己的主观感受和想象所左右和引导。

99. BCD。本题主要考查态度测量的主要方法。态度是个体对特定对象所持有的内在的心理倾向。常用的态度测量方法有量表法、投射法、行为反应测量法等。

100. ABC。本题主要考查态度的特点。态度是个体对特定对象的总评价和稳定性的心理倾向。态度的特点包括对象性、稳定性和内在性。内在性是指态度是内在的心理倾向，是尚未显现于外的内心历程或状态；对象性是指态度总是指向一定的对象，具有针对性；稳定性是指态度一旦形成就会持续一段时间，不会轻易转变。

101. ABC。本题主要考查侵犯行为的影响因素。凡是侵犯行为都指有意图伤害或危害他人的行为。侵犯行为的影响因素有情绪唤起水平、道德发展水平、自我控制能力、社会角色与群体、大众传媒的影响。

102. CD。本题主要考查精神分裂症的特点。精神分裂症是一种病因未明的重性精神病，临床上往往表现为症状各异的综合征，多在青壮年缓慢起病，具有思维、情感和行为等多方面的障碍，以精神活动的不协调为特征。患者一般意识清楚，智力基本正常，但可能在疾病过程中出现认知功能障碍。精神分裂症的病程多迁延，且反复发作、加重和恶化。

103. AC。本题主要考查心境障碍。抑郁症是一种常见的心境障碍，以显著而持久的心境低落为主要临床特征，且心境低落与其处境不相称。抑郁发作的特点是：情绪低落、思维缓慢、语言动作减少和迟缓。

104. BCD。本题主要考查一般心理问题的特点。一般心理问题是指由现实因素激发，持续时间较短、情绪反应能在理智控制之下、不严重破坏社会功能、情绪反应尚未泛化的心理不健康状态。

105. ABD。本题主要考查常见的躯体疾病患者的心理特点。躯体疾病患者的一般心理特点是：(1)对客观世界和自身价值的态度发生改变。(2)患者的注意力从外界转移到自身的体验和感觉上。(3)情绪低落。(4)时间感觉发生变化。(5)精神偏离日常状态。

106. BD。本题主要考查常见的标准分常模。常用的常模有发展常模、百分位常模和标准分常模。常见的标准分数有 T 分数、标准九分、标准十分、标准二十分及离差智商等。

107. ABCD。本题主要考查命题原则。命题原则一般需要考虑内容、文字、理解和社会敏感性四个方面。

108. AC。本题主要考查测题的编排。常见的测题排列方式有两种，一种是并列直进式，即将整个测验按试题材料的性质归为若干分测验，在同一分测验的试题则依其难度由易到难排列。一种是混合螺旋式，即先将各类试题依难度分成若干不同的层次，再将不同性质的试题予以组合，做交叉式的排列，其难度则渐次上升。

109. ABC。本题主要考查心理测验主测者的职业道德。心理测验主测者的职业道德包括：测验的保密和控制使用；测验中个人隐私的保护。

110. ABC。本题主要考查控制会谈的方法。控制会谈和转换话题的技巧常用的有释义、中断、情感反射和引导。释义指把求助者说的内容中重要的部分反馈给求助者；中断指在会谈中暂时休止一下；情感反射指心理咨询师有意识地刺激一下求助者，使他把会谈转向某类问题；引导指由目前的话题引向另一话题。

111. BCD。本题主要考查咨询的注意事项。在咨询中，如果没有得到求助者同意，一般情况下不能做详细的笔录，更不能录音和录像，只能做简单记录。

112. AB。本题主要考查心理咨询师对重性精神病的分析鉴别。某些重性精神病的早期症状可能不典型，而有些神经症会出现某些思维和行为的异常，所以应全面综合地分析所获得的各项资料，透过现象看本质，力求做出早期诊断。如有困难应及时请求会诊或转诊。

113. ABD。本题主要考查初步诊断资料。初步诊断所依据的资料主要由求助者主诉、家属报告、摄入性谈话、临床观察、心理测验及其他资料所构成的与求助者临床症状有关的全部临床资料。

114. BC。本题主要考查依赖与移情的区别。移情(正移情)与依赖有相似之处，但两者又有明显的区别。依赖主要是一种信任，而移情更是一种好感；依赖是寻求现实的帮助，而移情是弥补过去的感情；依赖者多在遇到困难时来寻求帮助，而移情者则时常想见到咨询师；依赖者寻求心理依靠，而移情者寻求感情依靠；依赖者的对象是现实的目标，而移情者是寻找替代物。比较起来，依赖者对咨询师的感情色彩淡，但移情者浓。

115. AD。本题主要考查目光注视的一般规律。在传递信息的所有部位中，眼睛是最重要的，它可以传递最细微的感情。一般来说，当一方倾听另一方叙述时，目光往往直接注视着对方的双眼，但不是直盯着。而当自己在讲话时，这种视线的接触会比听对方讲话时少些，即讲者比听者更少注视对方。讲话结束时，将目光重新回到对方身上。性格内向、羞怯的求助者不习惯目光过多地接触。

116. BC。本题主要考查合理情绪疗法。合理情绪疗法中，咨询师要帮助求助者达到三种领悟：(1)认识到是信念引起了情绪及行为后果，而不是诱发事件本身。(2)对自己的情绪和行为反应负有责任。(3)只有改变了不合理信念，才能减轻或消除他们目前存在的各种症状。

117. BC。本题主要考查合理情绪疗法的不足。合理情绪疗法是帮助求助者解决因不合理信念产生的情绪困扰的一种心理治疗方法。合理情绪疗法的局限性包括：(1)有严重的情绪和行为障碍的求助者，使用此方法虽有可能被治愈，但不会杜绝不合理信念。(2)合理情绪疗法是一种认知取向的方法，对在治疗中拒绝做出改变自己信念的人，或过分偏执者以及有领悟困难的人，可能难以奏效。(3)合理情绪疗法对于患有自闭症、急性精神分裂症等病症的人所能提供的帮助也是有限的。(4)合理情绪疗法治疗与咨询师本身有关，因为他们也可能存有这样或那样的不合理信念，这有时候会阻碍治疗取得成功。

118. BCD。本题主要考查对阻抗的理解。阻抗是指求助者在心理咨询过程中，以公开或隐蔽的方式否定咨询师的分析，拖延、对抗咨询师的要求，从而影响咨询的进展，甚至使咨询难以顺利进行的一种现象。精神分析学派认为阻抗的意义在于增强个体的自我防御；行为主义学派把阻抗理解为个体对行为矫正的不服从。出现阻抗现象后，咨询师要想办法解决而不是视而不见。

119. BCD。本题主要考查阻抗的来源。卡瓦纳认为来自求助者的阻抗主要包括：(1)成长带来的某种痛苦。(2)行为失调是机能性的。(3)求助者可能带有的某种反抗心理咨询的动机。

120. CD。本题主要考查明尼苏达多相人格测验中分量表的意义。如果测试有效，F量表是精神病程度的良好指标，其得分越高暗示着精神病程度越重。

121. ABCD。本题主要考查社会支持评定量表的指标。社会支持评定量表的统计指标有：(1)总分，即10个条目评分之和。(2)维度分，主要包括客观支持分、主观支持分和对支持的利用度三个方面。

122. BD。本题主要考查90项症状清单。90项症状清单(SCL－90)又叫"症状自评量表"，共90个项目，包含有较广泛的精神病症状学内容，并采用10个因子分别反映10个方面的心理症状情况。因子包括有躯体化、强迫症状、人际关系敏感、抑郁、焦虑、敌对、恐怖、精神病性、偏执和其他。

123. ABD。本题主要考查艾森克人格问卷的人格维度。根据标准差的面积分布，EPQ规定中间型为规定各量表的T分在43.3～56.7分之间，倾向型为各量表的T分在38.5～43.3分或56.7～61.5分之间，而T分在38.5分以下或61.5分以上为典型型。

124. BC。本题主要考查卡氏16种人格因素测验。16PF量表中乐群性高分者外向、热情、乐群，术语称"环性情感"或"高情感"；低分者缄默、孤独、冷淡，术语称"分裂情感"。

125. BD。本题主要考查卡氏16种人格因素测验。卡氏16种人格因素测验(16PF)是卡特尔教授经过几十年的系统观察和科学实验，以及用因素分析统计法慎重确定和编制而成的一种精确可靠的测验。16PF与其他类似的测验相比较，能以同等的时间(约四十分钟)测量更多方面主要的人格特质。测验结果广泛应用于人格测评、人才选拔、心理咨询和职业咨询等工作领域。

# 卷册二：专业技能

## 第一部分　技能选择题

1. A。根据案例介绍"求助者觉得自己没有错，不愿写。认为领导霸道，自己无法与之相处，却又想不出解决办法，每天为自己的处境烦恼"。可见该求助者的情绪症状主要为烦恼。

2. AC。根据案例介绍"经常失眠，头痛，情绪低落，注意力无法集中，吃饭不香，无心工作"，可见该求助者的躯体症状有：失眠、头痛、胃口不好。B、D项是情绪症状。

3. B。根据案例介绍"认为领导霸道，自己无法与之相处，却又想不出解决方法，每天为自己的处境烦恼""想辞职又舍不得单位的条件待遇"，是该求助者的内心冲突，也是导致该求助者的认知因素。A、C项是引起该求助者心理问题的现实刺激。D项是该求助者的人格特点。

4. B。根据案例介绍"求助者出身军人家庭，内向，追求完美"，可知，求助者的人格特点为内向、追求完美。

5. ABC。焦虑自评量表(SAS)评定受测者过去一周的实际感觉，适用于焦虑症状的成年人，可用于评估心理咨询的效果。生活事件量表(LES)包含有48条较常见的家庭生活、工作学习、社交及其他方面的生活事件。抑郁自评量表(SDS)可以用来测评受测者抑郁情绪的表现及严重程度。D项属于智力测验，该求助者聪明好学，所以无需智力测验。

6. ABC。心理咨询师要了解整理求助者的一般资料，包括人口学资料、生活状况、婚姻家庭、工作记录、社会交往、娱乐活动、自我描述、个人内在世界的重要特点、其他资料。根据案例介绍可知，该求助者对领导的看法，"认为领导霸道"，案例中已经提及。A、B、C项在案例介绍中均未体现，了解这些资料有助于心理咨询师完成诊断任务。

7. A。该求助者因现实问题引起内心冲突，属于常形冲突，持续时间为1个多月，无明显泛化，社会功能轻中度受损(无心工作)。可判断该求助者为一般心理问题。

8. BC。放松训练通过改变生理反应改变主观体验，有助于求助者改善紧张焦虑的症状。合理情绪疗法通过改变求助者非理性观念，进一步根除不合理信念，建立以合理观念和情绪稳定性为主的行为。心理咨询的范畴不包括药物治疗，A项错误。厌恶疗法主要用于矫正不良行为，D项错误。

9. AC。根据案例介绍，"领导让求助者写检查""领导说他幼稚"均是客观事实，是引起该求助者心理问题的现实刺激。B项是该求助者的认知。D项是该求助者产生心理问题后的躯体症状。

10. BD。对资料的可靠性进行验证的方法有：(1)补充提问。(2)使用问卷和心理测验的方法。(3)比较同一资料的不同来源。心理咨询师给临床资料赋予意义的方法包括：就事论事、相关分析和分析迹象。

11. C。根据勒温的观点将动机的冲突分为：趋避式冲突、双趋式冲突、双避式冲突、双重趋避式冲突。当可以满足个体需要的目标，对自己既有利又有弊时所遇到的矛盾心情就是趋避式冲突;“鱼和熊掌不可兼得”的矛盾心情是双趋式冲突;两害相权取其轻是双避式冲突。同时存在多个目标,经利弊权衡后无法取舍是双重趋避式冲突;“想辞职又舍不得单位的条件待遇”,是趋避式冲突。

12. C。会谈可分为:(1)收集资料的摄入性会谈,即通过会谈了解病史,了解健康、工作和家庭状况等。(2)鉴别性会谈法,即通过交谈和观察确定使用什么测验和鉴别措施。(3)治疗性会谈,即针对心理问题和行为问题所进行的会谈。(4)咨询性会谈,这类会谈涉及的往往不是病人,而是健康人的某些问题,如职业选择、人员任用、家庭关系、婚姻恋爱中的问题、子女教育培养问题等。除上述四类会谈法之外,还有一种应急性或危机性会谈,是当求助者发生意外,如遭受强奸、想自杀、突然受到精神创伤的时候,心理咨询师用会谈法给予帮助的情况。

13. B。根据案例介绍“近三个月来烦躁,看什么都不顺眼”“经常和丈夫吵架,对母亲发脾气”,可见该求助者的主要情绪症状是烦躁。

14. BCD。根据案例介绍“最近还出现胸闷、头晕、全身乏力、胃痛胃胀、入睡困难等症状。”头晕与头痛是两种不同的症状,A 项在案例中并未体现。

15. A。根据案例介绍“没有评上副教授……心里很不是滋味”,可见引发该求助者心理问题的现实刺激是未评上职称。B 项,“回避同学聚会”属于社会功能受损的表现。C 项,“丈夫不理解”是该求助者的认知。D 项,“向母亲发脾气”是该求助者烦躁的行为症状。

16. AC。社会功能表现在工作学习以及人际交往情况。B 项是引发该求助者心理问题的现实刺激。D 项是该求助者的认知。根据案例介绍“常找各种理由回避聚会,工作效率明显降低”,是该求助者社会功能受损的表现。

17. B。根据案例介绍半年前该求助者未评上职称,近三个月出现烦躁等情绪症状,因此持续时间为三个月。

18. CD。引发求助者心理问题的原因可能包括生理因素、心理因素和社会因素。“认为能力没有得到肯定”是心理因素中的认知因素;“未评上职称”是社会因素中的诱发事件。

19. B。求助者由于对自己威胁较大的现实刺激引起痛苦情绪,持续时间为三个月左右,社会交往有一定程度的影响,情绪出现泛化,无精神病症状,有自知力。可判断该求助者为严重心理问题。

20. A。咨询目标要具有七要素:属于心理学范畴的、积极的、具体或量化的、可行的、可评估的、双方可接受的和多层次统一的。B、C 项不属于心理学范畴。D 项是躯体症状上的改善,作为恰当的心理咨询目标,改善情绪更合适。

21. CD。分析该案例,对求助者的初步诊断为,其内心冲突因现实刺激引起,是常形冲突,没有人格障碍,该求助者存在负面情绪,社会功能有一定程度的受损,故 A、B 项错误。

22. AC。测量结果与临床观察、会谈法的结论出现不一致的情况时,心理咨询师不宜轻信任何一方,必须重新进行会谈,而后再进行测评。

23. ABCD。咨询方案的内容包括:双方各自特定的责任、权利和义务,咨询目标,咨询的具体心理学方法或技术的原理和过程,咨询的效果及评价手段,咨询的次数与时间安排,咨询的相关费用和其他问题及有关说明。

24. ABC。咨询效果是咨询师、求助者和咨询方法三者的函数。

25. BC。根据案例介绍“求助者现在情绪低沉,失眠、头痛,头晕,胃部不适,无食欲,全身乏力”,可知求助者的躯体症状是头痛,头晕,胃部不适。

26. BC。根据案例介绍“非常自责”“求助者现在情绪低沉”,可知该求助者的心理症状是抑郁、自责,A、D 项是躯体症状。

27. C。有时可见患者处于意识分离状态,持续时间可从数秒钟到几天不等,称为闪回。该求助者在清醒意识下脑海中出现儿子的影子,在梦境中也梦到儿子,并因此处于丧子之痛中不能自拔,属于闪回。

28. AB。根据案例介绍“求助者与丈夫在城市务工,家庭和睦”,不难得出本题选 AB。

29. C。意向倒错的患者的意向活动与一般常情相违背,导致其行为无法为他人所理解。由于情绪低落,对周围一切事物无兴趣,以致意志消沉,不愿活动属于意志减退的表现。意志缺乏表现为患者缺乏应有的主动性和积极性,行为被动,生活极端懒散,个人及居室卫生极差。该求助者属于因儿子去世受到打击而引起的意志减退。

30. B。求助者由于对自己威胁较大的现实刺激引起痛苦情绪,持续时间为 2 个多月,社会功能受损明显,躯体症状较多,可判断该求助者为严重心理问题。

31. A。根据案例介绍,该求助者遇到的重大生活事件是儿子去世。

32. D。共情要用求助者的视角,设身处地地理解,要善于把握角色。表达共情应该适度,过度共情容易使求助者对心理咨询师产生误解,不利于心理咨询。

33. B。热情的表达:(1)在初诊接待阶段打好热情的基础。(2)通过倾听和非言语行为表达热情。(3)认真、耐心、不厌其烦,是热情的最好表达。(4)咨询结束时,使求助者感到温暖。

34. B。急性应激障碍发病快恢复快,在受创伤或超强应激性生活事件的影响后数分钟或数小时内发病,数小时至数天可恢复。

35. ABCD。咨询师应无条件的接纳即尊重求助者,包括求助者的价值观、人生观、优缺点等。原则上来说,无条件接纳既包括求助者积极的一面,也包括了消极的一面。

36. ABCD。首先在创伤性事件发生初始的突然性,无预见性,伤害既猛且快。它给事件的亲历者们造成的心理反应是强烈的震撼和失调,神经系统遭受强烈刺激,形成混乱和无序,高度的惊慌失措和无助感,后续将形成集体化的“灾难症候群”。A、B、C、D 项都有可能出现,具体情况因人而异。

37. BC。根据案例介绍可以知道求助者的躯体检查结果和婚姻状况。

38. B。根据案例介绍,求助者烦躁,坐立不安,是焦虑不安的症状。

39. ABC。求助者的症状包括躯体症状和情绪症状,根据案例中的描述可知求助者担心、焦虑、失眠。

40. ABC。根据案例介绍“经常头痛、心慌、胸闷、烦躁、坐立不安，半夜醒来经常是一身大汗，睡不着觉，就只好起来在房间里走来走去，既影响家人休息，也引起楼下邻居的不满”，可知求助者伴随的生理症状有夜醒出汗，睡眠困难，心慌胸闷。D 项是情绪症状。

41. AD。根据案例介绍，该求助者担心的事情都没有发生，且内容不定。

42. ABCD。咨询师需要明确求助者的心理问题是否由现实因素激发、持续时间、情绪反应、社会功能、情绪反应是否泛化。

43. C。根据判断心理正常与异常的三原则，该求助者主客观统一、心理活动内在协调性一致，人格相对，可排除精神病性问题。该求助者因担心家人健康和自己失业等而引起焦虑情绪，存在过分概括化的不合理信念，与客观事实不符，属于变形冲突，病程两个月，社会功能受损，有泛化，可初步诊断为可疑神经症。

44. AD。引发求助者心理问题的原因可能包括生理因素、心理因素和社会因素。A 项是生理因素。B 项是心理问题引发的结果。C 项是该求助者的认知。D 项是社会因素。

45. D。冲动行为的特点是急促、短暂。紧张症性综合征表现为紧张性木僵和紧张性兴奋单独或交替出现。刻板行为的特点是反复。精神运动性不安表现为坐立不安、心神不定、搓手顿足、踱来走去等。

46. A。根据许又新教授神经症的评定标准，病程不到 3 个月为短程，评 1 分；3 个月到 1 年为中程，评 2 分；1 年以上为长程，评 3 分。该求助者病程为两个月，故评 1 分。

47. ABD。放松训练可减轻烦恼、焦虑等症状（担忧、苦恼），合理情绪疗法通过调整认知可帮助求助者解决内心冲突（不合理认知：自己失业、家人健康、丈夫变心等），阳性强化法可以改善求助者的行为（睡不着觉在房间走来走去）。求助者焦虑内容泛化，所以无法使用冲击疗法。

48. BD。心理咨询的目标包括近期目标和远期目标。近期目标包括调整情绪、认知和行为，远期目标包括培养健全人格。寻找原因也是咨询中要做的事情，但不是咨询目标。

49. BCD。在一段话中，明显是多重提问，表现出心理咨询师急躁和没耐心。根据案例介绍“你不觉得时间太长了吗？”，以反问形式责备求助者，是责备性问题。“是新问题还是老问题？”是多重选择性提问。修饰性反问通常离开具体的话题将话题指向空洞和抽象的评价，实际上并不构成问题。

50. D。求助者的权利：有权利了解咨询师的受训背景和执业资格；有权利了解咨询的具体方法、过程和原理；有权利选择或更换合适的咨询师；有权利提出转介或中止咨询；对咨询方案的内容有知情权、协商权和选择权。求助者的义务：遵守咨询机构的相关规定；遵守和执行商定好的咨询方案各方面的内容；尊重咨询师，遵守预约时间，如有特殊情况提前告知咨询师。

51. AD。心理咨询师向该求助者传递反馈信息，启发引导该求助者思考发现自身存在的问题。心理咨询师没有直接指示求助者，也没有直接解释求助者的问题。

52. D。该求助者对探索回避，要求心理咨询师替自己解决问题，则可能出现了依赖。依赖最基本的特征是依靠他人而不是依靠自己解决问题。

53. B。这句话是心理咨询师表达自己对问题的看法和理解，没有责备的意图，是解释性问题。修饰性反问通常离开具体的话题将话题指向空洞和抽象的评价，该问题内容具体不属于修饰性反问，C 项错误。该提问是封闭式提问，D 项错误。

54. C。移情是指求助者把对父母或对过去生活中某个重要人物的情感、态度和属性转移到了咨询师身上，并相应地对咨询师做出反应的过程，分为正移情和负移情。该求助者认为自己现在就像在公司里一样难受，说明其对咨询师产生了负移情，不利于心理咨询。负移情是指求助者把咨询师视为过去经历中某个给他带来挫折、不快、痛苦或压抑情绪的对象，从而把原有的情绪转移到咨询师身上，表现出不满、拒绝、敌对、被动、抵抗、不配合等。

55. C。根据情境可推测此时该求助者不知该如何选择，非常茫然。

56. B。根据案例介绍，此时心理咨询师明确指出该求助者存在的问题，导致求助者内心一时难以接受，认为心理咨询师说话内容和口气和他的老板一样，可见该求助者出现不满、气愤情绪，该求助者很可能是情绪型沉默。

57. BC。引发求助者心理问题的原因可能包括生理因素、心理因素和社会因素。女友分手和未涨工资是求助者遇到的 2 个负面生活事件。母亲强势是求助者的自我感觉，不是客观事实。其独立性差才是真正心理问题产生的原因。A 项是求助者自己的想法，带有主观性，不是客观的生活事件；D 项是因为工资比别人少而产生的结果，所以不是心理问题的原因。

58. C。根据心理正常与异常的三原则，该求助者主客观统一，心理活动内在协调一致，人格相对稳定，可排除精神病性问题。该求助者因遭遇工作、失恋双重负性生活事件的刺激，为常性冲突，可排除精神症性问题。该求助者心理问题持续两个多月，有泛化表现，可初步诊断为严重心理问题。

59. B。求助者与咨询师不适宜的情况可分为三类：欠缺型、忌讳型和冲突型。欠缺型是由于咨询师受训的重点和擅长的内容和求助者咨询的问题不同。忌讳型是指有些咨询师对求助者的某些问题上比较敏感、偏见和忌讳。冲突型咨询师与求助者可能在个性等方面存在着某种不协调，甚至存在明显的冲突。该求助者对心理咨询师产生不满、拒绝等情绪，符合冲突型。

60. ABCD。本案例心理咨询师使用了多重选择性提问、责备性问题、多重提问等不恰当提问。心理咨询师认为“看来你根本没有独立生活的能力”，对该求助者缺乏积极关注。心理咨询师认为咨询目标不一致则咨询关系不匹配，是对咨询目标的错误观念，也对咨询关系的理解存在偏差。如咨询目标不一致应商量调整。

61. B。根据判断心理正常与异常的三原则：主客观统一，心理活动内在协调一致，人格的相对稳定性原则。该求助者存在被害妄想、夸大妄想、幻觉，显然违反了主客观统一原则，可初步诊断为心理异常。

62. AC。该求助者总是怀疑别人要谋害她，这是被害妄想。该求助者认为自己有超能力，这是夸大妄想。该求助者看见别人一直跟踪她，假装向她问路，这是幻觉。根据案例介绍该求助者未表现思考吃力、反应迟钝等症状，不存在思维迟缓，B项错误。该求助者对有人要谋害她的事情，关注度高，不符合情感淡漠的临床表现，D项错误。

63. CD。嫉妒妄想是患者坚信配偶对其不忠。思维鸣响多见于精神分裂症，患者能听到自己所思考的内容。关系妄想是指患者把现实中与他无关的事情认为与他本人有关系。该求助者认为有人跟踪她，与事实不符，是关系妄想。

64. D。王某认为自己具有超能力，夸大自己的能力，与事实不符，属于夸大妄想。

65. B。根据判断心理正常与异常三原则，该求助者主客观不统一，出现妄想，幻觉等精神病性症状，无自知力，可初步诊断为精神病性心理问题。

66. BC。根据案例介绍“被家属强行送到咨询室”，可见该求助者不是主动求治。该求助者主客观世界不统一，出现妄想、幻觉，无自知力。

67. C。该求助者初步诊断为精神病性心理问题，超出了心理咨询的工作范畴，故应转到精神科。

68. ACD。判断心理正常与异常心理活动的原则有人格的相对稳定性原则、精神活动的内在协调一致性原则、主观世界与客观世界的统一性原则。

69. BC。幻听属于感知障碍，A项错误。该求助者存在关系妄想、被害妄想，不存在嫉妒妄想，D项错误。关系妄想和被害妄想属于思维障碍。

70. A。该求助者听到密谈的内容清楚，形式清晰、生动，与客观事物一样，有相应的情绪和行为反应，属于真性幻觉。

71. ABC。根据案例介绍“我最近心情不好，烦躁”“一想到这事，我就生气、伤心、心里烦”。

72. ABD。根据案例介绍“饭也吃不下，觉也睡不好，头疼得厉害”，可知该求助者的躯体症状有头疼、睡眠不好、食欲不振。C项没有体现。

73. B。求助者因丈夫想创业引起烦躁、伤心、愤怒等情绪，为常形冲突，并持续3个多月，社会功能受损，存在不合理信念，可以初步诊断为严重心理问题。

74. B。根据案例介绍“求助者由于与丈夫发生矛盾，烦躁，失眠三个多月”。

75. C。合理情绪疗法中B为不合理的信念。A、B、D项都是客观事实，不是该求助者的信念。

76. BD。根据案例介绍“他要是真的尊重我，就应该接受我的意见”，该求助者以个人意愿认为丈夫必须听取她的意见，可知该求助者的不合理信念是绝对化要求。“他根本就不尊重我，也不为我们这个家考虑!”，该求助者认为不尊重她就是不为这个家考虑，可知该求助者的不合理信念是过分概括化。

77. BCD。该求助者得知丈夫要辞职创业后出现烦躁、愤怒等情绪，并“饭也吃不下，觉也睡不好，头疼得厉害，工作也受到了影响”，认为“万一有个闪失，我们这个家就完了”“他要是真的尊重我，就应该接受我的意见”，可知该求助者负性情绪明显，社会功能受损，存在认知错误。

78. BCD。“请问我能为您提供什么帮助呢?”“是什么原因让您觉得一向尊重您的丈夫不尊重您呢?”“那您在任何事情上都接受您丈夫的意见吗?”可知心理咨询师分别使用了间接询问、开放式提问、封闭式提问。

79. D。影响性技术包括：面质、解释、指导、情感表达、内容表达、自我开放、影响性概述以及非言语行为的运用。A、B项是参与性技术。

80. A。心理诊断阶段是合理情绪疗法的基础阶段，咨询师的主要任务是根据ABC理论对求助者的问题进行初步分析和诊断，与求助者共同协商制定咨询目标，向求助者解说合理情绪疗法ABC理论，使求助者能够接受这种理论及其对自己问题的解释。B项是修通阶段的内容。C、D项既可以是修通阶段的内容，也可以用于教育阶段。

81. AD。咨询目标中的具体目标是改善求助者情绪和认知。改善求助者情绪和认知是咨询目标中的具体目标，促进求助者形成健全的人格是远期目标。不完美目标着眼于近期，尽可能地减少不合理信念所造成的情绪困扰与不良行为的后果。完美目标着眼于使求助者产生更长远、更深刻的变化，既要消除求助者现有的症状，同时也尽可能减少求助者在以后生活中出现情绪困扰和行为障碍的可能性。

82. B。最后一段话咨询师运用合理情绪疗法的理论来描述求助者存在心理问题的原因等，以促进求助者改变认知，从而产生领悟，提高认识。这是解释技术。

83. D。该求助者认为创业失败后的后果十分可怕，非常糟糕，这种不合理信念是糟糕至极。

84. AB。修通阶段是合理情绪疗法的最主要阶段，运用多种技术，如与不合理信念辩论、合理情绪想象技术、家庭作业(RET自助表、合理自我分析报告)、其他方法(自我管理程序、“停留于此”技术、放松训练、系统脱敏等)，对求助者的不合理信念给予修正。C、D项属于再教育阶段的方法。

85. ABCD。再教育阶段是合理情绪疗法中的最后阶段，可继续使用与不合理信念辩论的技术，合理情绪想象的方法以及各种认知、情绪和行为方面的家庭作业。除此之外，咨询师还可应用技能训练，包括自信训练、放松训练、问题解决训练和社交技能训练等方法和技术巩固治疗效果，强化新的观念。

86. ABD。埃利斯等人认为合理情绪疗法可以帮助个体达到自我关怀、自我指导、宽容、接受不确定性、变通性、参与、敢于尝试、自我接受的目标。自我开放是在沟通和交往的时候把自己私人性的方面显示给他人，自我开放与人际关系的亲密程度有关。

87. AB。在合理情绪疗法中，心理咨询师需要分析求助者存在的不合理信念，并通过多种技术和方法改变求助者的认知，是一个指导者、说服者、分析者。

88. ACD。在合理情绪疗法中，心理咨询师需要分析求助者存在的不合理信念，改变认知，进而改变情绪。通过指导技能训练，使求助者摆脱不合理的观念和思维方式，强化新的观念，以合理信念应对所遇到的问题。合理情绪疗法不鼓励情绪宣泄，容易使求助者过分关注情绪本身而忽略认知的不合理性。

89. ABCD。合理情绪疗法的行为技术包括放松训练、自我管理程序、系统脱敏、“停留于此”技术等。放松训练是行为疗法中常用的技术，通过改变生理反应，进而改变主观体验。自我管理程序原理是操作条件反射，运用自我奖励和自我惩罚来改变其不良行为。系统脱敏的治疗原理是对抗条件反射，多用于治疗焦虑神经症和恐惧神经症。“停留于此”技术指鼓励求助者待在某个不希望的情境中，以对抗逃避行为和糟糕至极的想法。

90. A。心理咨询师通过与求助者交谈，根据 ABC 理论对求助者的问题进行初步分析和诊断，找出她存在的不合理信念，并向求助者解说合理情绪疗法 ABC 理论，是合理情绪疗法的心理诊断阶段。

91. CD。韦氏智力量表分以 10 为平均分、3 为标准差。低于常模至少一个标准差则量表分应该是 7 以下。根据该求助者的测验结果，符合量表分在 7 以下的项目有积木、拼图。

92. C。相似性是用来测量逻辑思维能力、抽象能力与概括能力。测验对言语的理解能力的是词汇分量表，测验注意力和记忆能力的是数字广度分量表，测验对日常事物的接受能力的是知识分量表。

93. ABD。总智商（FIQ）是由言语量表分（VS）和操作量表分（PS）相加后得到全量表分（FS）后换算的结果。

94. C。需要掌握以下校正分的计算方法：Hs（疑病）的校正分是 Hs＋0.5K，Pd（社会病态）的校正分是 Pd＋0.4K，Pt（精神衰弱）的校正分是 Pt＋1.0K，Sc（精神分裂症）的校正分是 Sc＋1.0K，Ma（轻躁狂）的校正分是 Ma＋0.2K。根据该求助者的测验结果，Ma（轻躁狂）的校正分是 Ma＋0.2K＝31＋0.2×14＝33.8。故轻躁狂量表的 X 校正分为 34。

95. ABD。按照中国常模，T 分在 60 分以上便视为可能有病理性异常表现或某种心理偏离现象。该求助者的 F（诈病）、D（抑郁）、Pa（偏执狂）、Pt（精神衰弱）、Sc（精神分裂症）、Ma（轻躁狂）均高于 60。F（诈病）得分越高暗示着精神病程度越重。D（抑郁）与思维迟缓、行动缓慢有关。根据该求助者的测验结果，Q 量表的原始分为 6，无法回答的项目有 6 项，C 错误。

96. ACD。A 项是轻躁狂（Ma）的高分症状，B 项是社会内向（Si）的高分症状，C 项是偏执狂（Pa）的高分症状，D 项是精神分裂症（Sc）的高分症状。该求助者的轻躁狂（Ma）、偏执狂（Pa）、精神分裂症（Sc）均高于 60，社会内向（Si）低于 60。

97. ABD。该求助者 90 项症状清单（SCL－90）的测量结果，其躯体化、强迫症状、抑郁、焦虑、偏执、精神病性、其他的项目分大于 2 分。按全国常模结果，因子分超过 2 分，可考虑筛选阳性，需进一步检查。A 项是躯体化的症状，B 项是抑郁的症状，C 项是人际关系敏感的症状，D 项是精神病性的症状。人际关系的因子分低于 2 分，C 项错误。

98. C。阳性项目均分＝（总分－阴性项目数）/阳性项目数。

99. BC。艾森克人格问卷（EPQ）的结果解释：E 越大越外向，N 越大个性越不稳定。中间型：T 分在 43.3～56.7 分之间，倾向型：T 分在 38.5～43.3 分或 56.7～61.5 分之间，典型型：T 分在 38.5 分以下或 61.5 分以上。根据该求助者的测验结果，E 是 40 分（倾向内向型），N 是 35 分，属于黏液质。E 比较低，说明情绪稳定，性情温和，善于自我控制；P 低分时说明能较好适应环境，善解人意，本案例 P 是 50 分，处于平均水平，不高也不低。

100. B。艾森克人格问卷（EPQ）的平均分为 50，标准差为 10。与常模的平均值恰好相差一个标准差的量表分数应是 40。

## 第二部分　案例问答题

1. 初步诊断为一般心理问题。诊断依据如下：
（1）该求助者需进行体检，以排除器质性病变。
（2）根据判断心理正常与异常的三原则，该求助者主客观统一，心理活动内在协调一致，人格相对稳定，对自己的问题自知力完整，主动求医，无幻觉、妄想等精神病性症状，因此可以排除精神病性障碍。
（3）该求助者为中年女性，心理冲突与丈夫出轨生活事件密切相关，有明显道德色彩，属于常形冲突，因此可以排除神经症性问题。
（4）该求助者的不良情绪局限在与丈夫的关系方面，没有泛化，可以排除严重心理问题。
（5）该求助者症状持续时间在 2 个月以内，情绪反应尚在正常范围，没有严重影响社会功能。

2. 该求助者的不合理信念有：
（1）糟糕至极：因丈夫出轨担心自己和女儿今后会无依无靠，担心自己会像早年离异的母亲一样不幸，担心自己可能被别人讥笑。
（2）过分概括化：因为婚姻出了问题就认为自己做人是失败的。
（3）绝对化要求：自己一个人辛辛苦苦带孩子，丈夫却在外面和别人同居，太无耻了。

3. 咨询师与求助者共同商定的咨询目标包括远期目标和近期目标，近期目标（具体目标）包括改变求助者不合理认知；缓解消极低落、烦躁的负面情绪；建立积极适应行为。协助求助者建立以合理信念和情绪稳定性为主的适应行为。双方共同商定的目标是可以协商修改完善的。

4. （1）依据求助者的状态可以选择 SDS 测试抑郁情绪严重程度。
（2）依据求助者的烦躁症状可以选择 SAS 测试焦虑情绪及严重程度。
（3）评估求助者的躯体、情绪及认知可以选择SCL－90。
（4）为了进一步评估求助者人格特征可以选用 EPQ、16PF、MMPI。
（5）求助者事件应对方式测验可选用 CSQ。
（6）了解求助者社会支持可以选 SSRS。

# 国家职业资格考试真题(三)

**职　业:心理咨询师**
**等　级:国家职业资格三级**
**卷册一:职业道德**
**　　　　理论知识**

**注意事项:** 1. 考生应首先将自己的姓名、准考证号等用钢笔、圆珠笔等写在试卷册和答题卡的相应位置上,并用铅笔填涂答题卡上的相应位置处。

2. 考生同时应将科目代码填涂在答题卡右上角的相应位置处。
3. 本试卷册包括职业道德和理论知识两部分:
   第一部分,1～25 小题,为职业道德试题;
   第二部分,26～125 小题,为理论知识试题。
4. 每小题选出答案后,用铅笔将答题卡上对应题目的答案涂黑。如需改动,用橡皮擦干净后,再选涂其他答案。所有答案均不得答在试卷上。
5. 考试结束时,考生务必将本卷册和答题卡一并交给监考人员。
6. 考生应按要求在答题卡上作答。如果不按标准要求进行填涂,则均属作答无效。

**地　　区:**______________________

**姓　　名:**______________________

**准考证号:**______________________

# ·第一部分 职业道德·

（第1～25题，共25道题）

## 一、职业道德基础理论与知识部分（第1～16题）

**★ 答题指导 ★**

该部分均为选择题，每题均有四个备选项，其中单项选择题只有一个选项是正确的，多项选择题有两个或两个以上选项是正确的。

请根据题意的内容和要求答题，并在答题卡上将所选答案的相应字母涂黑。

错选、少选、多选，则该题均不得分。

**（一）单项选择题**（第1～8题）

1.《公民道德建设实施纲要》提出的从业人员应遵循的五项要求是（　　）

A. 爱岗敬业、诚实守信、办事公道、服务群众、奉献社会

B. 爱国守法、诚实敬业、尊重科学、开拓创新、服务人民

C. 爱国为民、忠实集体、尊重科学、热爱劳动、积极创造

D. 爱国敬业、诚信敬业、办事公道、持续发展、为民服务

2. 职业活动内在的道德准则是（　　）

A. 自警、自省、自律

B. 忠诚、自律、勤奋

C. 谨慎、慎独、创新

D. 忠诚、审慎、勤勉

3. 关于道德与法律的关系，正确的说法是（　　）

A. 建设法制社会，需要弱化道德同时强化法律

B. 虽然道德与法律之间的关系是相辅相成的，但二者目标截然不同

C. 道德与法律在内容上存在部分重叠

D. 在调节范围上，法律的适用范围比道德广

4. 关于“职业良心”，正确的理解是（　　）

A. 职业良心的根本要求是不挑肥拣瘦、朝秦暮楚

B. 职业良心的价值取向是对老板负责

C. 职业良心的核心使命是尽职尽责、服务社会、诚信无欺

D. 职业良心的基本尺度是拿多少钱干多少事

5. 我国社会主义职业道德的基本原则是（　　）

A. 人道主义

B. 集体主义

C. 实用主义

D. 社会主义

6. 在从业人员职业技能的素质体系中，除了职业知识、职业技术外，还包括（　　）

A. 职业环境

B. 职业态度

C. 职业薪酬

D. 职业能力

7. 关于“敬业”的说法中，正确的是（　　）

A. 敬业意味着从业人员对工作和生活享有乐趣

B. 敬业要求从业人员更多的付出而无相应的回报

C. 敬业就是埋头苦干、加班加点工作

D. 敬业是劳动者与生俱来的素质

8. 作为职业道德规范，诚信的特征包括通识性、智慧性、止损性和（　　）

A. 资源性

B. 资质性

C. 资本性

D. 资历性

**（二）多项选择题**（第9～16题）

9. 关于“平等待人”，正确的理解有（　　）

A. 尊重是平等待人的精髓

B. 平等待人要求在人格层面实现平等

C. 平等待人就是对任何顾客给予无差别的服务

D. 按德才谋取职位也是平等待人的具体体现

10. 关于职业纪律与员工个人之间的关系，正确的说法有（　　）

A. 职业纪律是约束员工行为的“红线”
B. 只有员工广泛参与制定的纪律才能真正称得上有意义的职业纪律
C. 职业纪律只对员工有效，具有适用范围上的有限性
D. 职业纪律是对员工素质和职业活动表现的一种评价体系

11. 在操作规程环节上，要求一般员工做到（　　）
A. 牢记操作规程
B. 演练操作规程
C. 坚持操作规程
D. 革新操作规程

12. 践行“节约”规范的具体要求包括（　　）
A. 团结协作
B. 节约能源
C. 艰苦奋斗
D. 爱护公物

13. 从业人员在处理个人与团队的关系时，要求做到的有（　　）
A. 端正态度，树立大局意识
B. 善于沟通，提高合作能力
C. 律己宽人，融入团队之中
D. 洁身自好，努力划清界限

14. 关于奉献，正确的认识有（　　）
A. 不以追求报酬为最终目的
B. 埋头苦干、精益求精并获得适量报酬
C. 奉献是对职业道德素质很高的人的要求
D. 只有达到雷锋或者见义勇为者的境界，才能够配得上奉献

15. 在 IBM 公司，选人用人的标准包括（　　）
A. 拥有团队协作精神和创新能力
B. 具有敢于对企业上司说“不”的勇气
C. 把敬业精神作为雇佣的先决条件
D. 具有逻辑分析能力和适应环境能力

16. 从业人员加强职业道德修养的途径和办法有（　　）
A. 己所不欲，勿施于人
B. 勿以恶小而为之，勿以善小而不为
C. 见利思义
D. 吾日三省吾身

## 二、职业道德个人表现部分(第 17～25 题)

**★ 答题指导 ★**

该部分均为选择题，每题均有四个备选项，您只能根据自己的实际状况选择其中一个选项作为您的答案。

请在答题卡上将所选择答案的相应字母涂黑。

17. 单位通过公开选拔的方式选派一批人员出国进修，你很想去，但对照条件，你觉得自己希望不大，你会（　　）
A. 不会刻意争取，但会试一试运气
B. 觉得条件不成熟，不会浪费时间去参与
C. 犹豫，但还是会报名
D. 积极努力参与

18. 虽然单位有上下班的明确规定，但由于单位工作性质特殊，员工晚上加班的情况时有发生，继而也会常常遇到员工迟到早退的事情，且无人严格管理。总之，员工上下班一般要靠自觉，这时你会（　　）
A. 不管别人怎么样，自己还是会按时上下班
B. 如果别人迟到早退，自己也会随大流
C. 既然没有人管，那么就随意一些
D. 建议单位改革作息制度

19. 你因疏忽大意，导致所负责的一批产品存在质量瑕疵，质检员在检查过程中并未发现这一问题。你会（　　）
A. 赶紧研究是否有机会改正
B. 如实向质检员汇报
C. 把这批产品作为合格品对待
D. 以后就按照这个标准生产产品

20. 对你目前所在的单位，可以把它比作（　　）
A. 一间沉寂而冷漠的囚房
B. 一所阳光灿烂、蝶飞凤舞的花园
C. 一处闹哄哄的集市
D. 一片骏马驰骋的牧场

21. 你按照公司上司要求接受一项任务，但你发现上司对任务性质的理解存在严重偏差，如果按照上司的要求开展工作，肯定会导致质量问题。你会（　　）
A. 反复核查后找上司交换意见
B. 按照自己的理解去做，不会指出上司的

失误
C. 找其他同事商量此事
D. 等待一段时间，等上司过问此事时说明自己的看法

22. 在你看来，工作是（　　）
A. 维持生计的手段
B. 满足个人兴趣的舞台
C. 寻求人生意义的平台
D. 打发时间的方式

23. 如果你在车间工作，工作中如有同事请求你帮助时，你会（　　）
A. 立即放下自己手头的工作去帮助对方
B. 告诉对方，让主管帮助解决
C. 告诉对方，自己可以帮助对方，但目前不能离开岗位
D. 不离开岗位，告诉对方如何去处理的办法

24. 世界级富商盖茨和巴菲特决定到中国举办慈善活动，据说中国的亿万富豪很少有响应者。有人认为盖茨、巴菲特在“作秀”，也有人说中国的富豪缺乏爱心。对于中国富豪不愿意参加盖茨和巴菲特举办的慈善活动这一情况，你认为主要原因是（　　）
A. 中国富豪缺乏爱心
B. 中国慈善事业体制不健全
C. 应该对中国富豪课以重税
D. 中国富豪的财富来源有问题

25. 城市里有许多沿街摆摊卖货的小贩，城管人员严厉监管打击，但小摊贩却如割韭菜般层出不穷，无法根绝。对于这种现象，你的看法是（　　）
A. 支持城管，对小摊贩的监管措施要进一步加强
B. 同情小摊贩，厌恶城管
C. 城市应该多建一些经营网点，让小摊贩正当经营
D. 城管应为小摊贩合法经营考虑，小摊贩要配合城管工作

# ·第二部分　理论知识·

（第 26～125 题，共 100 道题，满分为 100 分）

**一、单项选择题**（第 26～85 题，每题 1 分，共 60 分。每小题只有一个最恰当的答案，请在答题卡上将所选答案的相应字母涂黑）

26. 世界上第一个心理实验室的创造者是（　　）
A. 铁钦纳
B. 冯特
C. 詹姆士
D. 华生

27. 大脑两半球的解剖结构基本上是对称的，但功能不对称，这种功能不对称被称为（　　）现象。
A. 布洛卡
B. 割裂脑
C. 双侧化
D. 单侧化

28. 声音的音色主要决定于声波的（　　）
A. 强度
B. 频率
C. 波形
D. 振幅

29. 从艾宾浩斯的保持曲线看，遗忘的进程是（　　）
A. 匀速下降
B. 忽快忽慢
C. 先慢后快
D. 先快后慢

30. 以词为中介反映现实的过程属于（　　）
A. 抽象思维
B. 动作思维
C. 形象思维
D. 辐合思维

31. 科学家一般用（　　）的变化作为观察脑活动的客观指标。
A. 梦境
B. 脑电波
C. 睡眠
D. 脑图像

32. 中枢神经系统最低级部位是（　　）
A. 延髓
B. 上丘脑
C. 脊髓
D. 下丘脑

33. 有意识地确定目的，调节和支配行动，并通过克服困难和挫折，实现预定目的的心理过程是 （　　）
A. 激情
B. 注意
C. 应激
D. 意志

34. 气质主要体现了人格的 （　　）
A. 生物属性
B. 社会属性
C. 心理属性
D. 精神属性

35. 美国社会心理学家 G. W. 奥尔波特认为，社会心理学试图了解和解释个体的思想、情感和行为怎样受他人的影响，他人的影响包括(　　)的影响。
A. 真实
B. 虚构
C. 推理
D. 隐含

36. 用来描述社会对男女在态度和行为方式方面的期待的概念是 （　　）
A. 性
B. 性别角色
C. 性别
D. 性别差异

37. 个体对认知对象的某一品质一旦形成倾向性印象，就会带着这种倾向去评价认知对象的其他品质，这种现象是 （　　）
A. 首因效应
B. 近因效应
C. 光环效应
D. 刻板印象

38. 侵犯行为是习得的，这是(　　)的观点。
A. 社会学习论
B. 本能论
C. 挫折侵犯学说
D. 侵犯论

39. 某种态度在个体态度体系及相关价值体系中，接近核心价值的程度，反映了态度的(　　)属性。
A. 向中度
B. 深度
C. 外显度
D. 强度

40. 一般来说，态度的 ABC 三个成分是协调一致的，若出现不一致，(　　)往往起引导作用。
A. 认知成分
B. 情感成分
C. 行为成分
D. 行为倾向

41. 在海德的 P—O—X 模式图中，最重要的是 （　　）
A. P 对 X 的态度
B. P—O 关系
C. O 对 X 的态度
D. O—X 关系

42. 影响个体吸引力最稳定的因素是 （　　）
A. 熟悉
B. 外貌特点
C. 才能
D. 人格品质

43. 在心理咨询过程中心理咨询师与求助者之间的人际距离是 （　　）
A. 公众距离
B. 个人距离
C. 社交距离
D. 亲密距离

44. 心理起源于动作，动作是心理发展的源泉，这是(　　)观点。
A. 班杜拉
B. 维果斯基
C. 皮亚杰
D. 巴普洛夫

45. 三岁幼儿掌握的词汇量一般在(　　)个左右。
A. 15000
B. 60
C. 1000
D. 30

46. 婴儿在离开母亲，遭遇陌生人和陌生环境的情况下，产生惊恐，躲避反映，这是 （　　）
A. 社交焦虑
B. 社会性恐惧
C. 分离焦虑
D. 继发性恐惧

47. 个体自我意识发展的第一次飞跃出现在(　　)左右。
A. 半岁
B. 一岁

C. 二岁
D. 四岁

48. 精神分裂症多起源于 （ ）
A. 少年期
B. 婴幼儿期
C. 儿童期
D. 青壮年期

49. 在意识障碍的情况下出现语词杂拌属于 （ ）
A. 思维松弛
B. 思维不连贯
C. 思维散漫
D. 破裂性思维

50. 某一种观念或概念反复出现在脑海中，个体知道这种想法是不必要的甚至是荒唐的，并力图加以摆脱，这种症状属于（ ）
A. 思维云集
B. 强制性思维
C. 强迫观念
D. 思维插入

51. 焦虑、紧张、失眠、注意力下降等症状一般出现在灾难症候群的 （ ）
A. 惊吓期
B. 康复期
C. 恢复期
D. 衰竭期

52. 以观念、行为、外貌装饰奇特，情绪冷漠、人际关系明显缺陷为特点的是（ ）人格障碍。
A. 偏执性
B. 分裂性
C. 冲动性
D. 表演性

53. 根据许又新教授神经症的评分标准，病程（ ）评 2 分。
A. 2 个月到半年
B. 2 个月到 1 年
C. 3 个月到半年
D. 3 个月到 1 年

54. 测量的定义中不包括的元素是 （ ）
A. 属性
B. 事物
C. 数字
D. 法则

55. 发展常模，也可以被称为 （ ）
A. 智力商数
B. 智力年龄
C. 年龄量表
D. 年级当量

56. 标准十分的平均数是 （ ）
A. 5
B. 50
C. 10
D. 5.5

57. 比率智商的定义为 （ ）
A. 心理年龄除以实足年龄
B. 心理年龄乘以实足年龄
C. 实足年龄除以心理年龄
D. 实足年龄减去心理年龄

58. 重测信度的再测时距一般是 （ ）
A. 2～4 周
B. 2～6 周
C. 3～5 周
D. 4～8 周

59. 如果一个测验项目的鉴别指数为 0.29，则该项目可评价为 （ ）
A. 良好，修改后更佳
B. 尚可，但需要修改
C. 差，必须淘汰
D. 很好，无需修改

60. 弗洛伊德认为性在性心理发展第三个阶段是 （ ）
A. 肛欲期
B. 潜伏期
C. 生殖器期
D. 生殖期

61. 社会学理论中，观察学习又称为 （ ）
A. 直接学习
B. 内隐学习
C. 替代学习
D. 实践学习

62. 最基本的心理咨询形式是 （ ）
A. 面询
B. 电话咨询
C. 网络咨询
D. 书信咨询

63. 针对心理问题和行为问题所进行的会谈属于 （ ）
A. 治疗性会谈
B. 鉴别性会谈
C. 咨询性会谈
D. 危机性会谈

64. 在咨询过程中，心理咨询师提出如“您只谈学生学习不好，可当今的教师水平和学校纪律又是个什么情况呢”这类的问题，属于（　　）
A. 责备性问题
B. 修饰性反问
C. 解释性问题
D. 多重问题
65. 区别常形与变形心理冲突最主要的依据之一是（　　）
A. 心理冲突持续的时间
B. 是否有明显的道德色彩
C. 诱发冲突的刺激的强弱
D. 精神痛苦的程度
66. 初诊接待中对心理咨询师的错误要求是（　　）
A. 不可直接逼问求助者
B. 避免使用影响交流的方言
C. 不可使用封闭式提问
D. 说明心理咨询的保密原则
67. 心理咨询时，咨询师恰当的做法是（　　）
A. 尽量使用方言
B. 尽量使会谈有风趣
C. 尽量使用术语
D. 尽量使会谈职业化
68. 心理咨询师给临床资料赋予意义的方法不包括（　　）
A. 补充提问
B. 就事论事
C. 分析迹象
D. 相关分析
69. 良好的（　　）是开展心理咨询的前提条件。
A. 悟性水平
B. 行为方式
C. 咨询技术
D. 咨询关系
70. 心理咨询师对求助者内心世界的理解、体验及表达，称为（　　）
A. 尊重
B. 真诚
C. 共情
D. 移情
71. 人本主义学派把（　　）作为心理咨询目标。
A. 自我实现
B. 人格重组
C. 经验觉察
D. 理性思维
72. 心理咨询过程中，（　　）是最重要的实质性阶段。
A. 诊断阶段
B. 咨询阶段
C. 巩固阶段
D. 提高阶段
73. 在影响性技术中，（　　）技术对求助者的影响力最为明显。
A. 面质
B. 解释
C. 指导
D. 释义
74. 面质技术是指咨询师指出求助者的（　　），最终促成求助者的统一。
A. 错误的认知
B. 负性情绪
C. 存在的矛盾
D. 不良的行为
75. 合理情绪疗法属于（　　）
A. 认知行为疗法
B. 行为疗法
C. 精神分析疗法
D. 完型疗法
76. 阻抗在本质上是求助者对于心理咨询过程中自我暴露与自我变化的（　　）与抵抗。
A. 心理动力
B. 心理依赖
C. 行为执拗
D. 精神防御
77. 只有实现（　　），才是咨询效果的直接体现。
A. 咨询技术
B. 咨询目标
C. 咨询理念
D. 咨询关系
78. 斯皮尔曼的智力结构理论是（　　）
A. 群因素论
B. 三维结构理论
C. 二因素论
D. 认知成分理论
79. EPQ 成人问卷的适用范围是（　　）
A. 用于小学以上文化程度
B. 用于 18 岁以上的成人

C. 用于初中以上文化程度
D. 用于 16 岁以上的成人

80. SDS 对每个项目的评分是（　　）
A. 按症状的严重程度分为四级
B. 按症状出现的频度分为四级
C. 按症状的严重程度分为五级
D. 按症状出现的频度分为五级

81. 施测应对方式问卷 CSQ，可以了解受测者（　　）
A. 人格特质
B. 解决问题的迫切程度
C. 健康水平
D. 心理发展的成熟程度

82. 社会支持评定量表 SSRS 共有（　　）
A. 10 个条目
B. 48 个条目
C. 20 个条目
D. 62 个条目

83. SCL－90 评定的时间范围是（　　）的实际感觉。
A. 现在或最近两周
B. 近两周以来
C. 现在或最近一周
D. 近三个月来

84. 舌面的不同部位对不同味觉刺激的感受性是不一样的，对苦味最敏感的区域是（　　）
A. 舌尖
B. 舌边前部
C. 舌根
D. 舌边后部

85. 一般情况下，个体在不同的时间地点会表现出行为的稳定性与一致性，这是因为（　　）
A. 角色领悟
B. 自我概念的作用
C. 角色期待
D. 印象管理需要

**二、多项选择题**（第 86～125 题，每题 1 分，共 40 分。每题有多个答案正确，请在答题卡上将所选答案的相应字母涂黑。错选、少选、多选，均不得分）

86. 色觉异常包括（　　）
A. 全色盲
B. 弱视
C. 部分色盲
D. 色弱

87. 关于错觉，下列说法中正确的包括（　　）
A. 错觉是一种歪曲的知觉
B. 错觉的产生是有条件的
C. 只要具备了产生错觉的条件，错觉必然会产生
D. 错觉有固定的倾向

88. 思维的特征包括（　　）
A. 外显性
B. 直觉性
C. 间接性
D. 概括性

89. 梦境的特点包括（　　）
A. 不连续性
B. 不协调性
C. 不一致性
D. 认知的不确定性

90. 关于需要，下列说法正确的包括（　　）
A. 需要都有对象
B. 需要是不断发展的
C. 需要是永远不会被彻底满足的
D. 需要是在动机的基础上产生的

91. 记忆过程中的干扰包括（　　）
A. 前摄抑制
B. 中摄抑制
C. 倒摄抑制
D. 后摄抑制

92. 嫉妒情绪的特点包括（　　）
A. 针对性
B. 系统性
C. 普遍性
D. 内隐性

93. 社会化的主要载体包括（　　）
A. 家庭
B. 大众传媒
C. 学校
D. 参照群体

94. 根据凯利的归因三维理论，个体在归因时需要同时考虑的信息包括（　　）
A. 环境性信息
B. 特异性信息
C. 共同性信息
D. 一致性信息

95. 态度的形成过程包括（　　）阶段。
A. 依从
B. 转变

C. 认同
D. 内化

96. 塔尔德提出的模仿律包括 (　　)
A. 下降律
B. 几何级数律
C. 先外后内律
D. 先内后外律

97. 斯坦伯格认为构成爱情的因素包括(　　)
A. 亲密
B. 激情
C. 承诺
D. 喜欢

98. 关于儿童记忆的策略，正确的说法包括 (　　)
A. 3 岁的儿童已经能使用记忆策略
B. 5 岁以前的儿童很难使用记忆策略
C. 5～8、9 岁的儿童在成人帮助下可以较好地使用记忆策略
D. 10 岁以后的儿童能自觉地运用记忆策略

99. 安斯沃斯认为婴儿依恋类型包括 (　　)
A. 反抗型依恋
B. 安全型依恋
C. 回避型的依恋
D. 恐惧型的依恋

100. 同伴交往中受忽视的儿童人气特点包括 (　　)
A. 热情
B. 好斗
C. 退缩
D. 安静

101. 关于少年逆反期的表现，正确的说法包括 (　　)
A. 为独立自主意识受阻而抗争
B. 为争取平等的社会地位而抗争
C. 反抗的对象具有迁移性
D. 逆反期表明少年心理发展受阻

102. 命令性幻听属于 (　　)
A. 假性幻觉
B. 非言语性幻听
C. 真性幻觉
D. 言语性幻听

103. 抑郁发作的特点包括 (　　)
A. 情绪低落
B. 言语减少
C. 思维贫乏
D. 动作迟缓

104. 急性应激障碍的症状包括 (　　)
A. 选择性遗忘
B. 定向障碍
C. 意识范围狭窄
D. 精神运动性兴奋

105. 以下关于神经症特点的描述，正确的包括 (　　)
A. 患者感到精神痛苦
B. 持续时间较长
C. 不能意识到心理冲突
D. 社会功能出现损害

106. 一个好的测量单位应具备的条件包括 (　　)
A. 有确定的意义
B. 有明确的依据
C. 有相同的价值
D. 有公认的计算方法

107. 按测验材料的性质，心理测验可以分为 (　　)
A. 客观测验
B. 文字测验
C. 操作测验
D. 投射测验

108. 心理测验的测题编写时，题目的来源可以是 (　　)
A. 临床观察和记录
B. 理论和专家的经验
C. 文学作品的语言
D. 已经出版的标准测验

109. 心理测验前的准备工作包括 (　　)
A. 预告测验
B. 熟悉测验指导语
C. 准备测验材料
D. 熟悉测验的具体程序

110. 弗洛伊德认为，人格结构包括 (　　)
A. 本我
B. 自我
C. 超我
D. 镜我

111. 针对儿童的性心理咨询的内容一般包括 (　　)
A. 性法律
B. 性冲动
C. 性别认同
D. 性好奇

112. 在初诊接待工作中，心理咨询师应该做到（　）
A. 确保求助者了解什么是心理咨询
B. 为求助者提供一个释放压抑的空间
C. 向求助者说明保密原则
D. 与求助者协商确定咨询目标

113. 心理咨询师确定与求助者的会谈内容和范围所依据的参照点包括（　）
A. 心理咨询师在初诊接待中观察到的疑点
B. 求助者主动提出的求助内容
C. 心理咨询师认为此类求助者身上必然出现的问题
D. 依据心理测评结果的初步分析发现的问题

114. 初诊接待中心理咨询师提问过多可能带来的消极作用包括（　）
A. 造成求助者的依赖
B. 减少咨询师的自我探索
C. 产生不准确的信息
D. 解决问题的责任转移给了求助者

115. 心理咨询保密例外的情况包括（　）
A. 针对心理咨询师的法律诉讼
B. 求助者同意将信息透露给他人
C. 求助者虐待老人、儿童
D. 求助者患有传染性疾病

116. 心理咨询师应持有的正确咨询态度包括（　）
A. 尊重
B. 通情达理
C. 真诚
D. 积极关注

117. 有效的咨询目标应该具备的特征包括（　）
A. 积极
B. 简单
C. 具体
D. 可行

118. 实施咨询方案时，应遵循的思路包括（　）
A. 调动求助者的积极性
B. 启发、引导、支持、鼓励求助者
C. 克服阻碍咨询进行的因素
D. 严格按照咨询方案进行，不得调整

119. 放松训练的方法主要包括（　）
A. 脑电放松法
B. 呼吸放松法
C. 肌肉放松法
D. 想象放松法

120. 关于阳性强化法，下列说法正确的包括（　）
A. 又称正强化法
B. 目标行为要单一、具体
C. 原理是奖励积极行为，惩罚消极行为
D. 阳性强化应该适时、恰当

121. 有些求助者对特定的心理咨询师来说是不适宜的，不适宜的情况主要包括（　）
A. 欠缺型
B. 忌讳型
C. 冲突型
D. 沉默型

122. 关于韦氏成人智力测验（WAIS－RC）的记分，以下说法正确的包括（　）
A. 所有项目均按 0、1、2 记分
B. 有时间限制的项目以反应速度和正确性记分
C. 超过规定时间的即使通过也记 0 分
D. 有的项目按 0、1 记分，有的按 0、1、2 记分

123. 联合型瑞文测验（CRT）施测的具体要求包括（　）
A. 智力低下者可个别施测
B. 不能自行书写的老年人可个别施测
C. 所有受测者均可团体施测
D. 正常的三年级以上的儿童可团体施测

124. 自陈量表的编制方法包括（　）
A. 综合法
B. 专家判断法
C. 经验效标法
D. 逻辑分析法

125. 生活事件量表（LES）的受测者包括（　）
A. 初中以上文化程度的人
B. 16 岁以上的神经症患者
C. 16 岁以上的正常人
D. 16 岁以上的心身疾病患者

# 国家职业资格考试真题(三)

**职　业:心理咨询师**

**等　级:国家职业资格三级**

**卷册二:专业技能**

**注意事项:**1.考生首先将自己的姓名、准考证号等用钢笔、圆珠笔等写在试卷册、答题纸和答题卡的相应位置上,并用铅笔填涂答题卡上的相应位置处。

2.考生同时应将科目代码填涂在答题卡右上角的相应位置处。

3.本试卷册包括选择题和案例问答题两部分。

第一部分,技能选择题,在答题卡上作答;

第二部分,案例问答题,在答题纸上作答。

4.第一部分技能选择题选出答案后,用铅笔将答题卡上对应题目的答案标号处涂黑。如需改动,用橡皮擦干净后,再选涂其他答案标号。所有答案均不能答在试卷上.不按标准要求进行填涂,则均属作答无效。

5.第二部分案例问答题,请在答题纸上写明题号,用钢笔、圆珠笔等作答,字迹工整,易于识别,请勿在试卷上书写与考试无关的内容。

6.考试结束时,考生务必将本卷册、答题卡和答题纸一并交给监考人员。

**地　　区:**____________________

**姓　　名:**____________________

**准考证号:**____________________

# ·第一部分　技能选择题·

（1～100 题，共 100 道题）

★ 答题指导 ★

本部分由十个案例组成。请分别根据案例回答 1～100 题，共 100 道题。每题 1 分，满分 100 分。每小题有一个或多个答案正确，请在答题卡上将所选答案的相应字母涂黑。错选、少选、多选，该题不得分。

**案例一**

求助者：女性，61 岁，退休干部。

初诊时间：2016 年 1 月 5 日

案例介绍：求助者的丈夫退休后情绪比较低落，每天在家里长吁短叹，饮食、睡眠变差。求助者担心丈夫会出问题，便教他使用微信，让他与朋友多联系。没想到丈夫学会微信后，与一位初中女同学建立了密切的关系，由此引发了家庭矛盾。几个月来求助者非常痛苦，由儿子、儿媳陪同前来咨询。

第一次咨询：2016 年 1 月 5 日

咨询过程：

心理咨询师：您好！请坐！请问您需要我帮助您解决什么心理问题呢？

求助者：刚过新年就来跟您添麻烦，真是不好意思！本来觉得是自己的事自己能解决，但没想到事情越来越麻烦，连儿子、儿媳也帮不了我。我真是不知道该怎么办了。

心理咨询师：别着急，您先坐下，我给您倒杯水，咱们慢慢谈。您是希望单独和我谈，还是愿意让儿子、儿媳在这里陪您一起谈？

多选：1. 在以上谈话中，心理咨询师使用了（　　）

A. 直接逼问　　B. 开放式提问

C. 间接询问　　D. 封闭式提问

多选：2. 以上谈话中可以反映出心理咨询师对求助者的（　　）

A. 尊重　　B. 热情

C. 真诚　　D. 共情

求助者：……（沉默）……

心理咨询师：这样吧，先请他们在外边等您，如果需要再请他们进来一起谈。

求助者：好吧。谢谢您！（儿子、儿媳离开咨询室）

单选：3. 求助者上述的沉默最有可能是（　　）

A. 情绪型　　B. 怀疑型

C. 反抗型　　D. 茫然型

求助者：我近来感受特别难受，特别不舒服。

心理咨询师：那您具体说说，是身体不舒服还是心里不舒服？

单选：4. 心理咨询师在这里用到了具体化技术，目的是针对求助者的（　　）

A. 问题模糊　　B. 过分概括

C. 概念不清　　D. 言行不一

求助者：都有。胃里堵，还经常胸闷，心里烦，夜里睡不着觉。

心理咨询师：您到医院检查过吗？

求助者：去过好几家医院了，医生说没什么大毛病，建议我做心理咨询，儿子就带我过来了。

心理咨询师：那您觉得这些不舒服是什么原因引起的呢？

求助者：还不是我那个死老头子！我早晚都被他气出胃癌、心脏病，我死了他就称心了。他就……

心理咨询师：您别生气，再喝点水。看来是您和老伴之间出了点问题。他的某些行为让您很气愤，也给您造成了身体上的不舒服，那您就把事情的起因、经过详细地谈谈吧。

多选：5. 以上谈话中，心理咨询师控制会谈和转换话题用到的方法包括（　　）

A. 释义　　B. 中断

C. 引导　　D. 情感反射

多选：6. 以上谈话中，心理咨询师用到的技术包括（　　）

A. 指导　　B. 情感反应

C. 解释　　D. 内容反应

求助者：我丈夫去年6月份退休了，退休前是党委书记。以前在单位时大家都围着他转，但退休以后身边的人好像一下子就都消失了。去单位办事，以前的下属对他的态度也冷冰冰的。他特别失落，每天都宅在家里，吃饭没胃口，睡觉也不踏实。我们曾建议他发挥文艺特长帮助社区开展一些活动，可他不愿意。看着他每天浑浑噩噩的样子，我们怕他出问题，就教他学会用微信，让他多关注以前的朋友。去年“十一”，他和几个初中同学联系上了，其中的一个女同学小时候还和他住一个院子。自从他们联系上以后，他就隔三差五往外跑，西服革履的，说是和大伙聚会。回家后就抱着手机聊微信，一边聊还一边乐，有时候夜里还藏在被窝里聊。最初他还让我看看聊什么，后来就不再让我们动他的手机了。

心理咨询师：您知道他在微信里都和谁聊天，聊的都是什么内容吗？

求助者：我偷偷看过他的微信，最初是和几个人聊，到后来基本上都是和那个“狐狸精”聊。

心理咨询师：哪个“狐狸精”？

求助者：就是那个住一个院子的女同学。聊的内容简直肉麻死了，我们从结婚到现在，他从没对我说过这样的话。

心理咨询师：您是不是觉得他一定是出轨了呢？对这件事您是怎么处理的？您的儿子、儿媳知道这个情况吗？您还对其他人谈过这件事情吗？

单选：7. 心理咨询师在上述最后一句谈话中的提问属于（　　）

A. 多重性问题　　B. 选择性问题

C. 解释性问题　　D. 修饰性反问

多选：8. 以上谈话反映出心理咨询师（　　）

A. 没有做到价值中立　　B. 没有对求助者积极关注

C. 急躁和没有耐心　　D. 没有与求助者充分共情

求助者：我觉得他一定出轨了，但他死不承认，说是男女间的正常交往。我每天被这个事情搞的心力交瘁，怕一个和睦的家庭被外人给毁了。

心理咨询师：我明白您的意思了。如果您愿意，我想与您的儿子和儿媳单独谈谈，您看可以吗？

求助者：可以。

心理咨询师：谢谢！我和您今天就谈到这儿，我们下周还是这个时间继续咨询。您先休息一会儿，我向您的儿子、儿媳再了解点情况。

以下是求助者儿子、儿媳提供的信息：

我父亲相貌英俊，身材也保持得很好。从微信的内容看，父亲和他那个女同学的关系确实比较暧昧，我们觉得至少算是精神出轨。我母亲有能力，为人也比较强势，父亲虽然在单位是一把手，但非常软弱，在家里没有地位，又加上刚刚退休，有很强的失落感，现在有另外一个女人崇拜他、哄着他、捧着他，他当然很喜欢这种感觉。

父亲不承认有出轨的行为，说如果我们再逼他，他就有可能和母亲离婚。我们目前没有直接证据证明父亲出轨，但是母亲为此每天处在愤怒的情绪里，头疼、失眠、胸闷、胃堵，而且后悔教会父亲用微信。如果他们的问题不能及时解决，时间久了他们一定会出现更大的问题。

多选：9. 在本次咨询中，心理咨询师验证临床资料可靠性的方法包括（　　）

A. 相关分析　　B. 补充提问

C. 分析迹象　　D. 比较同一资料的不同来源

多选：10. 初诊接待中，心理咨询师出现的失误包括（　　）

A. 没有进行评估诊断　　B. 没有说明保密原则

C. 没有说明心理咨询的性质　　D. 没有遵守保密原则

第二次咨询，2016年1月12日，求助者单独前来咨询

咨询过程：

心理咨询师：您好！上次咨询中我对您的问题及基本情况有了初步了解，对您的问题我也

进行了评估诊断。下一步我想和您一起制定咨询目标。

求助者：您说的咨询目标就是我要解决的问题吧？我现在就是想请您帮我分析分析我丈夫现在究竟是怎么想的，他现在跟着了魔似的，每天往外跑，说是自己去公园散心，大冬天的一个人去公园，一待就是大半天……这话谁能信呢！但无论我们怎么问，他就是不承认是跟那个"狐狸精"约会。他知道我到您这儿来咨询后特别生气，说我们每天像审犯人一样审他，现在还寻找外援一起整他，让他感觉没有一点儿尊严，如果把他逼急了，他就敢净身出户。我们明明是在帮他，怕他晚节不保，他反而觉我们是在害他，您说他是不是越老越不懂事了。我是个要面子的人，家里这点事除了您我谁都没敢告诉，怕这事传出去被人笑话，怕亲戚朋友知道了说我没本事，说我连自己家的老头儿都管不住，我不能让他把这个家毁了……

单选：11. 以下关于心理咨询目标的描述，错误的是（ ）

A. 咨询目标要由双方共同商定　B. 咨询目标是双方共同的目标

C. 每个人的近期目标可以不同　D. 制定目标要与诊断同时进行

多选：12. 求助者在本段对话中出现的多话现象属于（ ）

A. 宣泄型　B. 倾吐型

C. 表现型　D. 表白型

心理咨询师：我能理解您极力想维护这个家的完整，想让外人感觉您的家庭是个美满和睦的家庭的心情。

求助者：是。我就是不能让别人破坏我的家庭。

多选：13. 心理咨询师在上述谈话中主要表现出了对求助者的（ ）

A. 尊重　B. 真诚

C. 共情　D. 积极关注

单选：14. 心理咨询师在这段谈话中所使用的影响性技术是（ ）

A. 内容反应　B. 内容表达

D. 自我开放　D. 情感反应

心理咨询师：但从目前的情况来看，确实没有直接证据表明您丈夫有出轨的行为。

求助者：怎么没有？我跟您再说个事儿，这事儿连我儿子都不知道，您一定替我保密。

心理咨询师：好。

求助者：那老头子上个月自己偷偷到医院做了包皮手术，您说这算不算证据？这么多年他都没想着做这个，现在突然给做了，为什么？您说他怎么就不觉得害臊呢？

心理咨询师：您能跟我说说您和您丈夫的夫妻生活怎么样吗？您和他有多久没有过亲密接触了？

求助者：这个重要吗？

心理咨询师：正常的夫妻生活对维护夫妻关系至关重要，它同时也是反映你们夫妻真正关系的一个重要指证。

求助者：……（沉默）我们两年前就分开睡了，他没有这方面的要求呀！

心理咨询师：您前边提到您的家庭非常和睦，但您又谈到……您能说说这是怎么一回事吗？

求助者：……（沉默）

单选：15. 求助者在这段对话中出现的两次沉默，最有可能是（ ）

A. 茫然型　B. 怀疑型

C. 情绪型　D. 反抗型

多选：16. 心理咨询师在求助者两次沉默之间的谈话使用到的影响性技术包括（ ）

A. 面质　B. 内容反应

C. 解释　D. 内容表达

心理咨询师：家庭真正和睦与让外人感觉和睦是两回事。您丈夫现在的问题除了他自身以及外来因素的影响，您觉得与平日您对他的行为和态度有没有关系呢？

求助者：他出轨难道是我的错吗？我结婚后是家里家外一把手，他不但在家里什么都不用做，连单位的事情，包括他几次升职都是我帮他弄的。他不但不感激我，反而觉得我处处压制他，让他抬不起头来，没有做男人的尊严，现在又在外边乱搞男女关系。过去有很多男人明里暗里追过我，我都没做过出格的事儿。他这个窝囊废现在反而敢做出轨的事儿，您说这跟我有什么关系。

单选：17. 求助者此刻出现的阻抗属于（ ）

A. 讲话程度上的阻抗　　B. 讲话内容上的阻抗

C. 讲话方式上的阻抗　　D. 咨询关系上的阻抗

心理咨询师：您的意思是对自己没有先于他出轨感到有些遗憾？继而才是对他的行为感到愤怒，而愤怒的背后是因为嫉妒？

求助者：您让我想想……好像真是，我真正生气的原因是一贯俯首帖耳的人竟然敢反抗我。

心理咨询师：夫妻之间应该是平等的关系，而在您的家里，您总是高高在上的。

求助者：是，我在家里是有些强势。不过无论怎么说，我都是个比较传统的人，没有做过对不起他的事。我对他忠诚，他难道不应该对我忠诚吗？并且，他如果是被一个年轻貌美或家财万贯的女人吸引，我还觉得可以接受，而那个女人岁数和我一般大，相貌、身材都比我差远了，如果败在她手里，我会窝囊死，我上半辈子全都白干了。

心理咨询师：我明白您的意思。您说的这些问题，是我们以后要进行讨论的。我们现在还是要先确定咨询目标。

求助者：我刚才不是已经说过了吗，还需要补充吗？

心理咨询师：心理咨询师是解决您的情绪问题、认知问题、行为问题以及胃疼、胸闷等身体上的问题，而不是直接解决您丈夫的问题。

求助者：您不帮我解决我丈夫的问题？可我来您这里就是为解决我丈夫问题的。

心理咨询师：咨询目标是心理咨询的性质和任务所决定的。如果您不能接受，说明我们咨询关系不匹配，您有权选择其他的咨询师。对于您丈夫的问题，我们以后可以在征得他本人同意的情况下，请他和您一起进行家庭治疗。但我觉得更好的结果是，您通过心理咨询，不但情绪、行为、认知得到改善，更可以把在咨询中学到的知识应用到日后的生活里，通过自己的努力改善家庭关系，与丈夫和谐相处，避免家庭危机的出现。

求助者：您说得有道理，我愿意在您这儿接着做咨询。我从小就想有个哥哥，虽然您的年龄比我小，但我觉得您就像我理想中的哥哥的样子，我相信您！

心理咨询师：谢谢您对我的认可。咨询目标分为远期目标和近期目标，我们的近期目标包括四个方面：改善情绪、调整认知、改变行为和缓解躯体症状。您看可以吗？

求助者：好，我听您的。

单选：18. 在以上对话中，求助者可能已经出现了对心理咨询师的（ ）

A. 依赖　　B. 移情

C. 热情　　D. 投情

多选：19. 以上对话可以反映出心理咨询师（ ）

A. 对心理咨询的性质和任务理解正确

B. 对咨询目标的内容理解正确

C. 对求助者与咨询师关系匹配问题理解错误

D. 对咨询目标的来源理解错误

多选：20. 适宜的求助者应具备的条件包括（ ）

A. 动机强烈　　B. 人格正确

C. 信任度高　　D. 匹配性好

多选：21. 心理咨询师与求助者不相匹配的情况包括（ ）

A. 欠缺型　　B. 冲突型

C. 掩饰型　　D. 忌讳型

心理咨询师：咨询目标确定了，接下来我和您一起制定咨询方案。

求助者：您自己制定咨询方案就可以了，我完全信任您，您让我怎么做我怎么做。

心理咨询师：谢谢您的信任！但咨询方案必须我们两人共同制定。这样可以使我们双方都明确咨询的方向和目标，咨询方案中包括我们双方各自特定的责任、权利和义务。具体的心理学方法、技术的原理和过程，咨询的效果及评价手段，咨询的相关费用。

求助者：这么多内容啊！

心理咨询师：是的，我们现在根据刚才所说的内容一条一条地制定。

单选：22. 求助者在制定咨询方案时所说的话，表明其可能出现了（ ）

A. 移情　　B. 依赖

C. 投情　　D. 神入

多选：23. 心理咨询师在介绍咨询方案的内容时，遗漏了（　）
A. 咨询时间　B. 咨询目标
C. 咨询地点　D. 咨询方式

多选：24. 评估该案例咨询效果的维度(或指标)可以包括（　）
A. 求助者不良情绪的改善　B. 求助者与丈夫关系的改善
C. 求助者睡眠状况的改善　D. 求助者儿子、儿媳对其的评价

单选：25. 制约心理咨询有效性的一般性有效因素不包括（　）
A. 针对性的咨询所产生的效果　B. 求助者改善自身状况的动机
C. 求助者对咨询师的信心　D. 咨询师的尊重、关切

第三次咨询：2016 年 1 月 19 日

咨询过程：

心理咨询师：上次我曾给您留了作业，请您回家后仔细想一想，您这几个月以来主要情绪是什么，这些情绪又是什么引起来的。不知道您仔细思考了没有？

求助者：我想过了，主要是对我丈夫的愤怒，还有紧张和担忧。当然这都是我丈夫出轨引起来的。

心理咨询师：您的丈夫确实有出轨的行为吗？到目前为止，这只是您及家人的推测。

求助者：但他现在的行为已经足以引起我的愤怒和担忧了。自从发现他和那个女人的事后，我吃不下饭，睡不着觉，家务懒得做，舞蹈队的活动也没心思参加。他出门，我就在后面偷偷跟着他，看他是不是跟那个女人在一起。有好几次我在大街上把牵着手的男女看成了他们。晚上我担心他和那个女人聊天，就经常光着脚到他的房间门口查看，看是不是有手机的亮光。我觉得我都快被他折磨疯了，我真担心我苦心经营了三十几年的家庭毁于一旦，到那时别人都会来看我的笑话。

单选：26. 求助者把牵手的男女看成丈夫和其女同学，说明她可能出现了（　）
A. 幻觉　B. 妄想
C. 错觉　D. 直觉

单选：27. 对求助者白天跟踪丈夫、晚上查看丈夫的行为，需要与(　　)相鉴别。
A. 关系妄想　B. 嫉妒妄想
C. 被害妄想　D. 钟情妄想

单选：28. 求助者的愤怒情绪和极力搜寻丈夫出轨证据的行为所反映出的不合理信念的特征是（　）
A. 绝对化要求　B. 过分概括化
C. 糟糕至极　D. 夸大与缩小

心理咨询师：我能理解您说的意思，也能体会您的情绪。但我希望您能耐心听完下面的话，您现在的困扰不是由您丈夫的行为本身引起的，与您丈夫白天外出、晚上微信聊天没有直接关系。合理情绪疗法认为，引起人们情绪困扰的并不是外界发生的事情……进而改变情绪。比如，您一直认为丈夫微信聊天时都是在与那个女人联系，是那个女人在用微信勾引您的丈夫，您丈夫做了对不起您和您家庭的事，甚至有可能与您离婚。但换个角度看，您丈夫由于退休之后处在困惑和无助的状态，情绪低、不愿活动，但您帮助他学会使用微信后，他和以前的女同学建立的联系，在她的支持和鼓励下，丈夫开始重新关注自己的形象，愿意外出活动。如果您认为他们之间的微信联系不是女同学在勾引丈夫，而是在帮助他走出困境，您的感受是不是和刚才不一样了？

求助者：感觉好像好一些，可是我丈夫做包皮手术还不是为了她吗？

心理咨询师：如果真是为了那个女人，您丈夫完全可以和您离婚后再做手术，您为什么不把您丈夫做手术理解成是要和您重新开始新的生活呢？

求助者：真是这样吗？我从来都没这么想过……(沉默)我感觉舒服一些了。

心理咨询师：您能够产生好的变化我感觉非常高兴。接下来我们一起分析您的不合理信念具体是什么。您以前对丈夫做包皮手术的看法是……您认为您对丈夫忠诚……

多选：29. 心理咨询师说“理解”，表明咨询师（　）
A. 对求助者的非批判性的态度
B. 支持求助者的所想所做
C. 对求助者行为或情绪发生的必然性有了肯定的看法
D. 对求助者行为或情绪的社会效应有肯定的看法

单选：30. 该求助者对丈夫做手术的负面看法背后的不合理信念特征是 （ ）
A. 绝对化要求　B. 过分概括化
C. 糟糕至极　D. 个性化

多选：31. 求助者说“我对丈夫忠诚，难道他不应该对我忠诚吗？”反映的是求助者 （ ）
A. 绝对化要求　B. 使用了黄金规则
C. 过分概括化　D. 使用了反黄金规则

单选：32. “我能理解您说的意思……您的感受是不是和刚才不一样了”，在这段话中心理咨询师运用的主要技术是 （ ）
A. 释义　B. 解释
C. 指导　D. 面质

多选：33. “您能够产生好的变化我感觉非常高兴”这句话中，咨询师运用的技术包括 （ ）
A. 内容反应　B. 内容表达
C. 情感表达　D. 自我开放

多选：34. 根据合理情绪疗法的理论，本次咨询的主要工作是 （ ）
A. 解说合理情绪疗法理论　B. 改变不合理信念
C. 分析求助者不合理信念　D. 巩固强化新观念

第四次咨询：2016 年 1 月 26 日

咨询过程：

求助者：上一次您说我的不合理的信念使我产生了不良情绪，我也确实认识到我的情绪问题应该由我自己负责。但我还是想不通，为什么我的某些信念是不合理的，比如说，我认为我对我丈夫忠诚，他就必须也对我忠诚，这难道不对吗？

心理咨询师：这正是我们今天要做的工作。上一次咨询结束前，我对您进行了放松训练，并且请您回家自己进行练习，不知道您按要求做了没有？

求助者：您上次说这是个很重要的训练，所以我按您的要求每天练习，我感觉心情放松多了，睡眠也有改善。

心理咨询师：非常好！我们今天的工作是：首先，我们要与不合理信念辩论。按您刚才所说，您对您的丈夫忠诚，他就必须对您忠诚，因此……

求助者：……

多选：35. 合理情绪疗法中认知性的家庭作业包括 （ ）
A. 自我管理程序　B. 合理自我分析报告
C. RET 自助表　D. 问题解决训练

多选：36. 合理情绪疗法中与不合理信念辩论的主要方法包括 （ ）
A. “产婆术式”辩论技术　B. 合理自我分析报告
C. 问题解决训练　D. 合理情绪想象技术

多选：37. 心理咨询师在合理情绪疗法的再教育阶段可以采用的方法包括 （ ）
A. “产婆术式”辩论技术　B. 问题解决训练
C. 合理情绪想象技术　D. 合理自我分析报告

多选：38. 合理情绪疗法的再教育阶段使用的技能训练包括 （ ）
A. 自信训练　B. 社交技能训练
C. 放松训练　D. 问题解决训练

单选：39. 合理情绪疗法的 ABCDE 理论中的 D 指的是 （ ）
A. 诱发事件　B. 对个体的不合理信念进行辩论
C. 咨询效果　D. 个体的不合理信念

多选：40. 根据合理情绪疗法的 ABC 理论，本案例中求助者的 B 包括 （ ）
A. 丈夫必须对我忠诚　B. 丈夫一定会和我离婚
C. 丈夫不能使用微信　D. 如果被丈夫抛弃一定会被别人嘲笑

多选：41. 根据合理情绪疗法的 ABC 理论，本案例中求助者的 C 包括 （ ）
A. 愤怒焦虑　B. 胸闷失眠
C. 跟踪丈夫　D. 丈夫经常外出

多选：42. 埃利斯等人认为合理情绪疗法可以帮助个体达到 （ ）
A. 自我开放　B. 自我关怀
C. 自我中心　D. 自我接受

单选：43. 在合理情绪疗法中，心理咨询师的角色不包括 （ ）
A. 监督者 B. 指导者
C. 分析者 D. 辩论者

单选：44. 关于放松训练，错误的说法是放松训练 （ ）
A. 是行为疗法中使用最广的技术之一
B. 又称松弛训练
C. 基本假设是改变主观体验，生理反应会随着改变
D. 简便易行、实用有效

多选：45. 呼吸放松法包括 （ ）
A. 控制呼吸放松法 B. 胸式呼吸放松法
C. 鼻腔呼吸放松法 D. 腹式呼吸放松法

多选：46. 本案例中，求助者的主要情绪症状包括 （ ）
A. 愤怒 B. 抑郁
C. 焦虑 D. 后悔

多选：47. 本案例中，求助者的躯体症状包括 （ ）
A. 胸闷 B. 心慌
C. 失眠 D. 头疼

单选：48. 对本案例中求助者的初步诊断是 （ ）
A. 精神病性障碍 B. 一般心理问题
C. 严重心理问题 D. 神经症性心理问题

多选：49. 案例中求助者心理问题的特点包括 （ ）
A. 有常形冲突 B. 具有人格障碍
C. 有变形冲突 D. 社会功能受损

多选：50. 根据本案例的描述，推断求助者产生心理问题的可能原因包括 （ ）
A. 人格因素 B. 缺乏有效社会支持系统
C. 不良认知 D. 丈夫有出轨行为

**案例二**

一般资料：求助者，女性，已婚，40岁，本科学历，公司职员。

案例介绍：求助者的儿子原本乖巧、听话，学习成绩也较好。但上初三后似有心事，显得有些郁郁寡欢，成绩下降明显，经常失眠。求助者和丈夫想了各种方法帮助孩子，但不见效。求助者为此非常着急，既愤怒又无奈，怪罪儿子不争气，害怕一旦中考失败孩子这辈子就完了，觉得自己无能，教育不好孩子。最近经常与孩子、丈夫争吵，有时觉得头晕、憋气、胸闷，也想放下不管了，但又于心不忍。为此非常烦恼，失眠加重，工作也受到影响。曾到医院检查，未见明显躯体疾病，医生建议其进行心理咨询。

多选：51. 该求助者出现的主要情绪症状包括 （ ）
A. 愤怒 B. 憋气
C. 烦恼 D. 抑郁

单选：52. 引发该求助者心理问题的最主要的负性生活事件可能是 （ ）
A. 儿子参加中考 B. 儿子成绩下降明显
C. 儿子郁郁寡欢 D. 与儿子丈夫有矛盾

单选：53. 该求助者目前最主要的问题是 （ ）
A. 出现躯体症状 B. 内心痛苦烦恼
C. 夫妻存在矛盾 D. 担心孩子前途

多选：54. 心理咨询师在本案例中还应重点询问的内容包括 （ ）
A. 担心儿子考不好的理由 B. 医院的检查结果
C. 与丈夫、儿子间有何矛盾 D. 症状持续的时间

多选：55. 引发该求助者心理问题的原因包括 （ ）
A. 儿子成绩下降 B. 内心烦恼痛苦
C. 担心儿子前途 D. 社会功能受损

单选：56. 对该求助者社会功能的判定是 （ ）
A. 没有损害 B. 轻度损害
C. 中度损害 D. 重度损害

单选：57. 对该求助者的初步诊断是 （ ）
A. 一般心理问题　B. 躯体性障碍
C. 严重心理问题　D. 精神病性问题

多选：58. 对该求助者的诊断依据是 （ ）
A. 内心痛苦程度　B. 病程时间长短
C. 社会功能损害　D. 心理问题性质

单选：59. 对心理咨询师而言，该咨询中最重要的工作是 （ ）
A. 帮助求助者找到儿子成绩下降的原因
B. 通过共情等构建良好的咨询关系
C. 与求助者商讨帮助儿子的具体方法
D. 利用理论技能有效解决情绪困扰

多选：60. 对本案例进行咨询效果评估时，应主要考虑的内容包括 （ ）
A. 求助者的内心体验　B. 丈夫、儿子对求助者的评价
C. 儿子成绩有何变化　D. 内心痛苦烦恼症状的变化

**案例三**

一般资料：求助者，女性，35 岁，本科学历，公务员，已婚。

案例介绍：求助者与丈夫是大学同学，婚前双方约定不要孩子，但后来丈夫受其母影响，多次要求生孩子，而求助者坚持不要，为此双方产生矛盾，影响了夫妻感情，赌气之下，于春节前离婚。求助者觉得丈夫与自己离婚是闹着玩的，用不了多长时间丈夫就会来求自己。但丈夫不但没有求她，反而对她很冷淡。求助者有复婚的想法，但对方没有响应。求助者觉得丈夫无情，竟然为生孩子的事与自己离婚，恨婆婆愚昧，怪自己当时太冲动。面对骑虎难下的局面，内心十分苦恼。不想吃饭，难以入睡，不愿与他人联系，工作也受到很大影响。

心理咨询师观察了解到的情况：求助者的丈夫是独生子，性格懦弱，离婚的事受母亲影响很大。求助者家境好，但早年丧母，任性，不愿意生孩子。离婚后想复婚，曾让父亲找对方，但不见效果，认为自己不能低三下四求人，又不甘心就这样离婚了，内心很痛苦。

单选：61. 在本案例中属于求助者认知问题的是 （ ）
A. 觉得丈夫无情　B. 怪自己冲动
C. 认为自己愚昧　D. 不甘心离婚

多选：62. 该求助者产生心理问题的原因包括 （ ）
A. 存在认知错误　B. 丈夫收入较低
C. 行为草率冲动　D. 自己不愿生育

单选：63. 引发求助者心理问题的最主要原因可能是 （ ）
A. 性格因素　B. 身体因素
C. 年龄因素　D. 认知因素

单选：64. 对该求助者的诊断是 （ ）
A. 一般心理问题　B. 躯体性障碍
C. 严重心理问题　D. 精神病性障碍

单选：65. 该求助者的特点是 （ ）
A. 自我评价高　B. 情感淡漠
C. 他人评价高　D. 智力受损

单选：66. 本案例中最合理的近期咨询目标是帮助求助者 （ ）
A. 恢复婚姻　B. 解决内心冲突
C. 明确需求　D. 缓解负性情绪

多选：67. 咨询师不一定认可求助者的行为，但为了建立良好的咨询关系，咨询师应尽量做到 （ ）
A. 充分共情　B. 积极关注
C. 实话实说　D. 尽量接纳

单选：68. 在本案例中，最符合价值中立原则的做法是 （ ）
A. 支持求助者想办法复婚　B. 对是否生孩子的事不予评价
C. 规劝求助者开始新生活　D. 帮助其认识没有孩子的弊端

单选：69. 在本案例中，求助者讲出隐私后，根据保密原则，咨询师正确的做法是 （ ）
A. 与求助者商量是否可以告诉其丈夫
B. 避免多事，不告诉别人
C. 请示上级是否可以告诉求助者丈夫
D. 需要保密，不告诉别人

单选：70. 对该求助者恰当的咨询时间安排可以设定为 （ ）
A. 每天一次 B. 每月一次
C. 每周一次 D. 视双方时间而定

**案例四**

一般资料：求助者，女性，26岁，未婚，硕士研究生学历，公司职员。

案例介绍：求助者父亲在春节时突发心脏病去世，求助者非常痛苦，久久不能摆脱。近来经常有不安感，害怕自己或母亲也有什么不幸，为此生活中总是小心翼翼，就连乘车时都担心发生车祸。因担心安全，求助者多次婉拒公司的出差任务，借故不参加各类聚会。求助者不知道这样的日子什么时候才能熬到头，为此内心非常苦恼，情绪也有些低落。觉得浑身不舒服，没有胃口，经常失眠。很想改变这种状况，主动前来寻求帮助。

心理咨询师观察了解到的情况：求助者出生在知识分子家庭，家教传统，母亲从小对她的卫生要求很严，她也因此养成了讲卫生的好习惯。求助者为人谨慎，内向，害怕生病，对医院、死亡等话题很敏感。

多选：71. 咨询师在与该求助者进行摄入性谈话时，最重要的是 （ ）
A. 不应该有反应 B. 接纳其正性的求助动机
C. 尽量多的反应 D. 接纳其负性的情绪表现

单选：72. 为明确诊断，心理咨询师还应重点收集的资料是 （ ）
A. 症状持续时间 B. 是否已经出现泛化和回避
C. 对疾病的认知 D. 情绪表现与现实是否相符

单选：73. 该求助者出现的最严重的情绪症状是 （ ）
A. 痛苦 B. 担心
C. 恐惧 D. 抑郁

单选：74. 该求助者乘车时担心发生车祸，说明其出现了 （ ）
A. 回避行为 B. 泛化
C. 怪异行为 D. 退缩

多选：75. 引发求助者心理问题的原因包括 （ ）
A. 为人谨慎 B. 担心发生不幸
C. 青年女性 D. 父亲因病去世

单选：76. 对该求助者的诊断是 （ ）
A. 一般心理问题 B. 神经症性心理问题
C. 严重心理问题 D. 精神病性障碍

单选：77. 求助者自己不知如何是好，心理咨询师最合理的做法是 （ ）
A. 先让求助者改变认知 B. 先自己确定咨询方案
C. 先对其进行放松训练 D. 先与之商定咨询目标

多选：78. 针对该求助者产生心理问题的原因，心理咨询师合理的做法包括 （ ）
A. 矫正主观推论 B. 进行阳性强化
C. 消除糟糕至极 D. 进行放松训练

单选：79. 咨询后期该求助者对心理咨询师嘘寒问暖，并提出帮助咨询师完善咨询室建设，表明该求助者 （ ）
A. 愿意帮助人 B. 感谢咨询师的付出
C. 出现了内疚 D. 可能出现了正移情

单选：80. 咨询中该求助者要求与咨询师通过微信联系，咨询师合理的做法是 （ ）
A. 欣然同意 B. 言明咨询师的职业要求之后婉拒
C. 直接拒绝 D. 言明自己没有微信无法建立联系

**案例五**

一般资料：求助者，男性，47 岁，本科学历，公务员。

下面是咨询师和求助者的一段咨询谈话：

心理咨询师：你今天需要我帮助你解决什么问题呢？

求助者：我最近总是害怕、心神不宁，还头痛、失眠。

心理咨询师：你最想解决的是哪个问题呢？

求助者：最想解决害怕这个问题。

心理咨询师：你能详细地谈谈什么事情使你害怕吗？

求助者：大约两个月前，我父亲突发脑出血去世了，没几天我大哥也因脑梗住院了，突然间亲人的变故使我非常痛苦。一天晚上，我突然醒来，觉得浑身不舒服，头痛，心慌、气短、出冷汗，连忙到医院检查，医生说我心脏有点问题，但不严重。可我觉得我爸、我哥脑血管都出了问题，我可能也会出问题，所以我很害怕。我现在每天提心吊胆，考虑的都是自己的身体，无法集中精力去做事，现在基本不上班了。

心理咨询师：我明白了，你因为父亲、哥哥都得了脑血管病，所以你担心自己也得脑血管病。

求助者：对啊！

心理咨询师：我很理解你的痛苦，也为你的情况感到着急，现在咱们来谈谈怎么解决你的问题吧。我针对你的问题制定了一个咨询方案，咨询方案就是……你按照咨询方案来做就行了。

求助者：那太好了，谢谢您！

单选：81. 咨询师“你能详细地谈谈什么事情使你害怕吗？”所使用的是（　　）

A. 问题外化技术　　B. 概括化技术
C. 自我开放技术　　D. 具体化技术

单选：82. 咨询师“我很理解你的痛苦，也为你情况感到着急”所表现的是（　　）

A. 实话实说　　B. 适度真诚
C. 通情达理　　D. 积极关注

单选：83. 对该求助者的初步诊断是（　　）

A. 一般心理问题　　B. 神经症性心理问题
C. 严重心理问题　　D. 精神病性障碍

多选：84. 该求助者出现心理问题的原因包括（　　）

A. 提心吊胆，害怕生病　　B. 家人生病去世
C. 自己心脏出现问题　　D. 自己谨小慎微

单选：85. 本案例咨询中，最重要的是帮助求助者（　　）

A. 改变人格特征　　B. 减轻负性情绪
C. 矫正错误认知　　D. 改变不良行为

**案例六**

下面是某求助者的 WAIS－RC 的测验结果：

| | 言语测验 | | | | | | | 操作测验 | | | | | | | 言语 | 操作 | 总分 |
|---|---|---|---|---|---|---|---|---|---|---|---|---|---|---|---|---|---|
| | 知识 | 领悟 | 算术 | 相似 | 数广 | 词汇 | 合计 | 数符 | 填图 | 积木 | 图排 | 拼图 | 合计 | | | | |
| 原始分 | 23 | 25 | 9 | 16 | 11 | 54 | | 41 | 15 | 34 | 28 | 33 | | 量表分 | 66 | 59 | 125 |
| 量表分 | 13 | 16 | 7 | 10 | 9 | 11 | 66 | 10 | 12 | 11 | 13 | 13 | 59 | 智商 | 101 | 113 | 107 |

多选：86. 根据该测验得分，可以判断该求助者（　　）

A. 判断能力强　　B. 主动注意能力强
C. 综合分析能力强　　D. 知觉组织能力强

单选：87. 根据测验结果，该求助者低于平均分一个标准差的项目是（　　）

A. 数符　　B. 相似
C. 数广　　D. 算术

多选:88. 该求助者的测验结果显示 （　　）

A. 观察因果关系的能力比较强　B. 处理局部与整体关系的能力比较强

C. PIQ 的智力等级属于高于平常水平　D. 3 项分测验高于全国常模平均数一个标准差

多选:89. 对于 WAIS－RC,以下正确的说法包括 （　　）

A. 应与求助者建立良好的关系　B. 可以用语言鼓励求助者回答

C. 对无时限的项目可以耐心等待　D. 主测者必须受过个别和团体测验的训练

**案例七**

下面是某求助者的 MMPI 的测验结果：

| 量表 | Q | L | F | K | Hs | D | Hy | Pd | Mf | Pa | Pt | Sc | Ma | Si |
|---|---|---|---|---|---|---|---|---|---|---|---|---|---|---|
| 原始分 | 3 | 3 | 27 | 8 | 16 | 31 | 28 | 28 | 32 | 20 | 27 | 47 | 28 | 40 |
| K 校正分 | | | | | ? | | | | | | ? | ? | ? | |
| T 分 | 43 | 39 | 80 | 40 | 58 | 55 | 59 | 67 | 50 | 68 | 56 | 76 | 72 | 54 |

单选:90. 该求助者癔症量表的 K 校正分应当是 （　　）

A. 30　B. 31

C. 32　D. 33

多选:91. 从测验结果来看,该求助者可能存在 （　　）

A. 躯体化障碍　B. 异乎寻常的生活方式

C. 复仇攻击观念　D. 过分敏感等性格特征

多选:92. 关于 MMPI,正确说法包括 （　　）

A. 该测验属于人格测验

B. T 分是将原始分查常模表得出

C. 具有小学毕业以上文化程度者均可施测

D. 该测验根据因素分析法编制

**案例八**

下面是某求助者的 SCL－90 测验结果：

总分:201

阳性项目数:56

| 因子名称 | 躯体化 | 强迫症状 | 人际关系敏感 | 抑郁 | 焦虑 | 敌对 | 恐怖 | 偏执 | 精神病性 | 其他 |
|---|---|---|---|---|---|---|---|---|---|---|
| 因子分 | 1.7 | 2.2 | 2.3 | 1.8 | 2.3 | 3.3 | 2.0 | 3.0 | 2.7 | 1.7 |

多选:93. 测验结果显示该求助者可能存在 （　　）

A. 对生活的兴趣减退　B. 投射性思维

C. 不自在感和自卑感　D. 不可抑制的冲动

单选:94. 该求助者的阳性项目均分是 （　　）

A. 2.3　B. 2.4

C. 3.0　D. 4.3

多选:95. 对于 SCL－90,正确说法的包括 （　　）

A. 了解求助者出现了哪些心理问题

B. 对文化程度较低者可以逐条给他解释

C. 可作为群体心理健康水平的普查工具

D. 评分为中度表示受测者常有此症状并有相当程度的影响

**案例九**

下面是某求助者的 EPQ 的测验结果：

| | 粗分 | T 分 |
|---|---|---|
| P | 5 | 60 |
| E | 11 | 62 |
| N | 12 | 76 |
| L | 3 | 40 |

多选：96. 根据测验结果，可以判断该求助者为 （　）
A. 典型外向类型　B. 喜欢做奇特的事情
C. 情绪极不稳定　D. 胆汁质气质类型

多选：97. 关于 EPQ，以下说法正确的包括 （　）
A. 属于自陈式人格测验　B. 艾森克是英国心理学家
C. 由艾森克及其夫人编制　D. 艾森克是美国心理学家

**案例十**

下面是某求助者 16PF 的测验结果：

| 因素 | 分数 | 因素 | 分数 | 因素 | 分数 | 因素 | 分数 |
|---|---|---|---|---|---|---|---|
| 乐群性 | 7 | 兴奋性 | 4 | 怀疑性 | 2 | 实验性 | 3 |
| 聪慧性 | 8 | 有恒性 | 5 | 幻想性 | 3 | 独立性 | 4 |
| 稳定性 | 7 | 敢为性 | 6 | 世故性 | 3 | 自律性 | 8 |
| 恃强性 | 2 | 敏感性 | 7 | 忧虑性 | 5 | 紧张性 | 2 |

单选：98. 根据测验结果，该求助者的人格特征可能是 （　）
A. 容易紧张困扰　B. 严肃、审慎、寡言
C. 抽象思维能力弱　D. 谦虚、顺从、通融

多选：99. 关于 16PF 的正确说法包括 （　）
A. 尽量不选中性答案　B. 用于了解心理障碍的个性原因
C. 可以更改测题语句　D. 都是有关个人兴趣和态度的问题

单选：100. 某求助者 SDS 测验结果总粗分为 52 分，则属于 （　）
A. 正常状态　B. 轻度抑郁
C. 中度抑郁　D. 重度抑郁

# ·第二部分　案例问答题·

**本部分采取专家阅卷，1～4 题，满分 100 分。请在答题纸上写明题号，用钢笔、圆珠笔按要求作答。**

一般资料：求助者，女性，62 岁，本科学历，退休公务员。

案例介绍：求助者是公务员，因年龄原因正常退休，退休后经常去旅游，参加各类聚会，做些自己感兴趣的事。最近几年不断有老同学去世，求助者每听到这种消息就很难过。几个月前自己最要好的一位朋友因病去世了，求助者非常痛苦，感叹岁月的无情，觉得自己也是日落黄昏，没用了，快完了。最近经常觉得头晕，感觉心慌，四肢发麻，多次到医院进行检查治疗，但效果不明显。近几个月来不再外出旅游了，也不愿与人交往，聚会能推就推，经常不想吃东西，晚上久久不能入睡，没有做什么事但觉得很累。丈夫、儿子及朋友发现了她的问题，多次帮助她。但她觉得很无助，觉得没什么希望，内心苦恼。

心理咨询师观察了解到的情况：求助者的父母均在世，过去求助者给予了很多照顾，但现在颇有怨言。儿子有先天疾病，但生活能自理。求助者外向，从小争强好胜，追求完美。丈夫反映近来求助者变得多愁善感，不愿意多做家务，抱怨父母难伺候，经常唉声叹气。

根据案例请回答以下问题：

1. 对该求助者的初步诊断及依据是什么？(30 分)

2. 请分析该求助者产生心理问题的原因。(30 分)

3. 与该求助者共同商定的咨询目标可以包括哪些？(20 分)

4. 本案例可以采用的心理测验有哪些，并说明理由。(20 分)

# 参考答案及详解

## 卷册一:职业道德　理论知识

### 第一部分　职业道德

**一、职业道德基础理论与知识部分**

**(一)单项选择题**

1. A。《公民道德建设实施纲要》是弘扬民族精神和时代精神,形成良好的社会道德风尚,促进物质文明与精神文明协调发展,全面推进建设有中国特色社会主义伟大事业的指导性文件。在《公民道德建设实施纲要》中,党中央提出了所有从业人员要遵循爱岗敬业、诚实守信、办事公道、服务群众、奉献社会的职业道德。
2. D。职业活动的具有原则意义的内在道德准则为忠诚、审慎、勤勉。忠诚指要忠于服务对象;审慎指努力规避风险;勤勉指投入精力做好工作。
3. C。道德和法律都是国家、社会健康发展的重要保障,两者在内容上存在部分重叠,并相辅相成,共同发展。道德能够弥补法律调节的不足,在调节范围上,道德适用范围比法律广;在调节主体上,道德调节的主体比法律广;在调节方式上,道德具有明显的自觉性、事前性特点,而法律调节具有强制性、滞后性特点。
4. C。职业良心是指有着特殊职业的从业人员领悟了社会对自己的要求,因而具有的为社会尽具体义务的明确意识。职业良心在职业活动中起着重要的作用。职业良心的核心使命是尽职尽责、服务社会、诚信无欺。
5. B。社会主义职业道德是社会主义社会各行各业的劳动者在职业活动中必须共同遵守的基本行为准则。社会主义职业道德规范的基本原则是集体主义。因为集体主义贯穿于社会主义职业道德规范的始终,是正确处理国家、集体、个人关系的最根本的准则,也是衡量个人职业行为和职业品质的基本准则,是社会主义社会的客观要求,是社会主义职业活动获得成功的保证。
6. D。职业技能是指从业人员从事职业劳动和完成岗位工作应具有的业务素质,包括职业知识、职业技术、职业能力。
7. A。敬业是一个人对自己所从事的工作及学习负责的态度。敬业的基本要求是:(1)有巩固的专业思想。(2)有强烈的事业心。(3)有勤勉的工作态度。(4)有旺盛的进取意识。(5)有无私的奉献精神。
8. B。诚信是日常行为的诚实和正式交流的信用的合称。与其他职业道德相比,诚信具有以下特征:通识性、智慧性、止损性、资质性。

**(二)多项选择题**

9. ABD。尊重是平等待人的精髓。平等待人具体指:(1)市场面前顾客平等。(2)按贡献取酬。(3)按德才谋取职位。平等待人不能片面理解为完全相同的待人,对于特殊人群,应当提供更加耐心细致的服务。
10. AD。职业纪律是从事某种职业的人们必须共同遵守的行为准则,其特点是具有明确的规定性和一定的强制性。职业纪律是对员工素质和职业活动表现的一种评价体系。职业纪律是约束员工行为的“红线”,一般由公司的职能部门制定,对企业领导和员工都有效。
11. ABC。操作规程指有权部门为保证本部门的生产、工作能够安全、稳定、有效运转而制定的,相关人员在操作设备或办理业务时必须遵循的程序或步骤。执行操作规程包括:牢记操作规程,演练操作规程,坚持操作规程。
12. BCD。从业人员践行“节约”规范的基本要求包括爱护公物、节约资源、艰苦奋斗。
13. ABC。合作是指个人与个人、群体与群体之间为达到共同目的,彼此相互配合的一种联合行动、方式。合作有求同存异、互助协作、公平竞争的要求。从业人员要做到以下几点:(1)端正态度,树立大局意识。(2)善于沟通,提高合作能力。(3)律己宽人,融入团队之中。
14. AB。奉献是不以追求报酬为最终目的而付出劳动和实践,心甘情愿为别人默默付出,不局限于付出的劳动与获得的报酬相等。奉献是基本的职业道德,人人都能做到。
15. ABD。在 IBM 公司,选人用人的标准包括:团队协作能力,创新能力,逻辑分析能力,适应环境的能力和职业道德,要有敢于对企业上司说“不”的勇气。
16. ABD。职业道德修养是指从事各种职业活动的人员,按照职业道德基本原则和规范,在职业活动中所进行的自我教育、自我改造、自我完善,使自己形成良好的职业道德品质。增强职业道德修养的具体途径和方法包括:(1)学习职业道德规范。(2)学习马克思主义伦理观和专业技能,提高文化素养。(3)向先进模范人物学习。(4)经常进行自我批评,不断修正自身。

**二、职业道德个人表现部分**

17～25(略)。

### 第二部分　理论知识

**一、单项选择题**

26. B。本题主要考查心理学发展。冯特对心理学有很大的贡献,他创建了世界上第一个专门从事心理学实验研究的实验室。铁钦纳是冯特的学生,是构造心理学的创始人。詹姆士是机能主义心理学的代表人物。华生是行为主义的创始人。
27. D。本题主要考查大脑两半球功能的不对称性。单侧化是指大脑两半球解剖结构基本对称但功能不对称;布洛卡发现右利手的人左半球言语功能占优势;“割裂脑”实验再次验证了大脑的“单侧化”。
28. C。本题主要考查声音的特性。音调与频率有关;响度与振幅有关;音色与波形有关。强度不属于声音的特性。
29. D。本题主要考查遗忘规律。艾宾浩斯通过大量实验发现,在识记后的最初阶段遗忘的速度很快,但是,随着时间的推移,遗忘的速度越来越慢。

30. A。本题主要考查思维的相关概念。思维可根据形态分为动作思维、形象思维和抽象思维,按搜索问题答案方向的不同可以分为辐合思维和发散思维。抽象思维以词为中介来反映现实;动作思维是以实际动作为支柱的思维过程;形象思维是以直观形象和表象为支柱的思维过程;辐合思维是按照已知的信息和熟悉的规则进行的思维。

31. B。本题主要考查几种不同的意识状态。科学家通过脑电波的变化来观察脑的活动。睡眠和梦是两种特殊的意识状态。

32. C。本题主要考查中枢神经系统及其功能。中枢神经系统包括脊髓和脑,脊髓是中枢神经系统最低级的部位;脑由脑干、间脑、小脑和端脑组成,延髓是脑干的组成部分;上丘脑、下丘脑是间脑的组成部分。

33. D。本题主要考查意志的定义。激情和应激是情绪状态,以情绪发生的速度、强度和持续时间进行区分,注意是心理活动或意识活动对一定对象的指向和集中,不需要克服困难和挫折就可以达到。

34. A。本题主要考查气质。气质是由先天形成的神经过程决定的,具有稳定性和可塑性,遗传素质相同或相近的人的气质类型比较接近,且气质不易受外界环境的影响,主要体现了人格的生物属性。

35. D。本题主要考查社会心理学的定义。美国心理学家 G. W. 奥尔波特认为,社会心理学试图了解和解释个体的思想、情感和行为怎样受他人的现实的、想象的和隐含的存在所影响。

36. B。本题主要考查性别角色的概念。性是男女在生物学方面的差异;性别是男女在人格特征方面的差异;性别角色是指社会对男女在态度、角色和行为方式方面的期待。

37. C。本题主要考查光环效应的概念。光环效应是指个体对认知对象的某些品质的倾向性印象,一旦形成,便会带着这种倾向去评价认知对象的其他品质。

38. A。本题主要考查侵犯动机。对侵犯行为的原因有三种解释:本能论、挫折—侵犯学说、社会学习论。侵犯行为是习得的,这是班杜拉提出的社会学习论的观点。

39. A。本题主要考查态度的维度。某种态度在个体态度体系及相关价值体系中,接近核心价值的程度反映了态度的向中度属性;个体对特定态度对象的卷入水平反映了态度的深度属性;个体态度在其行为方向与行为方式上的外露程度反映了态度的外显度属性;态度倾向于某一特定方向的程度反映了态度的强度属性。

40. B。本题主要考查态度的成分。态度成分也被称为 ABC 模型,A 表示情感,B 表示行为倾向,C 表示认知,一般情况下,ABC 是协调一致的,如果不协调,情感成分往往占主导地位。

41. B。本题主要考查海德的平衡理论。海德用 P—O—X的三角形模型来表示人与人之间的相互影响在态度转变中的作用,其中 P(个体)和 O(他人)的关系最为重要。

42. D。本题主要考查影响人际吸引的因素。熟悉与邻近、相似与互补、才能、外貌、人格品质均是影响人际吸引的因素,人格品质是影响喜欢的最稳定因素之一,也是个体吸引力最重要的来源之一。根据安德森的研究,真诚是最受欢迎的人格品质。

43. C。本题主要考查人际距离。心理咨询师与求助者应保持正常的社交距离。社交距离是指彼此认识的人之间的交往距离。商业交往多发生在这个距离上。

44. C。本题主要考查心理学代表人物。班杜拉提出了社会学习论;维果斯基主张社会文化因素决定人的高级心理机能的发展;皮亚杰提出心理起源于动作,动作是心理发展的源泉;巴甫洛夫主要研究条件反射学说。

45. C。本题主要考查婴儿的词汇发展。婴儿在 1~1.5 岁可掌握 50~60 个词汇,3 岁儿童的词汇量可达到 1000 左右。

46. C。本题主要考查婴儿基本情绪的发展。当婴儿离开母亲后,处于陌生环境和遭遇陌生人时,会出现情绪反应,这是分离焦虑。

47. C。本题主要考查婴儿自我的发展过程。婴儿自我的发展过程分为婴儿主体我和客体我的发展过程,在两周岁前后,婴儿显示出客体我的自我认知,客体我自我意识的出现是个体自我意识发展的第一次飞跃。

48. D。本题主要考查精神分裂症。精神分裂症多起病于青壮年,起病缓慢,常伴有幻觉、妄想。

49. B。本题主要考查思维障碍的概念。在意识障碍的情况下出现的语词杂拌属于思维不连贯;严重的破裂性思维表现为在意识清楚的情况下出现语词杂拌;思维松弛或思维散漫表现为联想松弛、内容散漫。

50. C。本题主要考查思维障碍的类型。强迫观念,又称强迫性思维,是指某一种观念或概念反复地出现在患者的脑海中。患者自己知道这种想法是不必要的,甚至是荒谬的,并力图加以摆脱。

51. C。本题主要考查灾难症候群的阶段特征。灾难症候群属于破坏性压力,有三个阶段:惊吓期、恢复期、康复期。焦虑、紧张、失眠、注意力下降等症状出现在恢复期。在惊吓期,受害者因受到强烈刺激而丧失知觉,事后往往不能回忆事件;在康复期,受害者心理重新达到平衡。

52. B。本题主要考查人格障碍的类型。偏执性人格障碍以猜疑和固执己见为特点;分裂样人格障碍以观念、行为、外貌装饰奇特,情感冷漠、人际关系明显缺陷为特点;冲动性人格障碍以阵发性情绪爆发,有明显冲动性行为的特征;表演性人格障碍以过分感情用事或夸张言行吸引他人注意。

53. D。本题主要考查许又新教授神经症的评分标准。许又新教授对神经症的评分标准分为三个方面:病程、精神痛苦程度、社会功能。其中病程的评分标准是:不到 3 个月为短程,评 1 分;3 个月到 1 年为中程,评 2 分;1 年以上为长程,评 3 分。

54. A。本题主要考查测量的定义。测量就是依据一定的法则用数字对事物加以确定,其包括的元素是:事物、数字、法则。

55. C。本题主要考查发展常模的定义。发展常模又称年龄量表,用来表示个体的行为在按正常途径发展方面所处的水平。

56. D。本题主要考查标准分数。标准分数有 T 分数、标准九分、标准十分、标准二十分、离差智商等。标准十分的平均数为 5.5,标准差为 1.5。

57. A。本题主要考查比率智商的定义。比率智商是心理年龄与实足年龄之比。

58. A。本题主要考查重测信度的再测时距。两次施测相隔的时间一般以 2~4 周最为合适,最好不超过 6 个月。

59. B。本题主要考查项目鉴别指数。鉴别指数在

0.40以上的，项目评价为：很好；在0.30～0.39之间的，项目评价为：良好，修改后会更佳；在0.20～0.29之间的，项目评价为：尚可，但需修改；在0.19以下的，项目评价为：差，必须淘汰。

60.C。本题主要考查性心理的个体发展。弗洛伊德创立了精神分析理论，将性心理的个体发展划分为5个阶段：口欲期、肛欲期、生殖器期、潜伏期、生殖期。

61.C。本题主要考查社会心理学主要理论流派中的概念。观察学习又称为替代学习，是班杜拉提出的社会学习理论中最重要的概念之一。

62.A。本题主要考查心理咨询的形式。门诊心理咨询、电话心理咨询、互联网心理咨询都是常见的心理咨询形式，其中门诊心理咨询是心理咨询中最主要和最有效的方法。

63.A。本题主要考查会谈的类型。治疗性会谈主要针对心理问题和行为问题；鉴别性会谈主要为了确定使用什么测验和鉴别措施；咨询性会谈是针对健康人的心理咨询；危机性会谈主要针对求助者发生突发事件而进行会谈。

64.B。本题主要考查不恰当提问的形式。本题中的提问会使求助者一时无法回答，容易使会谈陷入僵局，这样的提问不利于咨询话题的展开，是修饰性反问。

65.B。本题主要考查心理冲突。心理冲突有常形和变形两种，常形冲突与现实处境直接相联系，有明显的道德性质；变形冲突与现实处境无关，不带有明显的道德色彩。根据心理冲突类型，可判断是否为神经症性心理问题。

66.C。本题主要考查心理咨询师如何进行初诊接待。在心理咨询时要尊重求助者，不主动打探求助者的秘密、隐私。使用方言会影响沟通，同时也会给求助者留下不好的印象，不利于建立良好的咨询关系。初诊接待时不可直接逼问求助者，应间接询问其希望得到哪方面的帮助。

67.B。本题主要考查心理咨询师在初诊接待时的语言表达。会谈时应该避免职业化，若使用专业术语，应向求助者说明专业术语的内涵和外延。会谈时应避免使用影响交流的方言，吐字要清楚，语速应适中。

68.A。本题主要考查给临床资料赋予意义的方法。心理咨询师给临床资料赋予意义的方法包括就事论事、相关分析和分析迹象。补充提问是验证临床资料可靠性的办法。

69.D。本题主要考查咨询关系在咨询中的重要意义。良好的咨询关系有利于求助者的自我表达，可以使心理咨询师充分了解求助者存在的心理问题，是开展心理咨询的前提条件，是保证心理咨询成功的必要条件。

70.C。本题主要考查共情的定义。共情是咨询师对求助者内心世界的理解、体验及表达，是体验求助者内心世界的能力，有利于建立良好的咨询关系。

71.A。本题主要考查各学派的咨询目标。不同的心理咨询流派有不同的咨询目标，人本主义学派把自我实现作为咨询目标，行为主义学派把改变、消除适应不良的行为作为咨询目标。

72.B。本题主要考查咨询阶段。咨询阶段分为：诊断阶段、咨询阶段、巩固阶段。咨询阶段是心理咨询职业活动的核心、最重要的实质性阶段，调整求助动机、商定咨询目标、商定咨询方案、实施方案等步骤都是在这一阶段完成的。

73.C。本题主要考查影响性技术。影响性技术包括面质技术、解释技术、指导技术、情感表达技术、内容表达技术、自我开放技术、影响性概述、非言语行为的运用等。其中指导技术是心理咨询师直接干预求助者的行为，是对求助者影响力最明显的一种咨询技术。

74.C。本题主要考查面质技术的定义。面质技术是指咨询师指出求助者身上存在的矛盾，促进求助者的探索，最终实现统一。

75.A。本题主要考查合理情绪疗法的相关知识。合理情绪疗法是由美国著名心理学家埃利斯创立的，他主张人们通过改变认知，进而改变情绪。合理情绪疗法属于认知行为疗法。

76.D。本题主要考查阻抗的本质。阻抗在本质上是求助者对于心理咨询过程中自我暴露与自我变化的精神防御和抵抗。应对阻抗时，心理咨询师要正确地进行诊断和分析，解除求助者的戒备心理，以诚恳的态度帮助求助者正确地对待阻力。

77.B。本题主要考查咨询效果的评估。咨询效果是以是否达到咨询目标来判断的，评价内容应围绕咨询目标展开。

78.C。本题主要考查智力结构论。英国心理学家斯皮尔曼创立了智力的二因素理论，主张智力主要是一种普遍而概括的能力。瑟斯顿创立了群因素论，主张智力是由一群彼此无关的原始能力构成的。吉尔福特创立了三维结构理论，主张智力结构应从内容、操作和产品去考虑。斯坦伯格创立了认知成分理论，主张智力结构由“成分”组成。

79.D。本题主要考查艾森克人格问卷的适用范围。艾森克人格问卷（EPQ）分为成人和幼年两套问卷，其中成人问卷适用于调查16岁以上成人的个性类型，幼年问卷用于调查7～15岁幼年的个性类型。

80.B。本题主要考查抑郁自评量表中的评定等级。抑郁自评量表（SDS）适用于发现抑郁症病人，含有20个反应抑郁主观感受的项目，每个项目按症状出现的频度分为四级评分，其中10个为正向评分，10个为反向评分。

81.D。本题主要考查应对方式问卷。应对方式问卷（CSQ）有六个分量表，分别是：解决问题、自责、求助、幻想、退避、合理化，主要通过因子分记分，可用于解释个体或群体的应对方式类型和应对行为特点，比较不同个体或群体的应对行为差异，并且不同类型的应对方式还可以反映人的心理发展成熟的程度，可按应对方式分为成熟型、不成熟型、混合型。

82.A。本题主要考查社会支持评定量表。社会支持评定量表（SSRS）可了解受测者社会支持的特点及其心理健康水平、精神疾病和各种躯体疾病的关系，共有10个条目，包括客观支持、主观支持和对社会支持的利用度三个维度。

83.C。本题主要考查90项症状清单评定的时间范围。90项症状清单（SCL－90）又叫“症状自评量表”，共有90个项目，涉及感觉、情感、思维、意识、行为直至生活习惯、人际关系、饮食睡眠等，采用因子分评定受测者的症状分布特点。评定的时间范围是“现在”或者是“最近一个星期”的实际感觉。

84.C。本题主要考查味觉的生理基础。舌尖部对甜味最敏感，舌根部对苦味最敏感，舌边前部对咸味最敏感，舌边后部对酸味最敏感。

85.B。本题主要考查自我概念的功能。自我概念又称自我或自我意识，是个体对其生理状态、心理状态、社会角色及人际关系的认知。自我概念的功能包括保持个体内在的稳定性和一致性、解释经验以及决定期待。通过维持内在的一致性，自我概念实际引导着个体的行为。

**二、多项选择题**

86. ACD。本题主要考查色觉异常的情况。按照异常程度，色觉异常可分为色弱、部分色盲和全色盲三种。色弱者能分辨颜色，但其感受性差。部分色盲又分为红绿色盲和黄蓝色盲。全色盲的人可以分辨明度不同的差别，但是不能分辨颜色。

87. ABCD。本题主要考查错觉。错觉是在特定条件下产生的对客观事物的歪曲知觉，常带有固定的倾向。只要具备了错觉产生的条件，错觉必会产生，通过主观努力无法克服。

88. CD。本题主要考查思维的特征。思维是人脑对客观事物的间接的、概括的反映，是人脑对客观事物的本质和事物之间的内在联系的认识。作为一种反映形式，思维最主要的特征是间接性和概括性。

89. ABD。本题主要考查梦境的特点。弗洛伊德认为梦是压抑到潜意识里的冲动或愿望的一种反映。梦境的特点包括不连续性、不协调性和认知的不确定性。

90. ABC。本题主要考查对需要的认识。需要都有对象，没有对象的需要是不存在的；需要是不断发展的，当旧的需要得到满足时，新的不平衡又会产生，个体会为了满足新需要去追求新的对象，需要永远不会被彻底满足。动机是激发个体朝着一定目标活动的内在心理动力，动机是在需要的基础上产生的。

91. AC。本题主要考查遗忘规律。记忆过程的干扰形式分为前摄抑制和倒摄抑制两种。先前学习的材料对识记和回忆后学习的材料的干扰作用称为前摄抑制；后学习的材料对识记和回忆先前学习的材料的干扰作用称为倒摄抑制。

92. AC。本题主要考查社交情绪中的嫉妒情绪。嫉妒情绪的特点包括针对性、持续性、对抗性和普遍性。

93. ABCD。本题主要考查个体社会化的主要载体。社会化的主要载体包括家庭、学校、大众传媒和参照群体。

94. BCD。本题主要考查归因三维理论。归因三维理论认为人们在归因时需同时考虑三种信息：特异性信息、共同性信息、一致性信息。

95. ACD。本题主要考查态度的形成过程。凯尔曼认为，态度的形成包括依从、认同和内化三个阶段。依从是态度形成的开始；认同是指个体自愿地接受他人的观点、信息或群体规范，并使自己与他人一致；内化是指个体从内心彻底接受他人的观点，并将其纳入自己的态度体系。

96. ABD。本题主要考查塔尔德的“模仿律”。塔尔德认为模仿是一种基本的社会现象，他在研究模仿在犯罪活动中的作用时，提出了三个模仿律：下降律、几何级数律、先内后外律。

97. ABC。本题主要考查爱情的构成。美国心理学家斯坦伯格提出的爱情理论认为爱情由激情、亲密和承诺三个基本成分组成。

98. BCD。本题主要考查儿童记忆策略的发展。儿童运用记忆策略经历从无到有、从不自觉到自觉的发展过程：5岁以前的儿童难以运用记忆策略；5岁至8、9岁的儿童自己不太会主动运用记忆策略，但能够接受指导，在成人的帮助下可以较好地使用记忆策略；10岁以后的儿童能够主动、自觉地运用记忆策略。

99. ABC。本题主要考查婴儿的社会性发展。安斯沃斯通过陌生情境研究法将婴儿的依恋分为三种类型：安全型依恋、回避型依恋、反抗型依恋。安全型依恋是积极依恋，回避型依恋和反抗型依恋是消极依恋。

100. CD。本题主要考查童年期的同伴交往。根据同伴交往中的人气特点，研究者发现受忽视的儿童往往表现为退缩、安静，有依赖性或顺从性。

101. ABC。本题主要考查第二逆反期。反抗心理是少年期儿童普遍存在的一种心理特征，它表现为对一切外在强加的力量和父母的控制予以排斥的意识和行为倾向。少年期逆反期的主要表现有：为独立自主意识受阻而抗争；为社会地位平等的欲求不满而抗争；观念上的碰撞。少年反抗的对象主要是父母，但也具有迁移性。

102. CD。本题主要考查幻听。幻听可分为言语性幻听和非言语性幻听。其中言语性幻听又可分为命令性幻听、评论性幻听、争论性幻听。命令性幻听是在没有客观的说话声音存在的情况下，患者听到有说话声命令他做某件事。患者可清晰听到声音，就像客观存在一样，是真性幻听。命令性幻听最常见于精神分裂症，也可见于功能性精神障碍。

103. ABCD。本题主要考查抑郁发作的特点。抑郁发作属于心境障碍，常见于轻型抑郁症、无精神病性症状抑郁症、有精神病性症状抑郁症、复发性抑郁症。其特点是：情绪低落、思维缓慢、语言动作减少和迟缓。

104. BCD。本题主要考查急性应激障碍的症状。急性应激障碍多发生在患者遭受急剧、严重的精神打击后，在数分钟或数小时内发病，数小时至数天痊愈。症状有：意识障碍、意识范围狭窄，定向障碍，言语缺乏条理，对周围事物感知迟钝；可出现人格解体，有强烈恐惧，精神运动性兴奋或精神运动性抑制。

105. ABD。本题主要考查神经症的特点。神经症是一种持久的精神障碍，患者精神痛苦，存在意识的心理冲突，会主动求医。C项错误，神经症患者具有自知力，可以觉察到自己的心理冲突。

106. AC。本题主要考查测量单位。测量是指依据一定的法则用数字对事物加以确定，好的测量单位要有确定的意义和相同的价值。

107. BC。本题主要考查心理测验的分类。心理测验可按功能分为智力测验、特殊能力测验、人格测验；可按测验材料的性质分为文字测验、操作测验；可按测验材料的严谨程度分为客观测验、投射测验；可按测验的方式分为个别测验、团体测验；可按测验的要求分为最高行为测验、典型行为测验。

108. ABD。本题主要考查测题的来源。测验计划编好后，就要确定命题取材。题目的来源可分为三个方面：已出版的标准测验、理论和专家的经验、临床观察和记录。

109. ABCD。本题主要考查测验前的准备工作。测验前的准备工作是保证测试顺利进行和测验实施标准化的必要环节。准备工作主要包括四个方面：预告测验、准备测验材料、熟悉测验指导语、熟悉测验的具体程序。

110. ABC。本题主要考查弗洛伊德的人格理论。弗洛伊德的人格理论是把人格结构分为三个层次：本我、自我、超我。

111. BCD。本题主要考查儿童期的性心理咨询。儿童期的性心理咨询一般包括性别认同、性冲动、性好奇。

112. ABC。本题主要考查如何做好初诊接待。在初诊接待工作中，心理咨询师应该做到确保求助者了解什么是心理咨询，要向求助者说明保密原则，要为求助者提供一个释放压抑的空间，不可直接逼问求助者。商定咨询目标不在初诊接待时进行。

113. ABD。本题主要考查如何确定会谈内容。确定会谈内容和范围所依据的参照点包括：求助者主动提出的求助内容、咨询师在初诊接待时观察到的疑点、咨询师根据心理测评结果的初步分析发现的问题和上级心理咨询师下达的会谈目标。C项错误，心理咨询师不可主观臆断，带“标签”看待求助者。

114. AC。本题主要考查不恰当提问的影响。在心理咨询过程中，咨询师提问过多容易造成责任转移，减少求助者的自我探索，造成求助者依赖，依赖于咨询师解决问题，容易产生不准确的信息，可能会使求助者产生防卫心理和行为，影响会谈中必要的概括与说明。

115. ABCD。本题主要考查保密原则。在心理咨询过程中，未经求助者的许可心理咨询师要对求助者的情况严格保密，这是心理咨询师职业道德的要求。心理咨询中保密例外的情况包括：求助者同意将保密信息透漏给他人；司法机关要求咨询师提供的保密信息；出现针对心理咨询师的伦理或法律诉讼；咨询过程中出现法律规定的保密问题限制；求助者可能对自身或他人造成即刻伤害或死亡威胁的；求助者患有危及生命的传染性疾病。

116. ABCD。本题主要考查咨询态度。心理咨询师应该持有的正确咨询态度包括：尊重、热情、通情达理、真诚和积极关注。

117. ACD。本题主要考查咨询目标的特征。有效的咨询目标应该具备以下七个特征：属于心理学范畴、积极的、可行的、可评估的、双方接受的、多层次统一的、具体或量化的。

118. ABC。本题主要考查实施咨询方案的策略。实施咨询方案时，应调动求助者的积极性；对求助者启发、引导、支持、鼓励；克服阻碍咨询的因素。

119. BCD。本题主要考查放松训练的方法。放松训练的方法有呼吸放松法、肌肉放松法、想象放松法。呼吸放松法包括鼻腔呼吸放松法、腹式呼吸放松法、控制呼吸放松法。

120. ABD。本题主要考查阳性强化法。阳性强化法又称为正强化法或积极强化法，其原理是通过及时奖励目标行为，忽视或淡化异常行为，从而促进目标行为的产生。阳性强化法应该适时、适当，应该在行为出现时进行，其目标行为应该是具体的、单一的。

121. ABC。本题主要考查咨询关系的匹配。求助者与咨询师不适宜的情况可分为三类：欠缺型、忌讳型和冲突型。欠缺型是由于咨询师受训的重点和擅长的内容和求助者咨询的问题不同。忌讳型是指有些咨询师对求助者的某些问题比较敏感、偏见和忌讳。冲突型是指咨询师与求助者可能在个性等方面存在着某种不协调，甚至存在明显的冲突。

122. BCD。本题主要考查韦氏成人智力测验的记分。韦氏成人智力测验（WAIS－RC）中，知识测验通过时记1分，未通过记0分；领悟、相似性和词汇测验可按照回答的质量记0、1或2分；对于有时间限制的项目（算术、数字符号、图画填充、木块图案等项目有时间限制）以反应速度和正确性作为评分的依据，超过规定时间，即使通过也记0分。

123. ABD。本题主要考查联合型瑞文测验的适用范围。联合型瑞文测验（CRT）适用于5～75岁的人群，对幼儿、智力低下者和不能自行书写的老年人可个别施测。D项，正常的三年级以上的儿童与65岁以下成人均可团体施测。

124. ACD。本题主要考查自陈量表的编制方法。自陈量表的编制方法包括：逻辑分析法、经验效标法、因素分析法和综合法。

125. BCD。本题主要考查生活事件量表的适用人群。生活事件量表的适用范围是16岁以上的正常人、神经症、心身疾病、各种躯体疾病患者以及自知力恢复的重性精神病患者。

# 卷册二：专业技能

## 第一部分 技能选择题

1. BCD。本案例中“请问您需要我帮助您解决什么心理问题呢”，使用了开放式提问和间接询问。“您是希望单独和我谈，还是愿意让儿子、儿媳在这里陪您一起谈”，使用了封闭式提问。开放式提问没有预设的答案，常用“如何”“什么原因”等词，封闭式提问带有预设的答案，用于明确有些问题。在初诊接待时，心理咨询师不可直接逼问求助者，要给求助者一个释放压抑的空间。

2. AB。根据案例介绍“您好！请坐”“您是希望单独和我谈，还是愿意让儿子、儿媳在这里陪您一起谈”，心理咨询师遵循礼仪、礼貌待人，是尊重的表现。“别着急……我给您倒杯水……”是热情、有耐心的表现。此时心理咨询师还不了解该求助者的困扰，既没有体现真诚，也没有体现共情。

3. D。该求助者在心理咨询师提问后沉默，对于提问没有直接给出回答，说明求助者此时不知该如何选择，属于茫然型沉默。茫然型沉默的原因有求助者不知该说什么好、搞不清自己的问题或者想说的太多。

4. A。有些求助者可能搞不清自身的问题或者不愿意谈具体的事情，出现问题模糊、过分概括、概念不清，此时需要心理咨询师协助求助者清楚、准确地表述他们的观点以及他们所用的概念、所体验到的情感以及所经历的事情，这就是具体化技术。案例介绍中“我近来感觉特别难受，特别不舒服”，用含糊、笼统的概念来表达自己的感受，求助者出现问题模糊。

5. AB。案例介绍中“您别生气，再喝点水”使用了中断技术，求助者出现喋喋不休，咨询师使会谈暂时中止一下。“看来是您和老伴之间……身体上的不舒服”使用了释义，把求助者说的内容中重要的部分反馈给求助者。

6. BD。“看来是您和老伴之间出了点问题”是内容反应。“他的某些行为让您很气愤”是情感反应。心理咨询师没有直接指示求助者，也没有解释求助者的问题。A、C项错误。内容反应、情感反应是参与性技术。内容反应也称释义技术或说明，是心理咨询师用自己的话将求助者表达的信息再反馈给求助者，以达到加强理解、促进沟通的目的。情感反应是心理咨询师用自己的话把求助者所陈述的有关情绪、情感的信息再反馈给求助者,以加强理解,促进沟通。

7. A。最后一句话,明显是多重提问,表现出心理咨询师急躁和没耐心。

8. ABCD。心理咨询师要尽量使自己保持客观、中立、理性的态度。“您是不是觉得他一定是出轨了呢”“哪个狐狸精”,这两句表明咨询师没有做到价值中立。案例中咨询师没有表现出对求助者关心老伴这一正性方面的积极关注。在本案例中心理咨询师使用多重提问,可见其急躁和没有耐心。共情是咨询师体验求助者内心世界的能力。在本案例中心理咨询师作为旁观者,没有设身处地地理解求助者老伴出轨的感受,没有做到共情。

9. BD。验证资料可靠性的方法主要用于收集资料并验证是否有效,主要目的是对求助者的情况深入了解,其方法有:补充提问、使用问卷和心理测验、比较同一资料的不同来源。

10. BC。初诊接待中,心理咨询师应做到:提前准备好心理咨询服务工作;使用礼貌的语言和服务方式;不可直接逼问求助者希望得到哪方面的帮助,应采取间接方式;询问结束后,向求助者说明保密原则;向求助者阐明其权利和义务;与求助者协商确定咨询方式。初诊接待不一定要有评估诊断,保密原则的失误本案例中没有提及。

11. D。心理咨询的目标应该由咨询师与求助者共同商定,是双方的目标。心理咨询目标制定书根据求助者的不同问题相应制定,而不是一概而论。咨询中制定咨询目标应该在心理诊断阶段已经完成的基础上建立,在咨询师通过全面、准确了解求助者的具体心理问题、问题性质、严重程度、持续时间及求助者认知、行为、情绪和个性特征等前提下进行。

12. AB。多话有7个类型:宣泄型、倾吐型、癔症型、表现型、表白型、掩饰型、外向型。表现型多话的特点是很少谈及自己,对其他的事情滔滔不绝。倾吐型多话的特点是积压已久,一发不可收拾。表白型多话的特点是求助者知道自己正面临着某方面问题,然而,面谈时一味地谈论别人的不是,全是别人的过错。宣泄型多话的特点是求助者为发泄自己的情绪。该求助者的心理问题是因夫妻关系引起的,根据该求助者的表述,没有意识到自己在夫妻关系中存在问题,其表述属于宣泄型和倾吐型。

13. CD。心理咨询师站在求助者的角度,设身处地地理解求助者维护家庭的想法和行为,体现了对求助者的共情与积极关注。共情是指咨询师对求助者的内心世界进行设身处地地理解和体验。积极关注是要辩证、客观地看待求助者,咨询师看到求助者为了维护家庭完整的积极方面。

14. B。咨询师将求助者的信息反馈给求助者,或提出建议及忠告、进行褒贬等,这是内容表达技术。内容反应也称释义技术或说明,是心理咨询师用自己的话将求助者表达的信息再反馈给求助者,以达到加强理解、促进沟通的目的。情感反应是心理咨询师用自己的话把求助者所陈述的有关情绪、情感的信息再反馈给求助者,以加强理解,促进沟通。内容表达和情感表达是影响性技术。自我开放是指咨询师提出自己的情感与求助者分享或开放与自己有关的经历和情感等,属于影响技术的一种,内容反应和情感反应属于参与性技术。

15. C。情绪型沉默是因求助者的羞愧、愤怒等情绪引起的停止回答与探索的现象。沉默的类型有怀疑型、茫然型、情绪型、思考型。根据本案例的情景,第一次沉默是心理咨询师问及夫妻关系时可能有羞怯情绪。第二次沉默是因心理咨询师的提问指出了求助者语言的矛盾点,此时求助者可能因此产生难过、羞愧等情绪。

16. AD。第二次沉默是在心理咨询师的提问指出了求助者语言的矛盾点,促进求助者的探索时,使用了面质技术。将求助者自身的前后矛盾的说法反馈给求助者,这是内容表达技术。面质、内容表达都属于影响性技术。

17. C。阻抗有四种表现形式:沉默、寡言、赘言等讲话程度上的阻抗,交谈、情绪发泄、谈论小事、假提问题等讲话内容上的阻抗,健忘、顺从、控制话题、最终暴露等讲话方式上的阻抗,咨询关系上的阻抗。心理咨询师应通过正确地诊断和分析,以坦诚的态度帮助求助者正确地对待阻抗,使用咨询技巧突破阻抗。

18. B。移情是指求助者把对父母或对过去生活中某个重要人物的情感、态度和属性转移到了咨询师身上。“我觉得您就像我理想中的哥哥的样子”可见求助者对心理咨询师的依恋和顺从,并表示出信任。

19. CD。咨询目标是由双方协商制定的,且以来访者为主。“咨询目标是心理咨询的性质和任务所决定的。如果您不能接受,说明我们咨询关系不匹配”,此处说明咨询师对咨询目标的来源理解错误,且对求助者与咨询师的关系匹配问题理解错误。缓解躯体症状不是咨询的直接目标,所以,咨询师对咨询目标内容理解错误。

20. BCD。合适的咨询对象应具备动机正确、年龄适宜、匹配性好、信任度高、智力正常、行动自觉、人格正常、内容合适等条件。没有动机、缺乏动机的求助者不是合适的咨询对象,咨询动机越强烈,越容易因双方的配合取得较好的咨询效果。如有求助者动机不端正,应首先设法调整,或者中止咨询。

21. ABD。求助者与咨询师不适宜的情况可分为三类:欠缺型、忌讳型和冲突型。欠缺型是由于咨询师受训的重点和擅长的内容和求助者咨询的问题不同。忌讳型是指有些咨询师对求助者的某些问题上比较敏感、偏见和忌讳。冲突型咨询师与求助者可能在个性等方面存在着某种不协调,甚至存在明显的冲突。

22. B。该求助者“我完全信任您,您让我怎么做我就怎么做”,要求心理咨询师替自己解决问题,则可能出现了依赖。依赖最基本的特征是依靠他人而不是依靠自己解决问题。

23. AB。咨询方案能够将双方努力的目标和方向明确出来,有利于心理咨询工作,其内容主要有:咨询目标,双方责任、权利、义务,咨询次数与时间,具体方法、过程和原理,咨询的效果及评价手段,咨询费用,其他问题及说明。

24. ABCD。咨询效果评估的六个维度:自评、社会功能、周围人、咨询师、心理测验、症状改善程度。

25. A。制约心理咨询有效性的因素有一般性有效因素、特殊性有效因素、求助者本身的潜在适应能力与生长、复愈的能力。求助者有求助的意识、对心理咨询师的专业能力有信心、因得到帮助而心存希望、咨询师的尊重、关切等都是一般性有效因素。针对性的咨询所产生的效果是特殊性有效因素。

26. C。从产生的来源分类，错觉可分为心因性错觉、病理性错觉和心理性错觉。心因性错觉是由心理因素影响的错觉。幻觉的指向是本来并不存在的某种事物；妄想的特点是脱离现实；直觉是没有经过分析推理的观点。
27. B。嫉妒妄想的患者认为自己的配偶或爱人不忠，并收集一些琐碎的佐证就错误推论并且证实妄想为真。该求助者明显符合嫉妒妄想的症状。
28. A。题目中问的是求助者的愤怒情绪和极力搜寻丈夫出轨证据的行为所反映出的不合理信念的特征。根据绝对化要求的定义，该求助者认为丈夫一定出轨并为此感到愤怒，做出极力搜寻相关证据的举动，可知符合绝对化要求的特征。
29. AC。理解是心理咨询师对求助者的行为或情绪发生的规律性或必然性有了肯定的看法，而对其社会效应和其他后果仍是一种保留态度，这是最中性化、非批判性的态度。
30. B。该求助者以丈夫的行为认定他是“为了那个女人”，这是以偏概全的不合理信念，反映了过分概括化的特征。
31. AD。“我怎样对你，你就要怎样对我”这样的观念符合反黄金法则。黄金法则是指“你希望别人怎样对你，你就怎样对别人”。该求助者以自己的意愿为出发点，认为丈夫必须要对她忠诚，这是绝对化要求的不合理信念。
32. B。本案例中，心理咨询师向求助者介绍合理情绪疗法，使用了解释技术。
33. CD。“您能够产生好的变化，我感觉非常高兴”是开放自己的情感，属于自我开放和情感表达。
34. AC。合理情绪疗法有四个阶段，分别是心理诊断阶段、领悟阶段、修通阶段、再教育阶段。A、C项是心理诊断阶段的内容，B项修通阶段的内容，D项是再教育阶段的内容。本次咨询是心理诊断阶段。
35. BC。认知性的家庭作业主要有 RET 自助表和合理自我分析报告两种形式，是合理情绪疗法中常使用的方法，是在咨询师与求助者之间的一次咨询性辩论结束后的延伸。
36. AB。合理情绪疗法的修通阶段是与不合理信念辩论，常用的方法有“产婆术式”辩论技术、家庭作业（包括 RET 自助表和合理自我分析报告），合理情绪想象技术是帮助求助者停止传播不合理信念的方法。
37. ABCD。再教育阶段使用方法和技术除了之前几个阶段相同的不合理信念辩论技术（产婆术、家庭作业）之外，还有自信训练、放松训练、问题解决训练和社交技能训练。
38. ABCD。咨询师还可应用技能训练，包括自信训练、放松训练、问题解决训练和社交技能训练等方法和技术巩固治疗效果，强化新的观念。
39. B。ABCDE 理论中 A 代表诱发事件，B 代表个体的信念，C 代表个体的情绪反应和行为结果，D 代表对个体的不合理信念进行辩论，E 代表治疗或咨询效果。
40. AD。合理情绪疗法 ABC 理论中 B 代表信念，表示个体对这一事件的看法、解释及评价。B 项案例介绍中没有提及。C 项的说法错误，求助者后悔教丈夫使用微信，认为丈夫聊天都是在和那个女人联系。
41. ABC。ABC 理论中 C 代表情绪困扰和行为不适的具体表现。
42. BD。埃利斯等人认为合理情绪疗法可以帮助个体达到自我关怀、自我指导、宽容、接受不确定性、变通性、参与、敢于尝试、自我接受的目标。自我开放是在沟通和交往的时候把自己私人性的方面显示给他人，自我开放与人际关系的亲密程度有关。
43. A。在合理情绪疗法中，心理咨询师需要分析求助者存在的不合理信念，并通过多种技术和方法改变求助者的认知，是一个指导者、说服者、分析者，也是权威的信息提供者和与求助者非理性观念对抗的辩论者。
44. C。放松训练是行为疗法中使用最广的技术之一，也称为松弛训练，其理念是改变生理反应，进而改变主观体验，具有简便易行、实用有效，不受时间、地点限制的特点。
45. ACD。呼吸放松法是放松训练的常用方法。呼吸放松法包括鼻腔呼吸放松法、腹式呼吸放松法、控制呼吸放松法。
46. ACD。根据案例介绍“主要是对我丈夫的愤怒，还有紧张和担忧”“我觉得我都快被他折磨疯了”“没想到丈夫学会微信后，与一位初中女同学建立了密切的关系，由此引发了家庭矛盾”等。抑郁是求助者丈夫的症状。
47. ACD。根据案例介绍“胃里堵，还经常胸闷，心里烦，夜里睡不着觉”，求助者的儿子、儿媳提供的信息中“母亲为此每天处在愤怒的情绪里，头疼、失眠、胸闷、胃堵”。
48. C。求助者在发现丈夫有出轨迹象后出现焦虑、愤怒情绪，属于常形冲突，并持续 3 个月，自知力完整，社会功能中度受损，可以初步诊断为严重心理问题。
49. AD。该求助者的心理问题的特点为：内心冲突与现实处境相符，属常形冲突；主导症状为情绪，持续时间为三个月，社会功能中度受损。
50. ACD。引发求助者心理问题的原因包括生理因素、心理因素和社会因素三个方面。A、C 项是生理因素。D 项是社会原因。B 项不是引起心理问题的原因。
51. ACD。案例介绍“有时觉得头晕、憋气、胸闷”，此处的憋气应是躯体症状，可排除 B 项。根据“为此非常着急，既愤怒又无奈”“为此非常烦恼，失眠加重，工作也受到影响”，可知 A、C 项正确。“觉得自己无能”“也想放下不管了”“失眠、烦恼”，可见求助者自责、缺乏主动性，是抑郁的症状。
52. B。该求助者因儿子成绩下降出现愤怒、抑郁、烦恼等情绪。
53. D。A、B、C 项分别是由心理问题引起的躯体症状、情绪症状、行为的结果。
54. ACD。心理咨询师要了解整理求助者的一般资料，包括人口学资料、生活状况、婚姻家庭、工作记录、社会交往、娱乐活动、自我描述、个人内在世界的重要特点、其他资料。在案例介绍中，B 项已经说明。
55. ABC。引发求助者心理问题的原因可能包括生理因素、心理因素和社会因素。A 项是社会因素，B、C 项是心理因素。D 项是心理问题引发的结果。
56. C。许又新将社会功能评分为能正常交往有轻微妨碍（1 分）、中度损坏（2 分）、严重损坏（3 分）。根据案例介绍“工作也受到影响”，可判定该求助者社会功能中度受损。
57. A。该求助者因儿子成绩下降出现愤怒、抑郁、烦恼等情绪，属于常形冲突，情绪无泛化，其持续时间根据案例介绍为“最近”不明确，社会功能中度受损。因该求助者无泛化，社会功能受损不严重，可考虑为一般心理问题。
58. ACD。根据求助者的内心冲突类型、情绪泛化程度及社会功能受损程度做出诊断，病程事件的不明确，可排除B项。
59. B。心理咨询不帮助求助者解决任何生活中的具体问题，A、C项明显错误。心理咨询师应先与求助者建立良好的咨询关系，是开展心理咨询的前提条件，也是达到理想咨询效果的先决条件。心理咨询师可通过放松训练缓解求助者的负性情绪，但不能从根本上解决情绪困扰，D项错误。
60. ABD。咨询效果评估的六个维度：自评、社会功能、周围人、咨询师、心理测验、症状改善程度。
61. D。根据案例介绍“丈夫与自己离婚闹着玩，用不了多久就会来求自己”“认为丈夫无情，竟然为生孩子的事与自己离婚”，可见该求助者本意不想离婚。
62. ACD。该求助者产生心理问题的原因包括：(1)心理原因，求助者存在认知错误，认为丈夫不会和自己离婚；不愿生育是求助者的意志行为。(2)社会因素，求助者的行为草率冲动，丈夫对复婚的请求不回应。B项案例中没有体现。
63. D。在引起心理问题的因素中，认知因素起到了主要作用。
64. C。求助者与丈夫离婚后出现苦恼、后悔等情绪，属于常形冲突，不愿与他人联系，工作受到影响，社会功能中度损害，已泛化，可以初步诊断为严重心理问题。
65. A。根据案例介绍“家境好，任性”“不能低三下四求人”。
66. D。心理咨询不帮助求助者解决任何生活中的具体问题，A项明显错误。该求助者存在负性情绪，应先减轻负性情绪，再解决内心冲突、明确需求。
67. ABD。咨询师应与求助者建立良好的咨询关系，对求助者尊重、真诚，并充分共情、积极关注。真诚的表现是应适度实话实说，C项错误。
68. B。价值中立原则是指咨询师从求助者的立场了解求助者的问题，对求助者的困惑与处境表示理解，同时不予以评价，不掺杂个人的情绪与观点。
69. D。心理咨询师应向求助者详细介绍保密原则。关于非保密例外情况的一切信息在未经求助者本人许可的情况下，心理咨询师应严格保密。
70. C。咨询次数应每周1次，时间50分钟左右。
71. BD。心理咨询师应对求助者尊重，无条件接纳其观点、行为等。心理咨询师通过摄入性会谈可以了解求助者的资料及存在的问题，在此过程中应适时适当地反应。过多的反应容易对求助者造成干扰，不反应会使求助者感到不被关注、不被理解，不利于建立良好的咨询关系。
72. A。可从“总是小心翼翼，担心发生车祸”“借故不参加各类聚会”，可知已出现泛化、回避，情绪表现与现实不相符。“害怕生病，对医院、死亡等话题很敏感”反映了该求助者对疾病的认知。
73. B。求助者近来经常有不安感，害怕自己和母亲有不幸发生，就连乘车都担心发生车祸，因担心安全，多次婉拒公司的出差任务，借故不参加各类聚会。
74. B。由于求助者的主客观条件较差，不良情绪短期内得不到化解，从而发生行为迁移，泛化到其他类似对象，这种现象叫泛化。
75. ABD。引发求助者心理问题的原因包括生理原因、心理原因和社会原因三个方面。A项是生理因素，B项是心理因素，D项是社会因素。C项不是引起其心理问题的原因。
76. C。求助者因父亲患病去世引起抑郁、痛苦等情绪，时间长，已泛化，内心冲突为常形，社会功能中度受损，可以初步诊断为严重心理问题。
77. D。根据案例介绍该求助者有主动求治意愿，咨询师可先与求助者一起商定咨询目标。
78. AC。心理咨询师应矫正求助者不合理的理念，消除其糟糕至极的信念。阳性强化和放松训练用于矫正不良的简易行为和状态。
79. D。移情是指求助者把对父母或对过去生活中某个重要人物的情感、态度和属性转移到了咨询师身上，并相应地对咨询师做出反应的过程，分为正移情和负移情。
80. B。心理咨询师不得与求助者建立除咨询关系以外的其他关系。心理咨询师必须严守感情限制，与求助者沟通仅限于工作范围内，个人间的过密接触容易使心理咨询师丧失中立的立场，影响判断力，甚至可能会瓦解咨询关系。
81. D。参与性技术包括：倾听、开放式提问、封闭式提问、鼓励、重复、内容反应、情感反应、具体化技术、参与性概述和非言语行为的理解及把握。其中，具体化技术指咨询师协助求助者清楚、准确地表述他们的观点以及他们所用的概念、所体验到的情感以及所经历的事情。
82. C。这句话明显反映了心理咨询师对求助者的共情，能设身处地理解求助者的感受。共情也被称为通情达理。
83. C。该求助者因父亲和哥哥相继生病的这一现实刺激出现不良情绪，病程两个月，社会功能受损，未泛化，可以初步诊断为严重心理问题。
84. ABC。家人生病是社会原因，自己心脏有小问题是生理原因，害怕生病是心理原因。在案例介绍中没有提及求助者谨小慎微，可排除D项。
85. C。求助者的爸爸和哥哥脑血管有问题，自己可能也会有问题，属于认知上的偏差，需要矫正。
86. ACD。韦氏成人智力测验(WAIS－RC)的年龄量表分是以10为平均数、以3为标准差。A项对应的分量表是领悟，该求助者得分为16，高于平均分两个标准差，表明其该项能力较强。B项对应的分量表是算术，该求助者得分为7，低于平均分，表明其该项能力差。C项对应的分量表是图片排列，D项对应的分量表是图形拼凑，两项分量表的得分均高于平均水平。
87. D。低于平均数一个标准差的项目即项目得分为7。
88. ABCD。A项对应的分量表是图片排列，该求助者得分为13，高于平均分一个标准差，表明其该项能力较强。B项对应的分量表是拼图，该求助者得分为13，高于平均分一个标准差，表明其该项能力较强。该求助者操作智商(PIQ)得分为113，处于110～119之间，智力等级为高于平常。高于全国常模一个标准差即为量表分在13分的项目有知识、图排和拼图。
89. ABD。韦氏成人智力测验(WAIS－RC)可用于个别和团体测验，主测者应受过专业的训练。施测时，应与求助者建立良好的关系，使受测者能积极配合，可以用语言鼓励求助者回答，使受测者保持测验兴趣。对于有些无时限的项目，适度把握时间，不可让受测者任意延长。
90. B。Hy(癔症量表)的原始分为28，T分为59，相减得出癔症量表的K校正分为31分。

91. BCD。按照中国常模,T分在60分以上便视为可能有病理性异常表现或某种心理偏离现象。从该求助者的测验结果来看,T分在60以上的有Pd(社会病态)、Pa(偏执狂)、Sc(精神分裂症)、Ma(轻躁狂)、F(诈病)。A项躯体化障碍是对应的是Hs(疑病),得分高的精神障碍患者,往往有躯体化障碍、疑病症、神经衰弱等临床诊断,A项错误。B项对应的是精神分裂症(Sc),高分者表现出异乎寻常的或分裂的生活方式。C项对应的是社会病态(Pd),D项对应的是Pa(偏执狂)。

92. AB。明尼苏达多人格测验(MMPI)是目前国际上应用最广的人格测验,根据经验效标法编制而成,适用于不存在影响测验结果的生理缺陷、年满16周岁、具有小学毕业以上的文化水平的人群,为精神障碍的临床诊断提供依据。每个量表的原始分数都要换算成T分数,转换公式为:$T=50+\frac{10(x-\bar{x})}{SD}$。x表示某一受测者在某一量表上所得的原始分数,$\bar{x}$表示受测者所在样本组原始分数的平均值,SD表示该样本组原始分数的标准差。艾森克人格问卷(EPQ)是英国心理学家艾森克和其夫人根据因素分析法编制而成的。

93. BCD。根据该求助者的测量结果,其强迫症状、人际关系敏感、焦虑、敌对、恐怖、偏执、精神病性的项目分大于或等于2分。按全国常模结果,90项症状清单(SCL-90)总分超过160分,或阳性项目数超过43项,或任一因子分超过2分,可考虑筛选阳性,需进一步检查。A项是抑郁的症状。投射效应是指以己度人,认为自己具有某种特性,他人也一定会有与自己相同的特性,把自己的感情、意志、特性投射到他人身上并强加于人的一种认知障碍。B项是偏执的症状。C项是人际关系敏感的症状。D项对应的是强迫症状。

94. C。阳性症状均分=(总分-阴性项目数)/阳性项目数,表示受检者在"有症状"项目中的平均得分。

95. ABC。90项症状清单(SCL-90)通过10个因子来反映10种心理症状情况,可作为了解求助者心理卫生问题的一种评定工具和群体心理健康水平的普查工具;针对文化程度低的自评者,工作人员可采用逐项念出的方式,以中性的、不带任何暗示和偏向的把问题本身的意思讲给他听;评分的轻度、中度和重度的具体定义不必强硬规定,可由自评者自己去体会。

96. ACD。艾森克人格问卷(EPQ)的结果解释:E越大越外向,N越大个性越不稳定。中间型:T分在43.3~56.7分之间,倾向型:T分在38.5~43.3分或56.7~61.5分之间,典型型:T分在38.5分以下或61.5分以上。该求助者内向-外向(E)、神经质(N)为典型型,精神质(P)、掩饰性(L)为倾向型。故该求助者是典型外向型,情绪极不稳定。该求助者E、N分均高,外向且不稳定,故其气质类型为胆汁质。B项是精神质(P)的高分症状。

97. ABC。艾森克人格问卷(EPQ)早在1975年出版,是由英国心理学家艾森克和其夫人根据因素分析法编制而成的。

98. D。卡氏16种人格因素测验(16PF)结果1~3分为低分,8~10分为高分。根据该求助者的测验结果,高分的因素有:聪慧性、自律性。低分的因素有:恃强性、怀疑性、幻想性、世故性、实验性、紧张性。A项对应的是紧张性的高分症状,与该求助者测验结果不符,A项错误。B项对应的是兴奋性的低分症状,该求助者的兴奋性为4,不符合,B项错误。C项对应的是聪慧性的低分症状,与该求助者测验结果不符,C项错误。D项对应的是恃强性的低分症状,与该求助者测验结果相一致。

99. ABD。卡氏16种人格因素测验(16PF)可测验多种人格特质,可用于了解心理障碍的个性原因及心理疾病诊断。在施测时不得改变任一测题所规定的语句,也不能给予受测者帮助。测验没有时间限制,每一测题只能选择一个答案且不能漏掉,尽量不选择中性答案,对于不好选择的题目要求被测者做出倾向性选择。

100. C。抑郁自评量表(SDS)适用于具有抑郁症状的成年人,其标准分等于粗分乘以1.25后的整数部分。按照中国常模,测评结果以标准分72分以上为重度抑郁,63~72分为中度抑郁,53~62分为轻度抑郁。需要注意本题中给出的是该求助者的粗分为52分,需要转换为标准分,则该求助者的标准分为65分,属于中度抑郁。

## 第二部分 案例问答题

1. 初步诊断:严重心理问题。

诊断依据:

(1)求助者最近头晕,心慌,四肢发麻,睡眠不好,需进一步了解其既往病史,以排除器质性病变。

(2)求助者心理问题由现实因素引发,无幻觉、妄想等精神病性症状,自知力完整,故排除精神病性问题。

(3)求助者心理问题由现实因素引发,与处境相符,属于常形冲突,可以排除神经症性问题。

(4)该求助者不良情绪已经泛化。

(5)该求助者的主导症状是焦虑和抑郁情绪,情绪反应尚在正常范围内,持续时间几个月,社会功能受到损害。

2. (1)生物原因:女性,62岁,经常头晕、心慌、四肢发麻,需要排除躯体疾病。

(2)社会原因:几个月前最要好朋友因病离世,儿子有先天疾病,缺乏有效的社会支持系统的帮助。

(3)心理原因:争强好胜,追求完美,认知方式存在偏差,以偏概全,因朋友去世就觉得自己也到了日落黄昏的时候,没有用了,快完了。糟糕至极,在自身没有发生任何不好的事情的情况下,觉得无助,没有希望。行为模式消极,缺乏解决问题的策略和技巧。

3. (1)针对求助者"以偏概全、糟糕至极"的不合理信念,可以考虑帮助其改善认知。

(2)针对求助者"内心苦恼、多愁善感"的不良情绪,可以考虑帮助其改善情绪。

(3)针对求助者"不愿与人交往、不愿多做家务"的行为问题,可以考虑协助其建立适应性行为。

4. (1)为了了解求助者症状的性质和严重程度,可以考虑选用症状自评量表SCL-90,焦虑自评量表(SAS)和抑郁自评量表(SDS)。

(2)为了了解其人格基础,探究症状产生原因,可以考虑用艾森克人格问卷(EPQ),卡特尔十六种人格因素测验(16PF)。

(3)为了了解其应对方式的有效性,可以考虑选用应对方式问卷(CSQ)。

(4)为了了解其社会支持系统可以用社会支持评定量表(SSRS)。

# 国家职业资格考试真题(四)

**职　业:心理咨询师**
**等　级:国家职业资格三级**
**卷册一:职业道德**
**理论知识**

**注意事项:**1.考生应首先将自己的姓名、准考证号等用钢笔、圆珠笔等写在试卷册和答题卡的相应位置上,并用铅笔填涂答题卡上的相应位置处。
2.考生同时应将科目代码填涂在答题卡右上角的相应位置处。
3.本试卷册包括职业道德和理论知识两部分:
第一部分,1～25小题,为职业道德试题;
第二部分,26～125小题,为理论知识试题。
4.每小题选出答案后,用铅笔将答题卡上对应题目的答案涂黑。如需改动,用橡皮擦干净后,再选涂其他答案。所有答案均不得答在试卷上。
5.考试结束时,考生务必将本卷册和答题卡一并交给监考人员。
6.考生应按要求在答题卡上作答。如果不按标准要求进行填涂,则均属作答无效。

**地　　区:**________________

**姓　　名:**________________

**准考证号:**________________

# ·第一部分　职业道德·

（第 1～25 题，共 25 道题）

## 一、职业道德基础理论与知识部分（第 1～16 题）

★ 答题指导 ★

该部分均为选择题，每题均有四个备选项，其中单项选择题只有一个选项是正确的，多项选择题有两个或两个以上选项是正确的。

请根据题意的内容和要求答题，并在答题卡上将所选答案的相应字母涂黑。

错选、少选、多选，则该题均不得分。

**（一）单项选择题**（第 1～8 题）

1. 关于道德的说法中，正确的是　（　　）
   A. 道德是一种社会规范性力量
   B. 道德是领导意志的集中体现
   C. 个体的道德表现差异很大，判定一个人的道德优劣是不可能的
   D. 普遍良好的道德，仅仅是人的善良愿望而已
2. 与法律相比，道德　（　　）
   A. 产生的时间晚
   B. 比法律的适用范围广
   C. 内容上显得十分笼统
   D. 评价标准难以确定
3. 关于企业形象，正确的说法是　（　　）
   A. 文明礼貌是企业形象的核心与关键
   B. 企业形象的本质是企业的环境卫生和企业员工的服饰状况
   C. 企业形象是社会公众和企业员工对企业的整体印象和评价
   D. 通过持久、大规模的媒体宣传，就能树立起企业形象
4. 在企业文化中，居于核心地位的是　（　　）
   A. 企业习俗
   B. 企业价值观
   C. 企业作风
   D. 规章制度
5. 海尔总裁张瑞敏曾经说过这样的话，企业要靠无形资产来盘活有形资产，只有先盘活人，才能盘活资产。对这句话，准确的理解是　（　　）
   A. 企业存在着无形资产和有形资产两种形式
   B. 人是有形资产，人作为资产通过劳动产生价值
   C. 人是企业发展的决定性因素
   D. 企业的无形资产是一种神秘的物质
6. 员工处理与领导的关系时，正确的做法是　（　　）
   A. 即使知道领导的决策是错误的，也要不折不扣地执行
   B. 对于领导含糊交办的任务，要含糊执行
   C. 如果不同意领导的意见，要敢于随时说出自己的想法
   D. 一般不越级汇报工作
7. 科学发展观指的是　（　　）
   A. 科学发展，高效发展，健康发展
   B. 以科学为本，科学、平稳、顺利发展
   C. 以人为本，全面、协调、可持续发展
   D. 以人为本，科学、高效、健康发展
8. 关于职业劳动，正确的说法是　（　　）
   A. 职业劳动是人们无奈的选择
   B. 职业劳动是人们谋生的手段
   C. 职业劳动是市场经济条件下就业竞争加剧的结果
   D. 职业劳动是人生的全部内涵

**（二）多项选择题**（第 9～16 题）

9. 下列言语中，属于职业忌语的是　（　　）
   A. “有完没完”
   B. “我就这态度”
   C. “我解决不了，愿意找谁找谁去”
   D. “后边等着去”
10. 关于职业责任，正确的说法是　（　　）
    A. 职业责任属于道德范畴，而不属于法律范畴
    B. 凡是社会职业，都有明确的职业责任规定

C. 只有明文规定的职业责任，才必须履行
D. 职业责任具有一定的强制性

11. 一般情况下，人的职业理想实现的条件包括（　）
A. 个人内在条件
B. 社会需要
C. 后天努力程度
D. 领导赏识

12. 诚信的内涵包括（　）
A. 真实
B. 信任
C. 不欺骗对方
D. 不欺骗自己

13. 下列做法中，属于不诚实劳动的是（　）
A. 某员工利用因特网技术成功下载了竞争对手的设计软件
B. 某电脑供应商在消费者购买的电脑上安装了盗版的操作软件
C. 某员工完成某项工作原计划需要 8 天，实际上用了 18 天
D. 某员工在参考别人软件的基础上，制作了本公司的财务软件

14. 从业人员保守企业秘密，正确的做法有（　）
A. 闲谈莫涉及企业的核心技术
B. 制作所谓的假秘密散发出去，迷惑竞争对手
C. 向亲朋好友讲述企业内幕时，要控制在很小的范围内
D. 企业有危害社会和国家的“秘密”，要敢于揭露

15. 关于坚持真理，正确的观念有（　）
A. 真理往往掌握在少数人手中，要树立相信少数人的观念
B. 书本知识往往是错误的，破除本本主义，不再相信书本知识
C. 老师的话不一定正确，要敢于对老师得出的结论提出质疑
D. 树立实践观点，坚持实践是检验真理的唯一标准

16. 关于节俭，正确的说法有（　）
A. 节俭纯属个人之事，不适宜作为普遍性的要求
B. 节俭是物质短缺时代的特殊要求，在物质产品充裕的情况下无须节俭
C. 节俭是安邦定国的法宝，因为国家的发展进步时时需要节俭
D. 节俭作为一种美德，不应以财富多寡作为评价的前提

## 二、职业道德个人表现部分(第 17～25 题)

**★ 答题指导 ★**

该部分均为选择题，每题均有四个备选项，您只能根据自己的实际状况选择其中一个选项作为您的答案。

请在答题卡上将所选择答案的相应字母涂黑。

17. 你路遇熟人，与之打招呼，结果对方“视而不见”，没有回应，你会（　）
A. 感到没有面子，下次不再主动打招呼了
B. 感到这人突然有了变化，心想，他不是升官了，就是发财了
C. 心想，他走路时真专注
D. 心想，他遇到了什么不愉快的事情了

18. 在单位工作时，你会（　）
A. 怕有的人说三道四，不敢多与异性同事交往
B. 怕领导挑剔自己的工作，总是躲避与同事说话
C. 怕信息传导错误，不在背地对人评头论足
D. 怕影响工作，即使对要好的同事，说话也会注意分寸

19. 假如你在某个问题上与其他同事存在意见分歧，彼此争论激烈，但你相信你自己的观点是正确的，在争论结束时，你会（　）
A. 直截了当告诉对方：“你肯定错了”
B. 规劝对方：“做人不要固执，为什么要死死抱着错误的东西当真理呢”
C. 邀请对方：“我不相信说服不了你，我们找时间再讨论”
D. 和对方讲：“尽管我们彼此没有同意对方的观点，但我从你那里学到许多”

20. 在与同事们闲聊时，你通常会（　）
A. 说说学习、工作的感受

B. 聊聊自己家里的事情
C. 聊聊新闻
D. 传播小道消息

21. 你与同事交往时，常用的方式是 （ ）
A. 时不时地搞个小型聚餐
B. 基本没有什么来往
C. 经常利用午餐时间或工作间隙，找人聊天
D. 等同事来找自己

22. 你把一瓶家乡老酒放在办公室，一次，你的一位朋友无意间发现了这瓶酒，但这时只剩下半瓶，你会 （ ）
A. 怀疑酒被人偷偷喝掉了
B. 心想可能逐渐挥发了
C. 心想幸好剩下半瓶，可以招待朋友
D. 怀疑自己记忆不准确了

23. 一次，你的一位很健谈、很有学识的朋友不请自到，来你家做客，这位朋友穿戴邋遢、坐卧随意。你的妻子（丈夫）是一位爱洁净的人，你朋友的这些举动惹得你的妻子（丈夫）怒形于色。你会 （ ）
A. 告诉妻子（丈夫），自己并没有请他来家里
B. 委婉地告诉朋友，你自己一会儿有事情要做，不能多陪朋友说话
C. 耐心听朋友聊下去，因为他很有学识
D. 示意妻子（丈夫）回避一下

24. 办公室的张小姐体态肥胖，今天上班时穿了一件在你看来很不得体的衣服。张小姐征求你对她的服装的意见，你会 （ ）
A. 告诉张小姐，她穿这件衣服，显得更难看
B. 对张小姐说，穿衣服只是形式，保持良好的心态更重要
C. 对张小姐说，你自己觉得好看是最重要的
D. 告诉张小姐，自己的看法是不准确的，征求别人的意见吧

25. 在日常工作和生活中，对于自己所接触的那些人，你一般会 （ ）
A. 接触一次就能够记住对方的姓名、容貌
B. 只有多接触几次，才能记住对方
C. 总也记不住对方是谁，经常会弄混淆
D. 不管能不能记住对方，但总能够通过交谈回忆起来过去的一些事情

# ·第二部分　理论知识·

（第26～125题，共100道题，满分为100分）

**一、单项选择题**（第26～85题，每题1分，共60分。每小题只有一个最恰当的答案，请在答题卡上将所选答案的相应字母涂黑）

26. 动物心理发展经历了（ ）阶段。
A. 感觉、知觉、思维三个
B. 感觉、知觉和思维萌芽三个
C. 感觉、知觉、情感和思维四个
D. 感知觉、思维萌芽、思维和意识四个

27. 机能主义心理学的主要特点是 （ ）
A. 强调心理在适应环境中的机能作用
B. 认为心理学的任务是探讨意识经验由什么元素构成
C. 认为心理学的任务就在于查明刺激与反应之间的规律性关系
D. 主张从整体上研究心理现象

28. 外周神经系统是把（ ）联系起来的神经结构。
A. 躯体神经系统与植物神经系统
B. 中枢神经系统与周围神经系统
C. 交感神经系统与副交感神经系统
D. 中枢神经系统与感觉器官、运动器官、内脏器官

29. 巴甫洛夫研究的条件反射叫 （ ）
A. 高级条件反射
B. 操作条件反射
C. 经典条件反射
D. 工具条件反射

30. 杆体细胞能分辨物体的 （ ）
A. 细节和颜色
B. 明暗和颜色
C. 轮廓和明暗
D. 彩色和非彩色

31. 老年人听觉感受性降低的特点是首先丧失对 （ ）
A. 低频声音的听觉
B. 中频声音的听觉

C. 高频声音的听觉
D. 低频和高频两端声音的听觉
32. 从种族发展的角度看，最古老的感觉是 (　　)
A. 视觉
B. 听觉
C. 嗅觉
D. 味觉
33. 内脏器官的活动处于正常状态时 (　　)
A. 引不起内脏感觉
B. 引起不太强的内脏感觉
C. 引起节律性的内脏感觉
D. 引起不规律的内脏感觉
34. 和一个人的愿望相联系并指向未来的想象叫 (　　)
A. 梦境
B. 无意想象
C. 幻想
D. 有意想象
35. 亲密的朋友之间容易产生 (　　)
A. 首因效应
B. 刻板印象
C. 近因效应
D. 晕轮效应
36. 属于荣格提出来的概念是 (　　)
A. 最近发展区
B. 观察学习
C. 集体无意识
D. 自我实现
37. 有利于个体提高自尊水平的是 (　　)
A. 遭遇失败
B. 接受挫折教育
C. 扬长避短
D. 做事追求完美
38. “一白遮百丑”属于 (　　)
A. 首因效应
B. 近因效应
C. 光环效应
D. 刻板印象
39. 在竞争的条件下，个体倾向于把他人的成功 (　　)
A. 内归因
B. 归因为智力
C. 外归因
D. 归因为能力
40. 用“习性学”理论来解释人类侵犯行为的学者是 (　　)
A. 伯克威兹
B. 洛伦兹
C. 弗洛伊德
D. 多拉德
41. 去个性化和侵犯行为的关系是 (　　)
A. 负相关
B. 零相关
C. 正相关
D. 无相关
42. 个体态度接近核心价值的程度是态度的 (　　)
A. 强度
B. 向中度
C. 深度
D. 外显度
43. “磨洋工”是一种(　　)现象。
A. 社会感染
B. 社会懈怠
C. 社会暗示
D. 社会干扰
44. 个体心理发展的第二加速期是 (　　)
A. 青春期
B. 婴幼儿期
C. 儿童期
D. 出生后第一年
45. 下列概念中属于“社会学习理论”的是 (　　)
A. 最远发展期
B. 顺应
C. 替代性强化
D. 社会化
46. 皮亚杰认为心理起源于 (　　)
A. 成熟
B. 经验
C. 模仿
D. 动作
47. 按皮亚杰的理论，具体运算阶段儿童的认知特点不包括 (　　)
A. 守恒性
B. 脱自我中心性
C. 泛灵论
D. 可逆性
48. 幼儿期儿童的主导活动是 (　　)
A. 学习
B. 吃喝睡眠

C. 游戏
D. 观察模仿

49. 安静顺从的儿童在同伴群体中的人气特点是（　　）
A. 受尊重
B. 受欢迎
C. 受忽视
D. 受排斥

50. 患者对他所熟悉的环境突然感觉气氛不对，觉得周围环境已经发生了某种对他不利的变化，这种症状是（　　）
A. 非真实感
B. 被害妄想
C. 妄想心境
D. 影响妄想

51. 对脑外伤性精神障碍的诊断有参考价值的症状是（　　）
A. 顺行性遗忘
B. 逆行性遗忘
C. 心因性遗忘
D. 选择性遗忘

52. 内心被揭露感属于（　　）
A. 知觉障碍
B. 感知综合障碍
C. 思维形式障碍
D. 思维内容障碍

53. 患者不但正常情绪反应量减少，并且劳动感、荣誉感、责任感等逐渐受损，这种症状是（　　）
A. 情绪低落
B. 情绪迟钝
C. 情绪淡漠
D. 情绪倒错

54. 噪音、气温变化属于（　　）
A. 生物性压力源
B. 社会环境性压力源
C. 精神性压力源
D. 破坏性压力源

55. 偏执性精神障碍又称（　　）
A. 急性应激障碍
B. 分离性障碍
C. 偏执型人格障碍
D. 妄想性障碍

56. 首先倡导科学心理测验的学者是（　　）
A. 高尔顿
B. 比内
C. 卡特尔
D. 瑞文

57. 在常模样本中低于某个分数的人数百分比，被称为（　　）
A. 百分点
B. 百分等级
C. 十分位数
D. 百分位数

58. 以 5 为平均数、以 2 为标准差的标准分数是（　　）
A. T 分数
B. 标准九分
C. 标准十分
D. 标准二十分

59. 测验能够测量到理论上的特质的程度，被称为（　　）
A. 内容效度
B. 表面效度
C. 构想效度
D. 效标效度

60. 在为编排合成测验而审定题目时，应注意题目数量要比最后所需数目（　　）
A. 多一些
B. 多一倍
C. 多几倍
D. 多一倍至几倍

61. 实施心理测验时主测者的职责是（　　）
A. 测验前不讲太多无关的话
B. 主测者应时刻保持严肃的态度
C. 出现特殊问题时可以忽略
D. 可以按个人理解来解释指导语

62. 根据弗洛伊德的理论，在性心理的发展过程中，生殖器期的年龄阶段大致是（　　）
A. 1～3 岁
B. 2～3 岁
C. 3～5 岁
D. 5～12 岁

63. 咨询结束，咨询关系也就终止，心理咨询师和求助者不能以“朋友关系”的名义继续进行往来，这是心理咨询的（　　）
A. 职责限制
B. 关系限制
C. 感情限制
D. 目标限制

64. 初诊接待中心理咨询师的主要工作是为求助者（　　）

A. 确定咨询目标
B. 提供释放压抑的空间
C. 整理临床资料
D. 提高心理活动耐受力

65. 咨询师有意识地刺激一下求助者并借此控制会谈方向，这种方法是（　　）
A. 中断
B. 情感反射
C. 释义
D. 情感指导

66. 如果心理测量结果与临床观察和会谈得到的结论不一致，心理咨询师应该（　　）
A. 以观察和会谈的结果为准
B. 以心理测验结果为准
C. 以上级咨询师的判断为准
D. 重新进行会谈和测量

67. 心理咨询师针对健康人的发展问题所进行的会谈属于（　　）
A. 治疗性会谈
B. 咨询性会谈
C. 危机性会谈
D. 鉴别性会谈

68. 给临床资料赋予意义的方法不包括（　　）
A. 就事论事
B. 分析迹象
C. 相关分析
D. 补充提问

69. 咨询师提出诸如"您知道，一个人怎么能发现真理呢?"这类问题，会把会谈内容引向空洞和抽象的评价，这类不恰当的问题属于（　　）
A. 责备性问题
B. 修饰性反问
C. 解释性问题
D. 多重性提问

70. 向咨询师提供与心理问题有关的真实资料是（　　）
A. 求助者的责任
B. 求助者的义务
C. 求助者的权利
D. 求助者的愿望

71. "帮助求助者觉察此时此刻的经验，激励他们承担责任，以内在的支持来对抗对外在支持的依赖"是（　　）的咨询目标。
A. 人本主义学派
B. 完形学派
C. 理性情绪学派
D. 精神分析学派

72. 咨询师把求助者的言语和非言语行为包括情感等综合整理后，以提纲的方式再对求助者表达出来，这种技术是（　　）
A. 影响性概述
B. 内容反应技术
C. 参与性概述
D. 内容表达技术

73. 心理咨询过程中，各项影响性技术都是通过（　　）技术起作用。
A. 指导
B. 内容反应
C. 解释
D. 内容表达

74. 在咨询过程中，当求助者对咨询师感到气愤，对咨询师瞪眼或是气呼呼地看着周围，同时出现沉默，这最可能是（　　）沉默。
A. 怀疑型
B. 茫然型
C. 情绪型
D. 反抗型

75. 以下属于讲话内容上的阻抗是（　　）
A. 情绪发泄
B. 控制话题
C. 最终暴露
D. 请客送礼

76. 心理咨询过程中，无论求助者出现哪种类型的多话，咨询师均可利用（　　）技术加提出新问题的方式处理。
A. 倾听
B. 内容表达
C. 解释
D. 内容反应

77. 面谈技巧中最复杂的是（　　）技术。
A. 释义
B. 解释
C. 指导
D. 面质

78. 对咨询效果的评估应围绕（　　）展开。
A. 咨询目标
B. 求助者的要求
C. 心理诊断
D. 咨询师的评定

79. 联合型瑞文测验的受测者的年龄适用范围是（　　）

A. 2～18 岁
B. 14 岁以上
C. 5～75 岁
D. 16 岁以上

80. 中国比内测验（　　）版本。
A. 只有城市
B. 分为城市和农村两个
C. 只有农村
D. 农村和城市共用一个

81. MMPI 实际的题目数量是（　　）个。
A. 399
B. 550
C. 566
D. 567

82. EPQ 测查的人格维度有（　　）个。
A. 3
B. 4
C. 5
D. 6

83. SAS 的测验记分是（　　）
A. 查表将总粗分转换为标准分
B. 总粗分乘以 1.25 后四舍五入取整数部分
C. 直接用总粗分按中国常模解释
D. 总粗分乘以 1.25 后去掉小数点后面部分

84. 根据其他因子与“解决问题”因子的相关分析结果，应对方式问卷各因子的关系序列图是（　　）
A. 退避→自责→幻想→求助→合理化→解决问题
B. 退避→幻想→求助→自责→合理化→解决问题
C. 退避→幻想→自责→求助→合理化→解决问题
D. 退避→求助→幻想→自责→合理化→解决问题

85. 对 3 岁以前的婴儿来说，心理发展的最大威胁是（　　）
A. 缺乏营养
B. 爱的需要得不到满足
C. 缺乏教育
D. 安全感得不到满足

**二、多项选择题**（第 86～125 题，每题 1 分，共 40 分。每题有多个答案正确，请在答题卡上将所选答案的相应字母涂黑。错选、少选、多选，均不得分）

86. 人本主义心理学（　　）
A. 重视人自身的价值
B. 提倡充分发挥人的潜能
C. 认为人都有自我实现的需要
D. 认为可以通过控制环境来塑造人的心理和行为

87. 大脑顶叶靠近中央沟的部位是（　　）
A. 中央前回
B. 中央后回
C. 躯体感觉中枢
D. 躯体运动中枢

88. 决定声音特性的是（　　）
A. 声波的频率决定了声音的音调
B. 声波的振幅决定了声音的响度
C. 声波的波形决定了声音的音色
D. 声波的频率和波形决定了声音的音色

89. 痛觉（　　）
A. 难以适应
B. 感受性和一个人的胖瘦有关
C. 感受性和一个人对痛的认识有关
D. 感受性和一个人的性格特点有关

90. 下列属于似动现象的是（　　）
A. 行驶的火车
B. 活动的电影画面
C. 手表上分针的运动
D. 霓虹灯的动感变化

91. 奥尔波特将人格特质中的个人特质分为（　　）等几类。
A. 首要特质
B. 关键特质
C. 中心特质
D. 次要特质

92. 人类婚姻行为的主要动机包括（　　）
A. 爱情
B. 经济
C. 繁衍
D. 娱乐

93. 根据斯坦伯格的理论，爱情的组成因素包括（　　）
A. 友谊
B. 承诺
C. 激情
D. 亲密

94. 影响暗示效果的因素包括（　　）
A. 年龄
B. 知识水平
C. 性别

D. 自尊水平

95. 人际关系的特点包括　　（　　）

A. 个体性

B. 直接性

C. 情感性

D. 易变性

96. 关于身体语言，正确的说法包括　（　　）

A. 目光比面部表情更能反映人的真实态度

B. 任何情况下，身体越接近，反映双方关系越好

C. 一般情况下，个体与他人在身体接触时，情感体验最为深刻

D. 语调的变化也是一种身体语言

97. 关于说服与态度转变，正确的说法包括

（　　）

A. 高吸引力的传递者说服力强

B. 恐惧情绪总是能够提高说服效果

C. 分心不利于说服

D. 沟通信息的重复频率与说服效果之间的关系是倒 U 型关系

98. 根据艾里克森的理论，童年期的主要发展任务包括　　（　　）

A. 获得自主感

B. 获得勤奋感

C. 克服自卑感

D. 克服内疚感

99. 一岁以前，婴儿的记忆主要包括　（　　）

A. 表象记忆

B. 情绪记忆

C. 动作记忆

D. 词语记忆

100. 关于成人与婴儿的言语交往，正确的说法包括　　（　　）

A. 语速要慢

B. 诱导注意

C. 话语多重复

D. 句子要简短

101. 根据安斯沃斯的说法，婴儿的依恋包括

（　　）

A. 安全型依恋

B. 道德型依恋

C. 回避型依恋

D. 反抗型依恋

102. 关于急性短暂性精神障碍，正确的说法包括　　（　　）

A. 起病前有相应心因

B. 病前人格多固执、猜疑

C. 两天内急性起病

D. 2～3 个月内可完全恢复

103. 内感性不适症状多见于（　　）患者。

A. 抑郁状态

B. 脑外伤后综合征

C. 精神分裂症

D. 神经症

104. 目前，健康心理学的工作领域大致包括

（　　）

A. 躯体疾病患者的心理学问题

B. 促进和维护健康的心理学问题

C. 躯体疾病的预防、治疗和康复

D. 促进健康服务和健康服务政策的制定

105. “灾难症候群”的阶段包括　　（　　）

A. 警觉期

B. 惊吓期

C. 恢复期

D. 康复期

106. 对于心理测量，正确的说法包括　（　　）

A. 测量大脑形态

B. 心理测量是间接测量

C. 测量人的行为

D. 心理测量有绝对标准

107. 信度是指一个测验的　　（　　）

A. 稳定性

B. 准确性

C. 一致性

D. 有效性

108. 项目区分度的计算方法包括　　（　　）

A. 通过率计算

B. 点二列相关

C. 鉴别指数计算

D. 二列相关

109. 心理测验按照测验的用途可分为（　　）测验。

A. 文字

B. 显示性

C. 操作

D. 预测性

110. 健康心理咨询的对象应具备的特征包括

（　　）

A. 心理正常

B. 心理不正常

C. 心理健康

D. 心理不健康

111. 就亲子关系的本质来看，其内涵包括（　　）
A. 人伦道德关系
B. 法定的监护关系
C. 自然的血缘关系
D. 法定的赡养关系

112. 关于引发心理问题的关键点的描述，正确的是，该因素（　　）
A. 在个体发展中持久地存在
B. 与多数临床表现有内在联系
C. 自身的性质随着个体生活环境的变化而改变
D. 自身的形式不随个体生活环境的变化而改变

113. 心理咨询师在进行摄入性会谈中提问过多，容易使求助者（　　）
A. 转移责任
B. 减少自我探索
C. 形成依赖
D. 社会交往下降

114. 验证临床资料可靠性的办法包括（　　）
A. 补充提问
B. 相关分析
C. 心理测验
D. 分析迹象

115. 进行摄入性会谈时，选择会谈内容的原则包括（　　）
A. 求助者可接受
B. 有效
C. 可以量化评估
D. 积极

116. 心理咨询师的（　　）对咨询关系的建立与维护有至关重要的影响。
A. 咨询理念
B. 咨询理论
C. 个性特征
D. 咨询态度

117. 有效的咨询目标应该具备的特征包括（　　）
A. 积极、可行的
B. 双方接受的
C. 具体、量化的
D. 属于医学范畴的

118. 关于阳性强化法，正确的说法包括（　　）
A. 奖励正常行为，惩罚异常行为
B. 阳性强化使用正强化
C. 阳性强化应该适时、适当
D. 目标行为固化为习惯后，最终可以撤销强化物

119. 在个体咨询方案的实施过程中，咨询师对求助者进行支持和鼓励，正确的包括（　　）
A. 支持、鼓励可以提高求助者解决自身问题的信心
B. 支持和鼓励本身就是助人的过程
C. 咨询师掌握的心理学理论可以起到支持、鼓励作用
D. 咨询师掌握的心理咨询技术可以起到支持、鼓励作用

120. 求助者对心理咨询师产生依赖的可能原因包括（　　）
A. 求助者不理解心理咨询的实质
B. 求助者对心理咨询师产生移情
C. 求助者养成依赖的个性特征
D. 求助者不愿承受抉择的痛苦

121. 心理咨询的效果可视为（　　）三者的函数。
A. 咨询师
B. 咨询方法
C. 求助者
D. 咨询目标

122. 龚耀先修订的 WAIS－RC 的言语部分有代表性的分测验是（　　）
A. 词汇
B. 知识
C. 领悟
D. 相似性

123. 16PF 的适用范围是（　　）
A. 小学以上文化程度的受测者
B. 可用于个别施测
C. 初中以上文化程度的受测者
D. 可用于团体施测

124. SCL－90 可以作为了解（　　）的评定工具。
A. 求助者心理问题
B. 躯体疾病患者的精神症状
C. 群体心理健康水平
D. 求助者出现哪方面心理症状

125. 社会支持评定量表可以用来测查求助者的（　　）
A. 心理健康状况
B. 客观支持和主观体验的情况
C. 社会支持的特点
D. 社会支持与心理状态的关系

# 国家职业资格考试真题(四)

**职　　业:心理咨询师**

**等　　级:国家职业资格三级**

**卷册二:专业技能**

**注意事项:**1. 考生首先将自己的姓名、准考证号等用钢笔、圆珠笔等写在试卷册、答题纸和答题卡的相应位置上,并用铅笔填涂答题卡上的相应位置处。

2. 考生同时应将科目代码填涂在答题卡右上角的相应位置处。

3. 本试卷册包括选择题和案例问答题两部分。

第一部分,技能选择题,在答题卡上作答;

第二部分,案例问答题,在答题纸上作答。

4. 第一部分技能选择题选出答案后,用铅笔将答题卡上对应题目的答案标号处涂黑。如需改动,用橡皮擦干净后,再选涂其他答案标号。所有答案均不能答在试卷上.不按标准要求进行填涂,则均属作答无效。

5. 第二部分案例问答题,请在答题纸上写明题号,用钢笔、圆珠笔等作答,字迹工整,易于识别,请勿在试卷上书写与考试无关的内容。

6. 考试结束时,考生务必将本卷册、答题卡和答题纸一并交给监考人员。

**地　　区:**____________________

**姓　　名:**____________________

**准考证号:**____________________

# ·第一部分　技能选择题·

（1～100 题，共 100 道题）

★ 答题指导 ★

本部分由十二个案例组成。请分别根据案例回答 1～100 题，共 100 道题。每题 1 分，满分 100 分。每小题有一个或多个答案正确，请在答题卡上将所选答案的相应字母涂黑。错选、少选、多选，该题不得分。

**案例一**

一般资料：求助者，女性，50 岁，工人。

案例介绍：两个月前，求助者的邻居在清理求助者遗弃在楼道中的大镜子时，镜子破碎，邻居手腕肌腱被划断，邻居要求求助者赔偿医药费、误工费等共计三万余元。双方协商未果，邻居将求助者告上法庭。求助者每想到此事就愤怒、紧张、烦躁，越临近开庭越是担忧，为此吃不下饭、睡不着觉，有时感觉心慌、头痛。

心理咨询师观察了解到的情况：求助者认为自己家的镜子根本不影响邻居出行。邻居未经同意擅自挪动镜子并损坏，自己也是受害者，自己没有追究他的责任已经很不错了，而邻居竟然将自己告上法庭，求助者对此愤怒不已。

多选：1. 该求助者的情绪症状包括　（　　）
A. 烦躁　　B. 恐惧
C. 愤怒　　D. 焦虑

多选：2. 该求助者躯体方面的主要症状包括　（　　）
A. 失眠　　B. 心情烦躁
C. 头痛　　D. 紧张不安

单选：3. 对该求助者不适宜使用的心理测验是　（　　）
A. SAS　　B. SCL－90
C. SDS　　D. CRT

多选：4. 对该求助者，心理咨询师还需要了解的资料包括　（　　）
A. 既往身体情况　　B. 社会支持系统
C. 家庭经济状况　　D. 对邻居的看法

单选：5. 对该求助者的初步诊断是　（　　）
A. 一般心理问题　　B. 焦虑性神经症
C. 严重心理问题　　D. 可疑神经症

多选：6. 心理咨询师对该求助者可采用的咨询方法包括　（　　）
A. 系统药物治疗　　B. 放松训练
C. 合理情绪疗法　　D. 阳性强化法

多选：7. 与该求助者协商确定的咨询方案的内容应该包括　（　　）
A. 咨询时间　　B. 咨询方法
C. 咨询地点　　D. 咨询费用

多选：8. 评估本案例咨询效果的指标包括　（　　）
A. 情绪症状的改善程度　　B. 心理测量结果的改变
C. 生理症状的改善程度　　D. 咨询师的观察与评定

多选：9. 制约心理咨询有效性的一般性因素包括　（　　）
A. 求助者本身的复愈能力　　B. 求助者对咨询师的信心
C. 咨询师对求助者的尊重　　D. 咨询产生的实际效果

多选：10. 对求助者临床资料的可靠性进行验证的方法包括　（　　）
A. 就事论事　　B. 补充提问
C. 分析迹象　　D. 心理测验

单选:11. 该求助者产生心理问题的最主要原因是 ( )

A. 邻居要求赔偿
B. 认为邻居不该向自己提出要求
C. 烦躁愤怒不已
D. 认为邻居受伤不是自己的责任

单选:12. 在本案例中,咨询师最主要是帮助求助者 ( )

A. 舒缓负性情绪
B. 提供应对策略
C. 尽快接纳现实
D. 矫正错误认知

**案例二**

一般资料:求助者,女性,45岁,儿科主任医师。

案例介绍:求助者的父亲半年前因癌症动了手术,两个多月前发现多处转移,医院建议立即化疗。求助者一方面担心父亲手术后身体虚弱,不能承受化疗所带来的痛苦,另一方面又怕不做化疗延误病情,为此陷入两难境地。在此期间求助者经常整夜查阅医学资料,并多方咨询,但仍然不能做最后的决定。求助者感觉自己作为一名医生,在父亲患病时却无能为力,恨自己没用,为此情绪低落、茶饭不思,经常头晕头痛。求助者以往态度温和,但现在经常因下级医生的一点失误便大发雷霆。医院领导对求助者很关心,建议其寻求心理帮助。

心理咨询师观察了解到的情况:求助者从小受到当小学教师的母亲的严格要求,做事严谨认真,追求完美。咨询时衣着整洁、面容憔悴。虽然希望得到心理方面的帮助,但对咨询师信奉的理论和方法持不信任态度。

多选:13. 该求助者目前的情绪症状包括 ( )

A. 恐惧
B. 悲伤
C. 焦虑
D. 抑郁

多选:14. 该求助者的躯体症状包括 ( )

A. 头痛
B. 失眠
C. 头晕
D. 食欲下降

单选:15. 引发该求助者心理问题的最根本原因是 ( )

A. 父亲癌症转移
B. 父亲得不到治疗
C. 无法做出决定
D. 不信任咨询师

单选:16. 求助者关于父亲是否进行化疗问题所面临的冲突是 ( )

A. 双趋冲突
B. 趋避冲突
C. 双避冲突
D. 双重趋避冲突

单选:17. 该求助者"经常因下级医生的一点失误便大发雷霆",其背后的心理防御机制是 ( )

A. 否认
B. 转移
C. 退行
D. 升华

多选 18. 对该求助者还需重点了解的资料包括 ( )

A. 经济状况
B. 性格特点
C. 婚姻状况
D. 既往病史

单选:19. 对该求助者的初步诊断是 ( )

A. 焦虑神经症
B. 严重心理问题
C. 疑病神经症
D. 一般心理问题

多选:20. 对该求助者恰当的近期咨询目标包括 ( )

A. 改善情绪
B. 帮其决定是否化疗
C. 改变认知
D. 缓解头痛头晕症状

单选:21. 该求助者心理问题的最主要特点是 ( )

A. 属于变形冲突
B. 人格障碍明显
C. 负性情绪明显
D. 社会功能受损

单选:22. 如果该求助者对咨询师信奉的理论和方法持不信任态度,那么咨询双方不相适宜的类型属于 ( )

A. 匹配型
B. 欠缺型
C. 忌讳型
D. 冲突型

多选：23. 对咨询关系匹配问题的正确理解包括（ ）
A. 咨询师主动适应求助者
B. 让求助者适应咨询师
C. 及时请上级咨询师对双方进行调节
D. 不能匹配的情况下转介给合适的咨询师

多选：24. 心理咨询的效果受（ ）的影响。
A. 咨询师 B. 咨询方法
C. 求助者 D. 咨询目标

**案例三**

一般资料：求助者，男性，43岁，公务员。

案例介绍：求助者的女儿今年15岁，两个月前参加中考，成绩很不理想。该求助者一年前曾因女儿的学习问题来咨询过。

下面是心理咨询师与该求助者的一段咨询对话。

心理咨询师：你在电话里说这次还是因为女儿的问题来咨询，为什么没带女儿来呀？她中考的成绩怎么样？被哪所学校录取了？

求助者：唉！别提了。我现在都快烦死了。

心理咨询师：那你详细说说是怎么一回事吧。

求助者：去年咨询的时候您让我带女儿去专科医院做个检查，医生说她的智力和社交能力确实比一般孩子差。但我不甘心，这一年我请家教，带她去补习班，陪着她一起学习……可最终中考成绩还是那么差！

心理咨询师：我上一次就提醒过你不要对女儿抱太大希望。希望越大，失望也越大，你说是不是？

求助者：是啊，我现在更担心的是，她刚被一所财务中专录取了，就她那脑子学财务一定跟不上，以后肯定毕不了业，毕不了业没法找工作，没工作就得啃老……我和我爱人不能养她一辈子啊！等我们死了她可怎么办啊？而且我爱人对孩子的事情根本不关心，从来不接送孩子。

心理咨询师：是呀，我现在理解你的心情了，孩子考得不好，专业又不对口，我都替你着急。

求助者：我这次找您还有个原因：我最近总是不由自主地想一些过去的事情，在家、在单位都想，明知道想这些没用，但就是控制不住。上班的时候因为发愣，被同事提醒过好多次，不过好在没耽误工作。为这事自己也挺痛苦，有时我就做做深呼吸，可以暂时忘记痛苦。您说我这是怎么回事啊？

多选：25. 该案例中求助者出现的症状包括（ ）
A. 强制性思维 B. 焦虑
C. 强迫性思维 D. 恐惧

多选：26. 心理咨询师在对话开始时不恰当的提问形式包括（ ）
A. “为什么……”的问题 B. 多重问题
C. 多重选择性问题 D. 责备性问题

多选：27. 心理咨询师说“那你详细说说是怎么一回事吧”用到的技术属于（ ）
A. 摄入性会谈 B. 具体化技术
C. 参与性技术 D. 影响性技术

单选：28. “那你详细说说是怎么一回事吧”这句话针对的是求助者的（ ）
A. 问题模糊 B. 过分概括
C. 概念不清 D. 假提问题

单选：29. 该求助者在咨询过程中大量谈论自己爱人的不是，表明其出现了多话现象，这种多话类型最可能是（ ）
A. 宣泄型 B. 掩饰型
C. 表白型 D. 表现型

单选：30. 对该求助者的初步诊断是（ ）
A. 强迫性神经症 B. 神经症性心理问题
C. 焦虑性神经症 D. 可疑神经症

多选:31. 心理咨询师对该求助者可以进行的工作包括 ( )
A. 整理临床资料 B. 心理测验
C. 制定咨询方案 D. 摄入性会谈

多选:32. “我现在理解你的心情了，孩子考得不好，专业又不对口，我都替你着急”，心理咨询师在这里使用的技术包括 ( )
A. 内容反应 B. 情感反应
C. 内容表达 D. 情感表达

单选:33. 心理咨询师对求助者的热情，最主要的体现是 ( )
A. 对求助者积极提问 B. 认真、耐心、不厌其烦
C. 初诊阶段嘘寒问暖 D. 咨询全过程都热情

单选:34. 心理咨询师说“希望越大，失望也越大，你说是不是?”，这属于 ( )
A. 责备性问题 B. 解释性问题
C. 修饰性反问 D. 多重性问题

多选:35. 心理咨询师说“我上一次就提醒过你……你说是不是?”，体现出咨询师没有对求助者 ( )
A. 尊重 B. 真诚
C. 共情 D. 积极关注

多选:36. 本案例中，该咨询师出现的失误包括 ( )
A. 提问错误 B. 内容反应使用错误
C. 理念错误 D. 情感表达使用错误

**案例四**

一般资料：求助者，男性，38岁，公司部门经理。

案例介绍：求助者半年前在外地开会期间与一名女下属发生了性关系。事后求助者非常后悔，觉得对不起自己的妻子和孩子。三个多月前，该女下属提出加薪，求助者在自己的职权范围内满足了她的要求。此后求助者经常担心女下属会进一步提出要求，担心自己在公司的地位不保，甚至被开除；担心妻子知道后和自己离婚，担心儿子在别人面前抬不起头。经常胸闷、心悸，头晕，失眠，手脚不自主地颤抖。曾经到医院检查，未发现器质性疾病。求助者精神痛苦却又不能对其他人诉说，主动前来心理咨询。

心理咨询师观察了解到的情况：求助者家教严格，从小循规蹈矩，做事严谨刻板。为了避免自己可能再次犯错，求助者推掉了公司所有外出学习和开会的安排。

单选:37. 该求助者目前最主要的情绪症状是 ( )
A. 烦恼 B. 恐惧
C. 愤怒 D. 焦虑

多选:38. 该求助者躯体方面的主要症状包括 ( )
A. 失眠 B. 紧张焦虑
C. 头晕 D. 手脚颤抖

多选:39. 该求助者产生心理问题的原因包括 ( )
A. 发生婚外性关系 B. 家教严格
C. 女下属提出无理要求 D. 循规蹈矩

多选:40. 求助者事后后悔，说明求助者 ( )
A. 自我觉察准确 B. 有道德感
C. 自尊心强 D. 想控制行为

单选:41. 对该求助者的初步诊断是 ( )
A. 一般心理问题 B. 严重心理问题
C. 可疑神经症 D. 焦虑神经症

单选:42. 从求助者的行为，判断其社会功能是 ( )
A. 没有损害 B. 轻度损害
C. 中度损害 D. 重度损害

单选：43. 对该求助者进行初步诊断，首先必须排除的是（ ）
A. 可疑神经症　B. 器质性疾病
C. 恐惧神经症　D. 焦虑神经症

多选：44. 对于该求助者需要保密的内容包括（ ）
A. 诊断结果　B. 会谈内容
C. 测验结果　D. 保密原则

多选：45. 给求助者的临床资料赋予意义的方法包括（ ）
A. 就事论事　B. 补充提问
C. 分析迹象　D. 心理测验

多选：46. 该求助者心理问题的最主要特点包括（ ）
A. 存在常形冲突　B. 内心持久痛苦
C. 存在变形冲突　D. 行为明显异常

多选：47. 心理咨询师对该求助者的无条件接纳应该体现在接纳其（ ）
A. 有婚外性行为　B. 能主动寻求心理帮助
C. 道德观念薄弱　D. 拒绝外出学习、开会

**案例五**

一般资料：求助者，女性，35岁，全职妈妈。

案例介绍：求助者的儿子今年上小学一年级，求助者为儿子的学习问题前来咨询。

下面是心理咨询师与该求助者的一段咨询对话。

心理咨询师：请问，您有什么问题需要我的帮助？

求助者：我儿子今年刚上小学，他的学习问题让我非常担忧。

心理咨询师：您能说说他有哪些具体问题吗？

求助者：有很多，比如上课不认真听讲、做小动作，回家后先看电视、不写作业……

心理咨询师：针对这些问题，您做过哪些尝试呢？

求助者：学校里的问题我一个人解决不了，所以我是从让他回家后先写作业入手的。

心理咨询师：您是怎么做的呢？

求助者：我主要是督促他。他每天一回到家我就催他写作业。但是孩子并不听我的话，所以有时急了我就会打他几巴掌。

心理咨询师：既然您来咨询，说明您的方法效果不太理想。我现在教给您一个方法：您先作一张带日历的表格，贴在孩子书桌前的墙上；孩子放学回家后只要做到先完成作业，就奖励他一面小红旗，并贴在相应的日期下面。等攒够五面小红旗，就奖给他一颗金五星；集齐四颗金五星，就满足他一个事先商量好的愿望或他希望得到的物品。

求助者：好的，我今天回去马上就做。

心理咨询师：如果某一天他没有做到回家先写作业，就不贴小红旗，但是也一定不要责骂他或是打他。另外，我感觉您现在非常焦虑，我再教您一些放松训练的方法，缓解您的焦虑情绪。

求助者：谢谢您！

单选：48. 本案例中求助者对孩子使用的方法是（ ）
A. 增强法　B. 消退法
C. 惩罚法　D. 饱和法

单选：49. 咨询师建议求助者使用的方法属于（ ）
A. 消退法　B. 行为渐隐技术
C. 代币管制法　D. 饱和策略

单选：50. 阳性强化法的基本原理是（ ）
A. 经典条件反射　B. 社会学习理论
C. 操作条件反射　D. 认知行为理论

多选：51. 阳性强化法的正确操作过程包括（ ）
A. 明确目标行为　B. 监控目标行为
C. 实施强化　D. 追踪评估

多选：52. 行为治疗的基础理论包括 （　　）

A. 经典条件反射　　B. 认知行为理论

C. 操作条件反射　　D. 社会学习论

单选：53. 惩罚法中的一般性惩罚不包括 （　　）

A. 批评　　B. 隔离

C. 罚款　　D. 劳动改造

单选：54. 放松训练是（　　）中使用最广的技术之一。

A. 行为疗法　　B. 精神分析理论

C. 完型学派　　D. 人本主义治疗

单选：55. 关于放松训练的描述，错误的是 （　　）

A. 简便易行、实用有效

B. 是解决紧张焦虑等情绪及躯体症状的方法

C. 基本假设是改变主观体验，生理反应也随着改变

D. 在训练开始时，口头引导比录音更便于求助者接受

多选：56. 呼吸放松法包括 （　　）

A. 鼻腔呼吸放松法　　B. 胸式呼吸放松法

C. 腹式呼吸放松法　　D. 控制呼吸放松法

单选：57. 使用想象放松法，应由（　　）找出带来愉悦感觉、有美好回忆的场景。

A. 咨询师　　B. 咨询师和求助者共同协商

C. 求助者　　D. 求助者及家人共同协商

单选：58. 心理咨询师说"我现在教给您一个方法……就满足他一个事先商量好的愿望或他希望得到的物品"，这段话中咨询师使用的主要技术是 （　　）

A. 释义　　B. 指导

C. 解释　　D. 鼓励

多选：59. 所谓求助者的"主要问题"，指的是求助者（　　）的问题。

A. 最关心　　B. 最先提出

C. 最困扰　　D. 最迫切需要解决

**案例六**

一般资料：郭某，女性，32岁，无业。

案例介绍：郭某由母亲强行带来咨询。郭某在高中二年级时因为与老师发生激烈冲突，逐渐不敢出门见人，至今已有十几年未曾迈出家门一步，在家里也只和母亲比较亲密。但最近一段时间出现了新的情况：郭某看新闻联播节目时会指着电视说男播音员在向她表达爱慕之意。如果不是该播音员，郭某便说他在楼下等她，她还能听到该播音员在楼下喊她的名字。母亲怕她出意外、阻止她下楼，她便大声冲母亲叫喊，还砸坏了家里很多物品。她还每天定时打开收音机，听"该播音员"和她说悄悄话。母亲觉得她精神方面出了问题，想带她去精神病院诊治，但她坚决不去。此次母亲骗她说去见播音员男友，才把她带到咨询室。

心理咨询师观察了解到的情况：郭某体型偏胖，面色晦暗。起先用怀疑的眼神打量咨询师，随后又故作神秘地告诉咨询师，母亲因为妒忌自己有一个英俊的播音员男友，就在她的饭菜里下毒，她都能闻到饭菜里有腐臭的气味，她最初曾拒绝吃饭，但是后来男朋友每天在收音机里教她练习特异功能，所以饭菜里的毒根本毒不死她。

单选：60. 郭某目前的心理状态属于 （　　）

A. 心理健康　　B. 心理不正常

C. 心理正常　　D. 心理不健康

多选：61. 郭某的行为症状包括 （　　）

A. 回避行为　　B. 精神运动性兴奋

C. 冲动行为　　D. 精神运动性抑制

多选：62. 郭某出现的感知障碍症状包括 （　　）

A. 幻嗅　　B. 钟情妄想

C. 幻听　　D. 被害妄想

多选：63. 郭某出现的思维内容障碍包括（　　）
A. 幻听　B. 钟情妄想
C. 幻嗅　D. 被害妄想

单选：64. 目前对郭某最可能的诊断是（　　）
A. 焦虑性神经症　B. 精神病性障碍
C. 严重心理问题　D. 恐惧神经症

多选：65. 郭某的特点包括（　　）
A. 主动求治　B. 被动求治
C. 无自知力　D. 自知力完整

多选：66. 心理咨询师对郭某可以进行的工作包括（　　）
A. 进行心理测验　B. 尝试进行咨询
C. 转诊至精神科　D. 整理临床资料

多选：67. 判断正常与异常心理活动的心理学原则包括（　　）
A. 主客观世界统一性原则　B. 心理活动的周期性原则
C. 精神活动的内在协调一致性原则　D. 人格的相对稳定性原则

单选：68. 郭某认为母亲因为嫉妒她有英俊的播音员男友，便在她的饭菜里下毒，这属于（　　）
A. 夸大妄想　B. 关系妄想
C. 被害妄想　D. 嫉妒妄想

单选：69. 郭某说听到播音员男友在收音机里教她特异功能，这属于（　　）
A. 非真实感　B. 假性幻觉
C. 思维回响　D. 功能性幻觉

**案例七**

一般资料：求助者，女性，36 岁，部门经理。

案例介绍：求助者 5 岁时父母离异，她和母亲一起生活，母亲没有再婚。求助者与丈夫在同一单位工作，十年前结婚，女儿 7 岁。一个多月前，丈夫升职，即将被派往外地任分公司总经理。得知此消息后，求助者紧张、烦躁，忧心忡忡，开始挑剔丈夫的言行，频繁与丈夫争吵。上班时能够勉强控制情绪，但经常出现胸闷、心慌、气短等症状。到医院检查未发现有明显器质性疾病。主动前来寻求心理帮助。

下面是心理咨询师与该求助者的一段咨询对话。

心理咨询师：按常理说，丈夫的事业蒸蒸日上，您应该高兴才对。

求助者：他升职我高兴，但去外地任职我接受不了。

心理咨询师：现在交通便利，他去的城市飞机、高铁 3 个小时就能到达，你们两人的收入都不低，经常团聚不是问题。

求助者：您没有我这样的经历，当然不能理解我心情。

心理咨询师：抱歉！我有些想当然了，没有从您的角度考虑。您和我详细说说您的情况吧！

求助者：我 5 岁前和父母一起生活，他们俩人婚前、婚后的感情一直都很好，直到父亲被派去外地常驻。原本母亲不同意父亲去外地，但父亲说难得在事业上有发展的机会，能够多挣些钱让我们母女过得更好。但谁知道没过半年，他就在当地和另一个女人好上了。我母亲曾再三恳求，并且表示愿意带着我去和他一起生活。但他最终还是和母亲离了婚。近十年的感情竟然抵不过半年的相处，您说男人是不是没有一个好东西！

心理咨询师：我理解您的心情。那您感觉您的丈夫也不是个好东西？

求助者：到目前为止还不算，但说不定过几个月就是了。我当初就是他的下属，因为肯为他卖力工作，他的业绩上升很快，他欣赏我，于是我们就走到一起了。如果他今后在外地工作也遇到一个能干的女下属，说不定也会爱上她；即便不是因为工作，我丈夫高大英俊、又比较有钱，难免会有异性主动追求他。到那时我一定会落得和我母亲一样的下场，女儿也会像我一样没有父亲疼爱。

心理咨询师：除了您刚才所说的恋爱经历，您还有其它证据能证明您的丈夫是一个见异思迁或是喜欢拈花惹草的人吗？

求助者：那倒没有。但是现在他对我的态度和以前完全不一样了，过去他对我百般呵护，不让我受一点委屈；现在只要我一跟他埋怨，他就躲开我，甚至还指责我无事生非，说我对他态度不好……都怨领导要派他出去！

心理咨询师：您认为您和丈夫之间的矛盾是领导要派他外出这件事造成的？

求助者：难道不是吗？如果没有这件事，我们之间也不会闹矛盾，我也不会有那么多的担心，我们可以像过去一样平平静静地生活一辈子。

心理咨询师：从你们恋爱开始到现在，你们俩人从没发生过矛盾吗？您从来没担心过他会喜欢别的女人吗？

求助者：……（沉默）好像也不是，我们以前也有过争吵，他和其他女性关系稍微近一点，我都会莫名其妙地担心。但这次和以往的情况不一样啊！

心理咨询师：其实您和丈夫吵不吵架、对他担不担心与这次的事件没有关系。合理情绪疗法认为，引起人们情绪困扰的并不是外界发生的事情，而是人们对事件的态度、看法、评价等认知内容，因此要改变情绪困扰不是致力于改变外界事件，而是应该改变认知，通过改变认知，进而改变情绪。比如说，您认为其他女性与您丈夫接触的目的是为了谈工作而不是为了勾引他，那么你的感受会完全不同。

求助者：您说的好像有道理。您让我再想想……

多选：70. 心理咨询师说"按常理说，丈夫的事业蒸蒸日上，妻子应该高兴才对"，说明咨询师没有做到 （　　）

A. 尊重　　B. 共情

C. 真诚　　D. 积极关注

单选：71. 心理咨询师说"抱歉！我有些想当然了，没有从您的角度考虑"，最主要体现了咨询师的 （　　）

A. 尊重　　B. 热情

C. 真诚　　D. 共情

多选：72. 该求助者产生心理问题的原因包括 （　　）

A. 父母早年离异　　B. 夫妻产生矛盾

C. 丈夫被派外驻　　D. 对婚姻的看法

多选：73. 根据合理情绪疗法的理论，本案例中 B 包括 （　　）

A. 丈夫被派出外驻　　B. 男人没一个好东西

C. 自己会重蹈母亲覆辙　　D. 丈夫外驻必然变心

多选：74. 根据合理情绪疗法的理论，本案例中 C 包括 （　　）

A. 丈夫指责自己　　B. 心慌胸闷

C. 与丈夫吵架　　D. 忧心忡忡

多选：75. 根据案例分析，求助者符合"过分概括化"特点的不合理信念包括 （　　）

A. 男人没一个好东西　　B. 丈夫肯定变心

C. 自己的婚姻会与母亲有同样结果　　D. 女儿也会像自己一样没有父亲疼爱

多选：76. 根据案例分析，求助者符合"糟糕至极"特点的不合理信念包括 （　　）

A. 男人没一个好东西

B. 丈夫到外地常驻后会和父亲一样变心

C. 自己的婚姻会与母亲有同样结果

D. 女儿也会像自己一样没有父亲疼爱

单选：77. 根据案例分析，本段对话处于合理情绪疗法的 （　　）

A. 心理诊断阶段　　B. 领悟阶段

C. 修通阶段　　D. 再教育阶段

单选：78. 根据案例分析，心理咨询师下一步要进行的工作是 （　　）

A. 解说合理情绪疗法理论　　B. 分析求助者不合理信念

C. 改变求助者不合理信念　　D. 巩固强化新观念

多选：79. 合理情绪疗法中，与不合理信念辩论的方法包括 （　　）

A. "产婆术式"辩论技术　　B. RET 自助表

C. 问题解决训练　　D. 合理自我分析报告

多选：80. 合理情绪疗法中应用的行为技术包括（　）
A. 放松训练　B. 自我管理程序
C. 系统脱敏　D. 合理自我分析

多选：81. 合理情绪疗法的再教育阶段可以使用的方法和技术包括（　）
A. "产婆术式"辩论技术　B. 问题解决训练
C. 放松训练　D. 社交技能训练

多选：82. 通过合理情绪疗法，心理咨询师可以帮助求助者（　）
A. 改变不合理信念　B. 建立适应性行为
C. 与不合理信念辩论　D. 宣泄负面情绪

多选：83. 如果求助者说"我对我丈夫忠诚，我丈夫也必须对我忠诚"，这句话符合（　）
A. 黄金规则　B. 反黄金规则
C. 绝对化要求　D. 过分概括化

单选：84. 合理情绪疗法的 ABCDE 理论中，D 指的是（　）
A. 对事件的看法、解释及评价　B. 个体的情绪反应及行为结果
C. 与不合理信念进行辩论　D. 咨询的效果

多选：85. 埃利斯等人认为合理情绪疗法可以帮助人实现的目标包括（　）
A. 自我开放　B. 自我接受
C. 自我关怀　D. 敢于尝试

**案例八**

下面是某求助者的 WAIS－RC 的测验结果：

| | 言语测验 | | | | | | | 操作测验 | | | | | | | 言语 | 操作 | 总分 |
|---|---|---|---|---|---|---|---|---|---|---|---|---|---|---|---|---|---|
| | 知识 | 领悟 | 算术 | 相似 | 数广 | 词汇 | 合计 | 数符 | 填图 | 积木 | 图排 | 拼图 | 合计 | | | | |
| 原始分 | 23 | 25 | 9 | 16 | 11 | 54 | | 41 | 15 | 34 | 28 | 33 | | 量表分 | 66 | 59 | 125 |
| 量表分 | 13 | 16 | 7 | 10 | 9 | 11 | 66 | 10 | 12 | 11 | 13 | 13 | 59 | 智商 | 101 | 113 | 107 |

多选：86. 根据以上测验得分，可以判断该求助者（　）
A. 知识范围广　B. 主动注意能力强
C. 解决新问题的能力强　D. 短时记忆能力强

单选：87. 根据测验结果，该求助者百分等级为 50 的项目是（　）
A. 知识　B. 相似
C. 数广　D. 词汇

多选：88. 该求助者的测验结果显示（　）
A. 观察因果关系的能力比较强
B. 处理局部与整体关系的能力比较强
C. PIQ 的智力等级属于高于平常水平
D. 3 项分测验成绩恰好高于全国常模平均数一个标准差

多选：89. 施测 WAIS－RC 时，正确的做法包括（　）
A. 应与求助者建立良好的关系　B. 对无时限的项目可以耐心等待
C. 可以用语言鼓励求助者回答　D. 主测者必须受过个别和团体测验的训练

**案例九**

下面是某求助者的 MMPI 的测验结果：

| 量表 | Q | L | F | K | Hs | D | Hy | Pd | Mf | Pa | Pt | Sc | Ma | Si |
|---|---|---|---|---|---|---|---|---|---|---|---|---|---|---|
| 原始分 | 3 | 3 | 27 | 8 | 16 | 31 | 28 | 28 | 32 | 20 | 27 | 47 | 28 | 40 |
| K 校正分 | | | | | ? | | | ? | | | ? | ? | ? | |
| T 分 | 43 | 39 | 80 | 40 | 58 | 55 | 59 | 67 | 50 | 68 | 56 | 76 | 72 | 54 |

单选：90. 该求助者疑病量表的 K 校正分应当是 （ ）
A. 18
B. 20
C. 21
D. 26

多选：91. 从测验结果来看，该求助者可能存在 （ ）
A. 转换性癔症
B. 性格偏离，人格异常
C. 不恰当的情感反应
D. 思维飘忽，活动过多

多选：92. 关于该项测验，正确说法包括 （ ）
A. 该测验属于人格测验
B. 可作为精神障碍临床诊断的辅助手段
C. Pt 量表经 K 分校正后变成了标准分
D. 具有小学毕业以上文化程度者可施测

**案例十**

下面是某求助者的 SCL—90 测验结果：
总分：201
阳性项目数：56

| 因子名称 | 躯体化 | 强迫症状 | 人际关系敏感 | 抑郁 | 焦虑 | 敌对 | 恐怖 | 偏执 | 精神病性 | 其他 |
|---|---|---|---|---|---|---|---|---|---|---|
| 因子分 | 1.7 | 2.2 | 2.3 | 1.8 | 2.3 | 3.3 | 2.0 | 3.0 | 2.7 | 1.7 |

多选：93. 测验结果显示该求助者可能存在 （ ）
A. 精神分裂样症状
B. 思维方面的异常
C. 饮食或睡眠问题
D. 不可抑制的冲动

单选：94. 该求助者的阳性项目均分是 （ ）
A. 2.3
B. 2.4
C. 3.0
D. 4.3

多选：95. 对该测验的正确说法包括 （ ）
A. 采用 4 级评分
B. 又名"症状自评量表"
C. 采用 5 级评分
D. 该结果有 7 个因子筛查阳性

**案例十一**

下面是某求助者的 EPQ 的测验结果：

| | 粗分 | T 分 |
|---|---|---|
| E | 11 | 62 |
| N | 12 | 76 |
| P | 5 | 60 |
| L | 3 | 40 |

多选：96. 根据测验结果，可以判断该求助者为 （ ）
A. 内外向为典型型
B. 气质类型为胆汁质
C. 内外向为倾向型
D. 气质类型为多血质

多选：97. 根据测验结果，该求助者 （ ）
A. 回答的比较真实
B. 属于态度温和，不粗暴的类型
C. 可能会出现不够理智的行为
D. 神经质量表的百分等级在 98 以上

**案例十二**

下面是某求助者 16PF 的测验结果：

| 因素 | 标准分数 | 因素 | 标准分数 | 因素 | 标准分数 | 因素 | 标准分数 |
|---|---|---|---|---|---|---|---|
| 乐群性 | 7 | 兴奋性 | 4 | 怀疑性 | 2 | 实验性 | 3 |
| 聪慧性 | 8 | 有恒性 | 5 | 幻想性 | 3 | 独立性 | 4 |
| 稳定性 | 7 | 敢为性 | 6 | 世故性 | 3 | 自律性 | 8 |
| 恃强性 | 2 | 敏感性 | 7 | 忧虑性 | 5 | 紧张性 | 2 |

单选：98. 根据测验结果，该求助者的人格特征可能是 （ ）

A. 容易紧张困扰　　B. 严肃、审慎、寡言

C. 抽象思维能力弱　　D. 谦虚、顺从、通融

多选：99. 关于 16PF，正确说法包括 （ ）

A. 用于人才选拔　　B. 作为心理疾病诊断的辅助手段

C. 更改测题的语句　　D. 用于了解心理障碍的个性原因

单选：100. 某求助者 SDS 测验结果的标准分为 70 分，属于 （ ）

A. 中度抑郁　　B. 中度焦虑

C. 重度抑郁　　D. 重度焦虑

# ·第二部分　案例问答题·

**本部分采取专家阅卷，1～4 题，满分 100 分。请在答题纸上写明题号，用钢笔、圆珠笔按要求作答。**

一般资料：求助者，男性，32 岁，网店店主。

求助者自述：我是家中独子，因为家境好，从小就有优越感。我和前妻是读研究生时的同学，确定恋爱关系不到一个月便同居，然后奉子成婚。毕业后我先后换了几家工作单位，都觉得不太理想。虽然父母帮我买了房子，家里经济也不是问题，但妻子总是指责我不求上进，说对我失去信心，还提出再不找工作就跟我离婚。为了顺应她，我在家开了个网店，也改掉了一些她认为不好的毛病，今年年初还用开网店挣的钱给她买了辆车。没想到她还是不满意。网店生意不好做，她说是我不努力、不勤奋。家务都是我做，她却经常借口说工作应酬，很晚才回家。我为了维护这个家、为了儿子一直忍让，但我的全部付出仍没能挽留住她，最终在两个多月前离了婚。我想她那么绝情肯定有婚外情。我查了她的通信记录，发现确实有一个经常和她联系的电话。我质问她这是怎么回事，她辩解说那人只是业务上的朋友，跟我们离婚没有任何关系。我不相信，偷偷跟踪、调查过几回。您说一个女人如果外边没有第三者，这怎么可能那么坚决地抛弃丈夫和孩子！以她过去和我婚前就敢同居这件事情来看，她现在表面上只不过是在装样子，暗地里指不定有多少个情人呢！我现在一想起她就生气，我当初对她那么好，她却以各种方式伤害我。我因为这件事吃不下饭、睡不好觉，网店生意做不了了，孩子也只能放在爷爷奶奶家。

请根据案例回答以下问题：

1. 对该求助者的初步诊断及诊断依据是什么？（25 分）

2. 该求助者不合理信念的特征及具体表现是什么？（25 分）

3. 心理咨询师与求助者进行面质时需要注意什么？（25 分）

4. 请简述心理咨询过程中产生阻抗的原因以及讲话方式上的阻抗的几种具体表现形式。（25 分）

# 参考答案及详解

## 卷册一:职业道德　理论知识

### 第一部分　职业道德

**一、职业道德基础理论与知识部分**

**(一)单项选择题**

1. A。道德指的是一定社会、一定阶段向人们提出的人与人之间、个人与社会之间各种关系的一种特殊的行为规范。每个人都可以有自己的道德观念,并且不同个体道德表现存在差异,但社会存在一个共同明确的道德标准和要求。
2. B。与法律相比,在调节范围上道德适用范围广;在调节方式上道德具有明显的事前性、自觉性特点;在调节主体上道德主要靠社会舆论、风俗和人们的良知来指导和约束人们的行为。
3. C。企业形象是指人们通过企业的各种标志(如产品特点、营销策略、人员风格等)而建立起来的对企业的总体印象,是企业文化建设的核心。内在形象是企业形象的核心与关键;媒体宣传属于外在形象,是内在形象的外在表现,不足以树立企业形象。
4. B。企业文化,或称组织文化,是一个组织由其价值观、信念、仪式、符号、处事方式等组成的其特有的文化形象,是企业在日常运行中所表现出的各个方面。它包括文化观念、价值观念、企业精神、道德规范、行为准则、历史传统、企业制度、文化环境、企业产品等。其中价值观是企业文化的核心。
5. C。企业的经营活动是根据人的行为进行的,因而人的因素起着决定性作用。
6. D。当员工知道领导的决策是错误的时,应提出合适合理的建议;对于领导含糊交办的任务,员工应认真对待、认真分析,不能干的先讲清楚;如果不同意领导的意见,要在私下当面和领导讲。员工汇报工作一般不能越级。
7. C。科学发展观是指胡锦涛在 2003 年 7 月提出的“坚持以人为本,树立全面、协调、可持续的发展观,促进经济社会和人的全面发展”,按照“统筹城乡发展、统筹区域发展、统筹经济社会发展、统筹人与自然和谐发展、统筹国内发展和对外开放”的要求推进各项事业的改革和发展的方法论。
8. B。劳动是人维持自我生存和自我发展的唯一手段,职业劳动是人们谋生的手段。

**(二)多项选择题**

9. ABCD。职业忌语,用以规范从业人员的文明言行,从业人员要文明用语。
10. BD。职业责任是指人们在一定职业活动中所承担的特定的职责,它包括人们应该做的工作和应该承担的义务。职业责任是由社会分工决定的,往往通过行政的甚至法律方式加以确定和维护。职业责任的特点有:(1)职业责任具有明确的规定性。(2)职业责任与物质利益存在直接关系。(3)职业责任具有法律及其纪律的强制性。
11. AB。职业理想是人们在职业上依据社会要求和个人条件,借想象而确立的奋斗目标,与人的价值观、职业期待、职业目标密切相关,与世界观、人生观密切相关。人的职业理想实现的条件有:(1)年龄增长、环境的影响和受教育程度。(2)社会发展的需要。(3)个人自身所具备的条件。
12. ABCD。诚信,是诚实无欺、信守诺言、言行相符、表里如一。
13. ABC。诚实劳动指实事求是,不弄虚作假。A、B、C 项均属于不诚实劳动。
14. AD。企业秘密是企业最高管理机密,对企业而言,它是生命,也是生产力。保守企业秘密是职业道德规范的要求,正确的做法有:(1)闲谈莫涉及企业的核心技术。(2)企业有危害社会和国家的“秘密”,要敢于揭露。
15. CD。真理,即永恒不变唯真正理。坚持真理,就要树立实践观点,坚持实践是检验真理的唯一标准。与实践不符的,要敢于质疑。
16. CD。节俭是一种美德,更是一种优秀的传统文化,是提升思想道德素质的一个途径。节俭是维持人类生存的必需,是持家之本,是安邦定国的法宝,有利于防止腐败和降低社会生产的成本。节俭是每个人每个时代的事,并且不应以财富多寡作为评价的前提。

**二、职业道德个人表现部分**

17～25(略)。

### 第二部分　理论知识

**一、单项选择题**

26. B。本题主要考查动物的心理过程。在动物的心理发展历程上,无脊椎动物只具有某种感觉器官,只能识别事物的个别属性,此时所体现的心理现象只有感觉;脊椎动物有大脑和脊髓,有各种感觉器官,能够意识到整个事物,此时所体现的心理现象是知觉;灵长类动物的大脑有了相当高度的发展,它们能够认识事物的外部联系,有了思维的萌芽。到了人类阶段,他们能认识到事物的本质和事物之间的内部联系,既有思维又有意识。综上所述,动物的心理发展经历了感觉、知觉和思维萌芽三个阶段。
27. A。本题主要考查各学派的主张。机能主义心理学是构造主义与行为主义之间的一个过渡,他们反对把心理只看作一种不起作用的副现象,强调心理在适应环境中的机能作用。B 项为构造心理学的观点,C 项为行为主义的观点,D 项为格式塔心理学的观点。
28. D。本题主要考查神经系统的构造。把中枢神经系统和各个感觉器官、运动器官以及内脏系统联系起来的一根根神经,组成了外周神经系统。它有 12 对与脑相连的脑神经,有 31 对与脊髓相连脊神经。
29. C。本题主要考查巴甫洛夫学说。巴甫洛夫认为,无条件反射是动物和人生而具有、不学而会的反射。条件反射是个体通过模仿、学习，在无条件反射的基础上形成的反射。他所研究的条件反射被称为经典条件反射。

30.C。本题主要考查视觉器官的生理基础。视细胞层上有两种视觉神经细胞：(1)锥体细胞。(2)杆体细胞。锥体细胞在强光下起作用，能分辨物体的细节和颜色。杆体细胞对弱光敏感，不能分辨物体的细节和颜色，只能分辨物体的明暗和轮廓。

31.C。本题主要考查听觉的感受性。人类听觉的感受性和年龄有关，20岁以前随年龄的增长感受性逐渐提高；60岁以后随年龄的增长感受性逐渐降低。老年人听觉感受性降低的特点是：他首先丧失的是对高频声音的听觉，然后逐渐向中低频方向发展，当丧失中频声音时就影响到了言语的听觉。

32.C。本题主要考查嗅觉。嗅觉是最古老的感觉，由嗅神经系统和鼻三叉神经系统参与。嗅觉的感受器是鼻腔上部黏膜的嗅细胞。在接受嗅觉刺激之后，嗅细胞将嗅觉刺激的化学能量转化为神经能，嗅觉的神经冲动沿嗅神经传至中央后回，产生嗅觉。

33.A。本题主要考查内脏感觉。内脏感觉又叫机体觉，包括饥饿、饱胀和渴的感觉，窒息的感觉，疲劳的感觉，便意、性以及痛的感觉等。当各种内脏器官的工作处于正常状态时，内脏器官向大脑输送的信息比较少，也比较弱，引不起内脏感觉，只有某个内脏器官发生异常或病变的时候，才会引起明显的内脏感觉。

34.C。本题主要考查幻想的定义。幻想是指和一个人的愿望相联系并指向未来的想象。而无意想象是没有预定目的，在某种刺激作用下不由自主产生的想象。梦是无意想象的一种极端的例子。有意想象是在一定目的、意图和任务的影响下，有意识地进行的想象。

35.C。本题主要考查印象形成过程中的效应。一般来说，熟悉的人，特别是亲密的人之间容易出现近因效应，而不熟悉或者少见的人之间容易出现首因效应。

36.C。本题主要考查荣格的分析心理学。荣格突出了心理结构的整体性，提出了“集体无意识”等概念。

37.C。本题主要考查影响自尊的因素。影响自尊水平的因素有：家庭中的亲子关系、行为表现的反馈、选择参与和扬长避短、根据相似性原理正确地进行社会比较。选择那些适合个体，能取得成就的活动，有利于增加自尊。A、B、D项均不利于个体提高自尊水平。

38.C。本题主要考查印象形成过程中的效应。“一白遮百丑”本意是说皮肤白，就可以把其他的缺点遮盖了。引义指在了解某人时，人们对他人的某一特征和品质非常突出的印象掩盖了对其他特征和品质的了解，从而只是以某一特征和品质做出对他人的整体判断。光环效应是指个体对认知对象的某些品质的倾向性印象。

39.C。本题主要考查归因。在竞争条件下，个体倾向于把他人的成功外归因，从而减小他人成功对自己带来的心理压力；如果他人失败了，则倾向于内归因。个体均有明显的使自己处于有利位置和保护自我价值的倾向，这种倾向称为动机性归因偏差。

40.B。本题主要考查侵犯行为的原因。洛伦兹是获得过诺贝尔奖的习性学家和心理学家。洛伦兹的侵犯理论是从动物习性中研究得出的，他认为侵犯是一种本能，侵犯在人类生活中也是不可避免的，应当采取耗散侵犯本能的方法加以制止。

41.C。本题主要考查主要的社会动机。侵犯是个体有意伤害他人的行动。去个性化指自我意识下降、自我评价和自我控制能力降低的状态。在此状态下，人群会不分青红皂白地攻击目标，并且攻击的强度远超寻常而不能停止，因此去个性化与侵犯行为成正相关。

42.B。本题主要考查态度的维度。某种态度接近核心价值的程度反映了态度的向中度属性；个体对特定态度对象的卷入水平反映了态度的深度属性；个体态度在其行为方向与行为方式上的外露程度反映了态度的外显度属性；态度倾向于某一特定方向的程度反映了态度的强度属性。

43.B。本题主要考查社会懈怠。社会懈怠是指群体一起完成一件任务时，个人所付出的努力比单独完成时偏少的情况。社会抑制是指由于他人在场使个体绩效降低的情况。“磨洋工”现象属于社会懈怠现象。

44.A。本题主要考查心理发展的规律性。个体心理发展的第一加速期是0～1岁，第二加速期是青春期，青春期是个体的生理心理均发生急速变化的时期。

45.C。本题主要考查社会学习理论。班杜拉的社会学习理论，提出了儿童是通过观察和模仿而获得社会行为的，强调儿童习得社会行为的主要方式是观察学习和替代性强化。

46.D。本题主要考查心理的起源。皮亚杰认为，心理起源于动作，即动作是认识的源泉，是主客体相互作用的中介。最早的动作是与生俱来的无条件反射。

47.C。本题主要考查心理发展的年龄阶段。皮亚杰的认知发展理论认为，在6、7岁～11、12岁具体运算阶段，儿童的运算思维的主要特点表现在以下几个方面：具有守恒性、可逆性和脱自我中心性。

48.C。本题主要考查幼儿期的游戏。幼儿期年龄是3～6、7岁，游戏是这个时期幼儿的主导活动。幼儿的认知学习、社会化多半都是通过游戏进行的。游戏促进了幼儿的心理发展，也是幼儿教育的重要手段。

49.C。本题主要考查同伴交往中儿童的人气特点。受尊重和受欢迎的儿童有主见，独立生活能力强，善于交往并易于合作；不受欢迎的儿童具有攻击性、缺乏合作精神；受忽视的儿童多表现为安静、有依赖性或顺从性。

50.C。本题主要考查妄想。患者坚信周围某人或某些团伙对他进行跟踪监视的症状称为被害妄想；患者对他所熟悉的环境突然感到气氛不对，感觉周围环境已经发生了某种对他不利的变化的症状称为妄想心境；认为自己的思维、情感、意志行为活动受到外界某种力量的支配控制，不能自主的症状称为影响妄想。

51.B。本题主要考查遗忘。对局限于某一事件或某一时期内的经历不能回忆称为遗忘。顺行性遗忘是指患者忘记疾病发生以后一段时间内的经历，不能保留新近获得的信息，而远期记忆尚保存；逆行性遗忘是指患者忘记疾病发生以前一段时间的经历，典型的逆行性遗忘对于脑外伤性精神障碍的诊断有参考价值。

52. D。本题主要考查认知障碍类型。内心被揭露感即被洞悉感，指患者确信其内心的想法以及隐私已经被别人知道。内心被揭露感是妄想的一种形式，属于思维内容障碍。

53. B。本题主要考查情绪障碍的类型。情绪低落是指患者内心有沉重感，整日忧心忡忡，自我感觉不良，疲倦无力，无精打采，自卑自责，甚至有罪恶感，因而可出现自伤和自杀观念或行为。情感淡漠是指患者对周围发生的事情漠不关心、无动于衷，面部表情呆板，内心体验缺乏。情绪倒错是指人的情绪反应与思维内容之间丧失协调而产生的颠倒现象。如遇到悲哀事件，却非常高兴愉快；相反，碰到高兴事件，却痛苦悲伤。情绪迟钝是指患者对一般情况下能引起鲜明情绪反应的事情反应平淡，缺乏相应的情绪反应。不仅是正常情绪反应量的减少，而且人类所特有的、很精细的情绪(如荣誉感、劳动感、责任感、义务感)逐渐受损，但是还没有到完全丧失的程度。

54. A。本题主要考查压力源的种类。压力是现实生活要求人们去适应的事件。按对主体的影响，压力源可分为三大类：生物性压力源、精神性压力源、社会环境性压力源。生物性压力源指一组直接阻碍和破坏主体生存与种族延续的事件，包括躯体创伤或疾病、饥饿、性剥夺、睡眠剥夺、噪音、气温变化等。精神性压力源指一组直接阻碍和破坏主体正常精神需求的内在和外在事件，包括错误的认知结构、个体不良经验、道德冲突以及长期生活经历造成的不良个性心理特点等。社会环境性压力源指一组直接阻碍和破坏主体社会需求的事件。

55. D。本题主要考查妄想性障碍。偏执性精神障碍又称妄想性障碍，是一种以系统妄想为主要临床表现，而病因不明的精神性障碍。患者的行为、情感反应与其妄想内容是一致的，有时人格可以保持完整，有一定的工作及社会适应能力。

56. A。本题主要考查科学心理测验的产生与发展。英国生物学家和心理学家高尔顿首先倡导科学心理测验运动。比内与其助手西蒙编制了世界上第一个智力测验——比内—西蒙量表。美国心理学家卡特尔在1890年发表的《心理测验与测量》一文中首创了“心理测验”这个术语。瑞文于1938年设计了一种非文字智力测验，即瑞文测验。

57. B。本题主要考查百分位常模。一个测验分数的百分等级是指在常模样本中低于这个分数的人数百分比。个体的百分等级越低，其在常模团体中所处的位置越低。百分点即百分位数，指计算处于某一百分比例的人对应的测验分数是多少。十分位数是百分位数的一个变式，百分位数是将量表分成100份，十分位数是将量表分成10份。

58. B。本题主要考查标准分数的分类。T分数是指以50为平均数，以10为标准差的标准分数；标准九分是以5为平均数，以2为标准差的分数量表，是一个比较知名的标准分数系统；标准十分是以5.5为平均数，以1.5为标准差的分数量表；标准二十分是以10为平均数，以3为标准差的分数量表。

59. C。本题主要考查构想效度。内容效度是指测验题目对欲测验的内容或行为范围取样的适当程度；表面效度是由外行对测验作表面上的检查确定的，不是真正的效度指标；构想效度(结构效度)是指测验对理论上的构想或特质的测量程度，即测验的结果是否能证实或解释某一理论的假设、术语或构想，解释的程度如何；效标效度(实证效度)主要考查测验分数与效标的关系。

60. D。本题主要考查测验编排中审定题目的注意事项。审定试题需要注意以下问题：(1)题目的范围应与测验计划所列的内容技能双向细目表相一致。(2)题目的数量要比最后所需的数目多一倍至几倍。(3)题目的难度必须符合测验的目的。(4)说明必须清楚明白。

61. A。本题主要考查测验中主测者的职责。实施心理测验时主测者的职责主要有：(1)应按照指导语的要求实施测验，如有询问词义的，应尽量按字典的意义解释。(2)测验前不讲太多无关的话。(3)不应对被试者的反应做出任何暗示性反应，应时刻保持和蔼、微笑的态度。(4)对特殊问题要有心理准备，机智、灵活地应对。

62. C。本题主要考查弗洛伊德的发展观点。弗洛伊德认为，性心理的个体发展，可分为如下几个阶段(或时期)：(1)口欲期(0～1岁左右)。(2)肛欲期(1～3岁)。(3)生殖器期(3～5岁)。(4)潜伏期(5～12岁)。(5)生殖期(12岁以后)。

63. B。本题主要考查限制性观点。职责限制是指心理咨询的任务只是解决心理问题本身，而不包括引发心理问题的具体事件；关系限制是指咨询结束，咨询关系也就终止，不能以“朋友”的关系继续进行往来；感情限制是指咨询师的工作要以有助于求助者的成长为最终目的，不能借机满足自身的欲望和好奇心，不能与求助者建立除咨访关系之外的其他关系。目标限制是指在每一阶段以及最后结束时，能将求助者心理问题解决到什么程度是有限制的。

64. B。本题主要考查如何进行初诊接待。初诊接待中，心理咨询师的工作主要是提供一个让求助者释放压抑的空间，而不在于解决求助者的困扰。

65. B。本题主要考查控制会谈的方法。中断是指在谈话中暂时休止一下；情感反射是指心理咨询师有意识地刺激一下求助者，使其把会谈转向某类问题；释义是指把求助者说的内容中重要的部分反馈给求助者，通过重复求助者说话的内容，顺便提出另一个问题；情感指导即引导，是指把目前的话题引向另一话题。引导是由原来的话题引申出新话题，而不是直接转换话题。

66. D。本题主要考查心理测验的结果分析。正确使用心理测验的要求为：(1)向求助者说明选用量表对确诊的意义并征得求助者同意。(2)根据求助者心理问题的性质，选择恰当的心理测验项目。(3)测量结果如果与临床观察、会谈法的结论不一致，心理咨询师应该重新进行会谈和测量，不可轻信任何一方。

67. B。本题主要考查会谈法的种类。会谈法的种类主要有：(1)治疗性会谈：针对心理问题和行为问题所进行的会谈。(2)咨询性会谈：会谈涉及的往往是健康人的某些问题，如职业选择、家庭关系问题等。(3)危机性会谈：针对发生意外的患者或当事人进行的会谈。(4)鉴别性会谈：通过交谈和观察确定使用什么测验和鉴别措施。(5)摄入性会谈：通过会谈了解求助者的客观背景资料。
68. D。本题主要考查给临床资料赋予意义的方法。当赋予某种资料以具体意义时，一般可采用三种方法：就事论事、相关分析、分析迹象。
69. B。本题主要考查不恰当的提问方式。修饰性反问实际上并不构成问题，因为它不需要回答也无法回答，它常使谈话陷入僵局，把所谈内容引向空洞和抽象的评价。比如"您知道，一个人怎么能发现真理呢?"这样的问题，即便会谈下去，也会离开具体问题，把谈论内容引向空洞和抽象的评价。
70. A。本题主要考查求助者的责任。求助者的责任主要包括：(1)向咨询师提供与心理问题有关的真实资料。(2)积极主动地与咨询师一起探索解决问题的方法。(3)完成双方商定的作业。
71. B。本题主要考查不同心理咨询流派的咨询目标。完形学派的咨询目标是帮助求助者觉察此时此刻的经验，激励他们承担责任，以内在的支持对抗外在支持的依赖。而人本主义的咨询目标是自我实现。理性情绪学派的咨询目标是消除自我失败观。精神分析学派的咨询目标是重组基本人格，帮助求助者重新体验早年经验。
72. C。本题主要考查参与性概述。咨询师将求助者的言语和非言语行为包括情感等综合整理后，以提纲的形式再对求助者表达出来称为参与性概述。
73. D。本题主要考查内容表达技术。内容表达技术是指咨询师传递信息、提出建议和忠告、给予保证、进行解释和反馈等。咨询过程中，各项影响技术都属于内容表达技术，都是通过内容表达技术起作用。指导、解释、影响性概述、自我开放等都是内容表达的形式。
74. C。本题主要考查沉默的表现与原因。怀疑型沉默是指来访者还不完全信任咨询师，不把某些信息说出来或尚在犹豫中；茫然型沉默是指来访者不知道什么是重要的叙述内容或搞不清自己到底是什么问题一时陷入沉默的状态；情绪型沉默是指求助者可能对咨询师感到气愤，用沉默来表示；反抗型沉默指求助者不想讲，多为被迫来咨询，故用沉默来表明自己的态度。
75. A。本题主要考查阻抗的类型。阻抗主要包括：(1)讲话程度上的阻抗(沉默、寡言、赘言)。(2)讲话内容上的阻抗(理论交谈、情绪发泄、谈论小事、假提问题)。(3)讲话方式上的阻抗(心理外归因、健忘、顺从、控制话题、最终暴露)。(4)咨询关系上的阻抗(不认真履行咨询安排、诱惑咨询师、请客送礼)。
76. D。本题主要考查多话的处理。心理咨询过程中，无论求助者出现哪种类型的多话，咨询师均可利用内容反应技术加提出新问题的方式处理。
77. B。本题主要考查影响性技术。解释技术是指运用某一理论来描述求助者的思想、情感和行为的原因或实质，是面谈技巧中最复杂的一种。
78. A。本题主要考查咨询效果的评估。对咨询效果的评估应围绕咨询目标进行，只有实现了咨询目标，才能体现咨询效果。
79. C。本题主要考查联合型瑞文测验的适用范围。5～75岁以内的受测者均可借联合型瑞文测验粗评智力等级。
80. D。本题主要考查中国比内测验。中国比内测验适用于2～18岁的人群，农村和城市的受测者共用一套试题。
81. B。本题主要考查明尼苏达多相人格测验。明尼苏达多相人格测验(MMPI)共有566个题目，其中16个为重复题，即实际有550个题目。该测验分为14个分量表，其中10个临床量表，4个效度量表。
82. A。本题主要考查艾森克人格问卷。艾森克提出的人格问卷(EPQ)包括E、N、P和L四个量表，L量表是效度量表，E、N、P是人格维度，分别是内向—外向神经质和精神质。
83. D。本题主要考查焦虑自评量表。粗分由焦虑自评量表(SAS)的20个项目的得分相加得到，粗分乘以1.25后取整数部分，就为标准分。
84. C。本题主要考查应对方式问卷。应对因子间的相关分析发现"解决问题"与"退避"两应对因子的负相关程度最高。故在应对方式问卷(CSQ)中，根据六个因子与"解决问题"应对因子相关系数的大小排列，关系序列图为：退避→幻想→自责→求助→合理化→解决问题。
85. D。本题主要考查幼儿期的心理咨询。对3岁以前的婴儿来说，个体保存的本能是第一本能，故心理发展的最大威胁是安全感得不到满足。

**二、多项选择题**

86. ABC。本题主要考查人本主义心理学。人本主义心理学认为，每个人都有自我实现的需要。其提倡要重视人的价值，充分发挥人的潜能。认为可以通过控制环境来塑造人的心理和行为属于行为主义的范畴。
87. BC。本题主要考查大脑的结构与功能。中央沟是额叶和顶叶的分界，额叶在其前方，顶叶在其后方。大脑顶叶靠近中央沟的部位是中央后回，是躯体感觉中枢；大脑额叶靠近中央沟的部位是中央前回，是躯体运动中枢。
88. ABC。本题主要考查声音的特征。声音的三种特征为音调、响度和音色，音调的高低决定于发声体振动的频率，响度的大小决定于发声体振动的振幅，声波的波形决定了声音的音色。
89. ACD。本题主要考查痛觉。痛觉最难以适应。个体对于痛觉的感受性也不同，主要与其对疼痛的认识、态度以及性格和意志特点有关。
90. BD。本题主要考查运动知觉。似动现象(动景现象)是指当两个刺激物按照一定空间间隔和时间间隔相继呈现时，会看到两个静止的物体的连续运动的现象。电影、霓虹灯都属于似动现象。
91. ACD。本题主要考查奥尔波特的人格理论。奥尔波特将人格特质分为共同特质和个人特质，个人特质又分为首要特质、次要特质和中心特质。首要特质指影响各方面行为的特质；中心特质指影响某一类行为的特质；次要特质指只在特殊场合下表现的特质。
92. ABC。本题主要考查婚姻的动机。婚姻的动机有经济、繁衍和爱情(包括性)。
93. BCD。本题主要考查爱情的三角形理论。斯坦伯格认为爱情是由亲密、激情和承诺三因素组成的。亲密指重视彼此的喜欢、理解与期待；激情指魅力与性吸引；承诺指决定发展稳定的关系。
94. ABCD。本题主要考查影响暗示效果的因素。影响暗示效果的因素主要有：(1)暗示者特征：权利、威望、社会地位及人格魅力。(2)被暗示者特征：被暗示者的年龄、性别、自信心、独立性、知识水平。(3)当时被暗示者所处的客观情况。

95. ABC。本题主要考查人际关系的特点。人与人在交往中建立的直接的心理上的关系称为人际关系，其特点包括：个体性、直接性和情感性。

96. AC。本题主要考查身体语言沟通。身体语言指非词语性的身体符号，主要有目光与面部表情、身体运动与触摸、姿势与妆饰、人际距离。目光接触是身体语言沟通的最重要方式，触摸和身体接触时情感体验最为深刻，而语调的变化不属于身体语言。

97. AD。本题主要考查态度转变。接受者对高吸引力的传递者有较高的认同，容易接受他们的说服。恐惧情绪的唤起在多数情况下能增强说服效果，但过于强烈会引起接受者的心理防御，使态度转变减少。分心的影响较复杂，既能促进态度转变，也可能削弱说服效果。沟通信息的重复频率与说服效果呈倒U型曲线的关系。

98. BC。本题主要考查艾里克森人格发展阶段划分。婴儿后期指2～4岁幼儿，这一阶段的主要任务是获得自主感，克服羞耻感；幼儿期指4～7岁幼儿，这一阶段的主要任务是获得主动感，克服内疚感；童年期指7～12岁儿童，这一阶段的主要任务是获得勤奋感、克服自卑感。

99. BC。本题主要考查婴儿的记忆。婴儿的记忆可分为情绪记忆、动作记忆、表象记忆和词语记忆。一岁以前，主要是情绪记忆和动作记忆；一岁以后，主要是表象记忆和词语记忆。词语记忆出现在言语活动发展之后。

100. ABCD。本题主要考查成人与婴儿的言语交往。由于婴儿尚处于言语理解阶段，成人必须采取诱导注意的方法来引起婴儿的注意和兴趣。在与其交流时，应当句子简短，多重复，放慢语速。

101. ACD。本题主要考查婴儿的依恋。安斯沃斯将婴儿的依恋分为安全型依恋、回避型依恋和反抗型依恋三种类型。

102. AD。本题主要考查急性短暂性精神障碍。急性短暂性精神障碍的特点是：(1)两周内急性起病。(2)以精神病性症状为主。(3)起病前有相应的心因。(4)在2～3个月痊愈。

103. ABCD。本题主要考查感觉障碍。内感性不适是指躯体内部性质不明确、部位不具体的不舒适感，或难以忍受的异常感觉。该症状多见于精神分裂症、抑郁状态、神经症和脑外伤综合征。

104. ABD。本题主要考查健康心理学的工作领域。健康心理学的工作领域主要有：(1)躯体疾病的预防、治疗和康复过程中的心理学问题。(2)促进和维护健康的心理学问题。(3)疾病患者的心理学问题。(4)促进健康服务和健康服务政策的制定。

105. BCD。本题主要考查破坏性压力。灾难症候群是指强大的自然灾害后的心理反应。其产生及特性的阶段主要包括惊吓期、恢复期和康复期。警觉阶段属于一般适应症候群，A项错误。

106. BC。本题主要考查心理测量的定义。心理测量是指依据心理学理论，通过观察人的少数有代表性的行为，使用一定的操作程序对贯穿在人的全部行为活动中的心理特点作出推论和数量化分析的科学手段。心理测验测量的是人的行为，具有间接性、相对性和客观性(标准化问题)。

107. AC。本题主要考查信度的定义。信度是指同一被试者在不同时间内用同一测验重复测量，所得结果的一致程度，是指稳定性和一致性。准确性和有效性是效度的特性。

108. BCD。本题主要考查项目的区分度。项目区分度是指测验项目对受测者的心理特性的区分能力。项目区分度的计算方法有鉴别指数法和相关法，相关法常用的计算方法有点二列相关、二列相关和Φ相关法等。

109. BD。本题主要考查心理测验的分类。按照测验的用途，心理测验可分为显示性测验和预测性测验。显示性测验指测验题目和所要测量的心理特征相似的测验；预测性测验指预测一些没被测量的行为的测验。

110. ACD。本题主要考查健康心理咨询对象的特征。健康心理咨询指当一个心理正常的人发现自己的心理健康遭到破坏时进行的心理咨询。心理正常是指具备正常功能的心理活动，心理正常包括健康心理和不健康心理。因此，健康心理咨询的对象应具备的特征包括：心理正常、心理健康、心理不健康。

111. ABCD。本题主要考查亲子关系。亲子关系本质的内涵包括：自然的血缘关系；人伦道德关系；法定的养育、监护关系和法定的赡养关系。

112. AB。本题主要考查造成求助者心理问题的关键点。引发心理问题的关键点的内涵有：(1)它是多数临床表现的原因或与多数临床表现有内在联系。(2)在个体发展中持久存在并随着个体生活环境的变化而改变自身形式，但性质不变。

113. ABC。本题主要考查摄入性谈话的注意事项。摄入性会谈中提问过多带来的消极作用有：(1)造成依赖。(2)责任转移。(3)减少求助者的自我探索。(4)影响会谈中必要的概括和说明。(5)产生不准确的信息。(6)求助者可能产生防卫心理和行为。

114. AC。本题主要考查验证临床资料可靠性的方法。对资料进行验证的方法有：(1)补充提问，其主要是验证求助者的社会交往方面的资料是否可靠。(2)使用问卷和心理测验。(3)比较同一资料的不同来源。

115. ABD。本题主要考查选择会谈内容的原则。选择会谈内容的原则包括：(1)可被求助者接受。(2)对改变求助者的态度有积极作用。(3)有效性。

116. ACD。本题主要考查咨询关系的建立与维护。心理咨询师的咨询理念、咨询态度、个性特征等对咨询关系的建立与维护有至关重要的影响。

117. AB。本题主要考查咨询目标的特征。有效的咨询目标应具有的特征包括：(1)属于心理学范畴。(2)积极的。(3)具体或量化的。(4)可行的。(5)可以评估的。(6)双方可以接受的。(7)多层次统一的。

118. BCD。本题主要考查阳性强化法。阳性强化法以正强化为主，及时奖励正常行为，漠视或淡化异常行为。阳性强化的目标行为单一具体，并应适时、适当在目标行为出现时进行阳性强化，不可提前或错后。随时间进程，强化物可由物质刺激变为精神奖励，待目标行为固化为习惯后，可逐渐撤销强化物。

119. ABCD。本题主要考查支持和鼓励的作用。咨询师对求助者进行支持和鼓励，起到的作用为：

(1)提升求助者解决自身问题的信心。(2)激发求助者改变自我的内在力量。(3)不断鼓舞求助者，有利于最终实现咨询目标。(4)使得求助者具有克服困难的信心和勇气，咨询师所掌握的心理学理论、心理咨询方法、心理咨询技术都可以起到支持、鼓励作用。(5)支持和鼓励本身就是助人的过程。

120. ACD。本题主要考查对心理咨询师产生依赖的原因。对心理咨询师产生依赖的原因中，来自咨询师的原因为过于主动，来自求助者的原因为：(1)依赖个性，个性懒惰。(2)不愿承担抉择的痛苦。(3)不理解心理咨询的实质。

121. ABC。本题主要考查心理咨询的咨询效果。心理咨询的效果可视为咨询师、求助者与咨询方法的函数，它们相互作用，共同影响咨询效果。

122. ABCD。本题主要考查韦氏成人智力测验的测验内容。龚耀先修订的韦氏成人智力测验(WAIS－RC)的言语量表有六个，分别为：知识、词汇、领悟、相似性、数字广度、算术。

123. BCD。本题主要考查卡氏16种人格因素测验的适用范围。卡氏16种人格因素测验的适用范围为：凡是有相当于初中及以上文化程度的青年、壮年和老年人都适用，可用于个别施测或团体施测。

124. ABC。本题主要考查90项症状清单的适用范围。SCL－90的适用范围为：(1)在精神科和心理咨询门诊中，了解就诊者或咨询者的心理问题。(2)在综合性医院中，常以其了解躯体疾病求助者的精神症状，并认为效果满意。(3)应用其调查不同职业群体的心理卫生问题，从不同侧面反映各种职业群体的心理卫生问题。

125. BCD。本题主要考查社会支持评定量表的适用范围。社会支持分为客观的、可见的或实际的支持和主观的、体验到的情感上的支持。社会支持评定量表(SSRS)的适用范围为：了解受测者社会支持的特点及其与心理健康水平、精神疾病和各种躯体疾病的关系。

# 卷册二：专业技能

## 第一部分　技能选择题

1. ACD。B项在案例中未体现。根据案例介绍“每想到此事就愤怒、紧张、烦躁，越邻近开庭越是担忧”。

2. AC。B、D项属于情绪症状。根据案例介绍“求助者吃不下饭、睡不着觉，有时感觉心慌、头痛”。

3. D。焦虑自评量表(SAS)评定受测者过去一周的实际感觉，适用于焦虑症状的成年人，可用于评估心理咨询的效果。90项症状清单(SCL－90)又叫“症状自评量表”，涉及感觉、情感、思维、意识、行为直至生活习惯、人际关系、饮食睡眠等方面，采用因子分评定受测者的症状分布特点。抑郁自评量表(SDS)可以用来测评受测者抑郁情绪的表现及严重程度。C项应对方式问卷(CSQ)可以反映人的心理发展成熟的程度，不能反映临床症状的严重程度。D项属于智力测验，该求助者不存在智力上的问题。

4. ABC。心理咨询师要了解整理求助者的一般资料，包括人口学资料、生活状况、婚姻家庭、工作记录、社会交往、娱乐活动、自我描述、个人内在世界的重要特点、其他资料。根据案例介绍可知该求助者对邻居的看法，“邻居未经同意擅自挪动镜子并损坏”“自己没有追究他的责任已经很不错了，而邻居竟然将自己告上法庭。”A、B、C项在案例介绍中均未体现，了解这些资料有助于心理咨询师做出诊断。

5. A。求助者因邻居挪动镜子受伤后将该求助者告上法庭引起愤怒、紧张、烦躁等情绪，属于常性冲突。时间持续2个月，出现失眠、心慌、头痛等躯体症状，无泛化，社会功能无受损迹象，可以初步诊断为一般心理问题。

6. BC。放松训练通过改变生理反应，改变主观体验。合理情绪疗法通过改变求助者非理性观念，进一步根除不合理信念，建立以合理观念和情绪稳定性为主的行为。心理咨询的范畴不包括药物治疗，A项错误。阳性强化法主要用于矫正不良行为习惯，D项错误。

7. ABD。确定咨询方案是咨询阶段的工作内容，心理咨询师需要和求助者共同商定咨询方案，确立咨询目标，确定要使用的具体心理学方法或技术原理和过程，咨询的效果及评价手段，明确双方各自的特定责任，向求助者说明双方权利与义务，做好咨询次数与时间安排，说明咨询的相关费用以及其他问题和有关说明。C项不属于咨询方案的内容。

8. ABCD。在咨询过程中要不断地总结、评估咨询效果，以便及时调整。评估咨询效果的指标有：(1)求助者对咨询效果的自我评估。(2)求助者社会功能恢复的情况。(3)求助者周围人士特别是家人、朋友和同事对求助者的评定(他评)。(4)求助者咨询前后心理测量结果的比较。(5)咨询师的观察和评定。(6)求助者某些症状的改善程度(求助者负性情绪消失)。这六个指标可以综合使用，也可以单独使用，尽可能多的使用多个指标进行效果评估。

9. BC。制约心理咨询有效性的因素有一般性有效因素、特殊性有效因素、求助者本身的潜在适应能力与生长、复愈的能力。求助者有求助的意识、对心理咨询师的专业能力有信心、因得到帮助而心存希望、咨询师的尊重、关切等都是一般性有效因素。D项是特殊性有效因素。

10. BD。临床资料的可靠性的验证方法和给某种资料赋予具体意义的方法很容易混淆不清。验证资料可靠性的方法主要用于收集资料并验证是否有效，主要目的是对求助者的情况深入了解，其方法有：补充提问、使用问卷和心理测验、比较同一资料的不同来源。赋予某种资料以具体意义可方便整理，找出内在关联，其方法有：就事论事、寻找相关、分析迹象。

11. B。引发求助者心理问题的原因可能包括生理因素、心理因素和社会因素。A项是社会因素，C项是情绪症状。B、D项是该求助者的认知，B项属于不合理信念，本案例中求助者不合理信念是引发心理问题的最主要原因。

12. D。认知错误是心理问题的核心，是必须要纠正的。其他三项并不错，只是不如D选项重要。

13. CD。根据案例介绍求助者因父亲病情是否化疗迟迟做不了决定，为此查阅医院资料、多方咨询，出现自责、情绪低落，茶饭不思，经常头晕头痛等症状，可知求助者的情绪症状是焦虑和抑郁。

14. ACD。根据案例介绍“茶饭不思，经常头晕头痛”，B项并未体现。

15. C。引发求助者心理问题的原因可能包括生理因素、心理因素和社会因素。A、B 项是社会因素。C 项是由于求助者内心冲突使其无法决定，是心理因素，是引起该求助者心理问题的最根本原因。

16. D。求助者一方面担心父亲不能承受化疗的痛苦，另一方面又怕不做化疗病情延误。想化疗，但不想承担痛苦；想保守治疗，但害怕耽误病情。属于双重趋避冲突。

17. B。自我防御机制是求助者潜意识层的自卫，具有自欺性质，包括压抑、投射、置换、反向、合理化、升华、转移等。否定是指通过对某种痛苦的现实有意识或者是无意识地加以否定，来缓解自己的焦虑和痛苦。转移是指原先对某些对象的情感、欲望或态度，因某种原因无法向其对象直接表现，而把它转移到一个较安全、较为大家所接受的对象身上，以减轻自己心理上的焦虑。退行是指当个体遇到挫折与应激时，心理活动退回到较早年龄阶段的水平，以原始、幼稚的方法应付当前的情景。升华是把本能中主要的性能量转移到一个有社会价值的对象或目标上去。

18. AC。心理咨询师应整理归纳求助者的一般资料，包括人口学资料、生活状况、婚姻家庭、工作记录、社会交往、娱乐活动、自我描述、个人内在世界的重要特点、其他资料。根据案例介绍“做事严谨认真，追求完美”可知该求助者的人格特征。

19. B。求助者因父亲患病自己身为医生却无能为力而出现焦虑、抑郁，为常形冲突，并持续 2 个多月，自知力完整，社会功能中度受损，有泛化，可以初步诊断为严重心理问题。

20. AC。咨询目标具有七要素：属于心理学范畴的、积极的、具体或量化的、可行的、可评估的、双方可接受的和多层次统一的。D 项不属于心理学范畴。心理咨询不帮助求助者解决任何生活中的具体问题，B 项错误。合理的近期目标包括：协助求助者合理调节控制情绪，改变其不合理信念，建立合理信念。

21. C。根据案例“情绪低落，茶饭不思”“以往态度温和，但现在经常因下级医生的一点失误便大发雷霆”。

22. D。求助者与咨询师不适宜的情况可分为三类：欠缺型、忌讳型和冲突型。欠缺型是由于咨询师受训的重点和擅长的内容和求助者咨询的问题不同。忌讳型是指有些咨询师对求助者的某些问题上比较敏感、偏见和忌讳。冲突型咨询师与求助者可能在个性等方面存在着某种不协调，甚至存在明显的冲突。

23. AD。如出现咨询关系不匹配，应调整咨询关系的匹配程度，咨询师去适应求助者。无法实现匹配的情况下转介给合适的咨询师。上级咨询师可以对咨询师进行督导，但不是调节。

24. ABC。心理咨询的效果可看做是咨询师、求助者、咨询方法的函数。

25. BC。根据案例介绍“我现在更担心的是……”可见该求助者存在焦虑情绪。“自己最近……明知道想这些没用，但就是控制不住”表明求助者存在思维内容障碍，具有强迫性思维。强制性思维是不受患者支配的思潮，强制性涌现在脑内。强迫性思维又叫强迫观念，表现在明知不必要，却反复思索、回忆等。

26. AB。在对话开始，明显是多重提问，表现出心理咨询师急躁和没耐心。根据案例介绍“为什么没带女儿来呀？”，这是“为什么”的问题。

27. BC。这句话目的是让求助者说明情况，收集资料，属于摄入性谈话。该求助者出现问题模糊，心理咨询师使用具体化技术协助求助者清楚、准确地表述他们的观点以及他们所用的概念、所体验到的情感以及所经历的事情。具体化技术属于参与性技术，不属于影响性技术，D 项错误。

28. A。案例介绍中“我心里都快烦死了”求助者用含糊的、笼统的概念表达自己的感受，求助者出现问题模糊。对有些求助者可能搞不清自身的问题或者不愿意谈具体的事情，出现问题模糊、过分概括、概念不清，此时需要心理咨询师使用具体化技术协助求助者清楚、准确地表述他们的观点以及他们所用的概念、所体验到的情感以及所经历的事情。

29. C。多话有 7 个类型，宣泄型、倾吐型、癔症型、表现型、表白型、掩饰型、外向型。表现型多话的特点是很少谈及自己，对其他的事情滔滔不绝。倾吐型多话的特点是积压已久，一发不可收拾。表白型多话的特点是求助者明知自己的问题，却过多讲他人的过错。宣泄型多话的特点是求助者为发泄自己的情绪。

30. B。求助者的病程为两个月左右，故患者可诊断为神经症性心理问题。（仅供参考）

31. ABCD。经初步诊断该求助者为神经症性心理问题，属于心理咨询的工作范畴，可按照工作程序进行心理咨询。

32. BC。内容反应、情感反应是参与性技术。内容反应也称释义技术或说明，是心理咨询师用自己的话将求助者表达的信息再反馈给求助者，以达到加强理解、促进沟通的目的。情感反应是心理咨询师用自己的话把求助者所陈述的有关情绪、情感的信息再反馈给求助者，以加强理解，促进沟通。内容表达和情感表达是影响性技术。内容表达是指咨询师传递信息、提出建议和忠告、给予保证、进行褒贬和反馈等。情感表达技术就是咨询师将自己的情绪、情感及对求助者的情绪、情感等，告之求助者，以影响求助者。“孩子考得不好，专业不对口”是内容表达。“我都替你着急”是情感反应。

33. D。热情具有感情色彩，是心理咨询师助人愿望的真诚流露，主要体现在咨询的全过程，具体表现是在咨询中认真、耐心、不厌其烦。（仅供参考）

34. C。修饰性反问没有明确的实际意义，离开具体的话题将话题指向空洞和抽象的评价，对求助者毫无益处，求助者可回答也可不回答。

35. AC。咨询师这句话带有明显的责备，这既是对求助者的不尊重，也表现出咨询师对求助者缺乏共情。

36. ACD。心理咨询师使用了多重选择性提问、“为什么”的问题等不恰当提问。对求助者持批判责备态度，属于理念错误。“我都替你着急”属于情感表达使用错误。

37. D。根据案例介绍“经常担心……”，这些认知与客观事实不符同时伴随着躯体症状“经常胸闷、心悸、头晕、失眠，手脚不由自主地颤抖”，可知求助者情绪症状是焦虑。

38. ACD。B 项是情绪症状。根据案例介绍“经常胸闷、心悸、头晕、失眠，手脚不由自主地颤抖”。

39. ABCD。引发求助者心理问题的原因可从生理、心理、社会的因素考虑。A、B、C 三项是社会因素，D

项是心理因素。

40. ABD。该求助者非常后悔，意识到了自己的过错，并回避开会和出差，在有意识地规避再次发生的可能性。说明其有道德感、自我觉察准确、想控制行为。

41. B。该求助者无器质性疾病，有自知力，心理冲突类型为常形，有泛化，故诊断为严重心理问题。

42. C。根据许又新提出对社会功能的评定标准，中度社会功能受损害者工作学习或人际交往效率显著下降，不得不减轻工作或改变工作。根据案例介绍中“求助者推掉了公司所有外出学习和开会的安排”，可见该求助者社会功能中度受损。

43. B。根据诊断的工作程序，首先需要诊断该求助者是否存在器质性疾病，案例中已介绍未发现器质性疾病。

44. ABC。心理咨询师应向求助者详细介绍保密原则。关于非保密例外情况的一切信息在未经求助者本人许可的情况下，心理咨询师应严格保密。

45. AC。赋予某种资料以具体意义可方便整理，找出内在关联，其方法有：就事论事、寻找相关、分析迹象。B、D项是验证资料可靠性的方法。

46. AB。求助者的心理冲突是与现实的情景有直接的联系，具有明显的道德色彩，是常形心理冲突，其精神痛苦明显。

47. ABCD。咨询中咨询师应对求助者无条件接纳即尊重求助者，接纳求助者的价值观、人生观、优缺点等。

48. C。根据案例“所以有时急了我就会打他几巴掌”，是惩罚法。

49. C。心理咨询师的建议是“等攒够……他希望得到的物品”，这种通过攒小红旗兑换物品或愿望的方法是代币管制法。

50. C。阳性强化法的理论基础是行为主义的操作条件反射理论。通过奖励目标行为，弱化异常行为，促进目标行为的产生。

51. ABCD。阳性强化法操作步骤包括：(1)明确目标行为。选定具体的、单一的目标行为。(2)监控目标行为。通过观察记录，确定目标行为的基础水平。(3)设计干预方案，明确阳性强化物。选择有吸引力的强化物。(4)实施强化。在目标行为出现后适时适当强化。(5)追踪评估。鼓励求助者把疗效用于日常生活情境中，进行周期性评估。

52. ACD。行为治疗的理论基础是行为主义的社会学习论、经典条件反射和操作条件反射。

53. B。惩罚法有一般性惩罚和特殊性惩罚，给予批评、罚款、劳动改造等是一般性惩罚。B项是特殊性惩罚。

54. A。放松训练是行为疗法中使用最广的技术之一，具有简便易行、实用有效，不受时间、地点限制的特点。

55. C。放松训练的基本假设是改变生理反应，进而改变主观体验，具有简便易行、实用有效，也不受时间、地点限制的特点，可以缓解紧张、焦虑等情绪及躯体症状。C项错误。心理咨询师可用口头引导的方式对求助者进行放松训练，因为口头语更便于求助者掌握和接受，并可为求助者做示范。

56. ACD。呼吸放松法是放松训练的常用方法。呼吸放松法包括鼻腔呼吸放松法、腹式呼吸放松法、控制呼吸放松法。

57. C。想象放松法的对象是求助者，需要自行找到能给自己带来愉悦感觉的场景。

58. B。这段话中，咨询师直接指示求助者使用阳性强化法来矫正孩子的不良行为，并告知具体的做法，使用的是指导技术。

59. ACD。求助者的“主要问题”是求助者最关心、最困扰、最迫切需要解决的问题。求助者最初可能因对心理咨询师不信任，或者羞于说出自己的问题，最先提出的问题可能不是“主要问题”。

60. B。该求助者无自知力，主客观不统一，存在幻觉和妄想，属于心理不正常。

61. AC。根据案例介绍“不敢出门见人，十几年未曾迈出家门一步”，该求助者因与老师争吵后，产生对外界环境的恐惧而不肯出门，是明显的回避行为。“大声冲母亲叫喊，还砸坏了家里很多物品”，是冲动行为。协调性精神运动性兴奋时，患者动作和行为的增加与思维、情绪活动协调一致，并且和环境协调一致。不协调性精神运动性兴奋时，患者的动作杂乱无章，动机和目的性不明确，使人难以理解。精神运动性抑制主要表现：木僵、违拗、蜡样屈曲、缄默、被动性服从、刻板动作、模仿动作、意向倒错、作态、强迫动作。

62. AC。感知障碍的类型有：感觉障碍、知觉障碍、感知综合障碍。幻嗅和幻听属于感知障碍中的知觉障碍。

63. BD。思维内容障碍的类型有：妄想、强迫观念、超价观念。

64. B。建议该求助者做相关体检，以确定其没有器质性病变。根据心理正常与异常三原则，该求助者主客观不统一，自知力不完整，变形冲突，社会功能严重受损，病程较长可初步诊断为精神病性问题。

65. BC。根据案例“由母亲强性带来咨询”“骗她说去见播音员男友”，可知该求助者无主动求治意愿。该求助者有幻觉和妄想的症状，客观不统一，自知力不完整。

66. ACD。该求助者初步诊断为精神病性障碍，已经超过心理咨询的工作范畴。心理咨询师可通过摄入性谈话收集求助者的资料，整理临床资料，进行心理测验与临床症状相结合做出诊断，并转诊到精神科。

67. ACD。判断心理正常与心理异常的心理学原则包括：人格的相对稳定性、主客观世界统一性、心理活动的内在一致性。

68. C。根据案例介绍郭某认为母亲因嫉妒而在她的饭菜里下毒，与客观事实不符，属于被害妄想。关系妄想是患者常把现实中与他无关的事情认为与他有关。

69. D。非真实感是指患者感觉周围的人和物变得不真实，如人看起来像是油画。假性幻觉的特点是形象或声音不清晰，不是通过感觉器官获得的。思维回响是一种幻听，指患者听到脑内有声音紧随他的思想而出现，并重复他的思想内容。功能性幻觉指在某个感觉器官处于功能活动状态时出现的幻觉，是真性幻觉。

70. AB。“按常理说，丈夫的事业蒸蒸日上，妻子应该高兴才对”，没有站在求助者的立场体验求助者内心世界，显然心理咨询师是作为旁观者的观点表达，不利于建立良好的咨询关系，没有做到共情。咨询师的话很容易被求助者误解为指责，对求助者缺乏尊重。

71. C。心理咨询师及时向求助者承认错误并道歉，体现了咨询师的真诚。

72. ACD。父母早年离异、丈夫被外派驻是社会原因，夫妻产生矛盾是心理问题的结果。对婚姻的看法是心理原因。
73. BCD。合理情绪疗法 ABC 理论中 B 代表信念，本案例中的不合理信念包括丈夫外驻必然变心、自己会重蹈母亲覆辙、男人没一个好东西。A 项是客观事实。
74. BCD。根据合理情绪疗法 ABC 理论，C 代表情绪或行为的表现，A 项是该求助者丈夫的行为。
75. ABCD。过分概括化是以某一件事或某几件事来评价自身或他人的整体价值，一种以偏概全的不合理的思维方式。
76. CD。把一种事物的可能后果想象、推论到非常可怕、非常糟糕，甚至是灾难结果的非理性信念是糟糕至极。A、B 项体现了求助者过分概括化的不合理信念。
77. A。这段咨询是在心理诊断阶段，心理咨询师根据 ABC 理论，通过与求助者交谈，对求助者的问题进行初步分析和诊断，帮助求助者认识自己的不合理信念。
78. B。咨询师已经解说合理情绪疗法理论，下一步分析求助者的不合理信念，进而改变求助者的不合理信念，最后巩固强化新观念。
79. ABD。合理情绪疗法的修通阶段是与不合理信念辩论，常用的方法有"产婆术式"辩论技术，家庭作业（包括 RET 自助表和合理自我分析报告），合理情绪想象技术。
80. ABC。合理情绪疗法中应用的行为技术有自我管理程序、"停留于此"、放松训练、系统脱敏等。
81. ABCD。再教育阶段是合理情绪疗法的最后阶段，可继续使用与不合理信念辩论的技术，如"产婆术式"辩论技术，合理情绪想象的方法以及各种认知、情绪和行为方面的家庭作业。除此之外，咨询师还可应用技能训练，包括自信训练、放松训练、问题解决训练和社交技能训练等方法和技术巩固治疗效果，强化新的观念。
82. ABC。在合理情绪疗法中，心理咨询师需要分析求助者存在的不合理信念，改变认知，进而改变情绪。通过指导技能训练，使求助者摆脱不合理的观念和思维方式，强化新的观念，以合理信念应对所遇到的问题。合理情绪疗法不鼓励情绪宣泄，容易使求助者过分关注情绪本身而忽略认知的不合理性。
83. BC。"我怎样对你，你就要怎样对我"这样的观念符合反黄金法则。黄金法则是指"你希望别人怎样对你，你就怎样对别人"。该求助者以自己的意愿为出发点，认为丈夫必须要对她忠诚，这是绝对化要求的不合理信念。
84. C。ABCDE 理论中 A 是诱发事件，B 是个体的信念，C 是个体的情绪反应和行为结果，D 是与个体的不合理信念进行辩论，E 是治疗或咨询效果。
85. BCD。埃利斯等人认为合理情绪疗法可以帮助个体达到自我关怀、自我指导、宽容、接受不确定性、变通性、参与、敢于尝试、自我接受的目标。自我开放是在沟通和交往的时候把自己私人性的方面显示给他人，自我开放与人际关系的亲密程度有关。
86. AC。韦氏智力量表分以 10 为平均分、3 为标准差。根据求助者的测验得分，知识、领悟、图排、拼图等的得分高于 10 分。可见该求助者知识范围广，解决新问题能力强。该求助者算术量表分为 7 分，主动注意能力差，B 项错误。数字广度测验人的注意力和短时记忆能力，该求助者的数广量表分为 9 分，短时记忆能力较差，D 项错误。
87. B。韦氏成人智力测验（WAIS－RC）的平均分为 10 分，对应的百分等级为 50。量表分为 10 分的项目是相似、数符。
88. ABCD。A 项对应的分量表是图片排列，该求助者得分为 13，高于平均分一个标准差，表明其该项能力较强。B 项对应的分量表是拼图，该求助者得分为 13，高于平均分一个标准差，表明其该项能力较强。该求助者操作智商（PIQ）得分为 113，处于 110～119 之间，智力等级为高于平常。高于全国常模一个标准差即为量表分在 13 分的项目有知识、图排和拼图。
89. ACD。韦氏成人智力测验（WAIS－RC）可用于个别和团体测验，主测者应受过专业的训练。施测时，应与求助者建立良好的关系，使受测者能积极配合，可以用语言鼓励求助者回答，使受测者保持测验兴趣。对于有些无时限的项目，适度把握时间，不可让受测者任意延长。
90. B。需要掌握明尼苏达多相人格测验（MMPI）各量表的含义：Q（疑问）、L（说谎）、F（诈病）、K（校正）、Hs（疑病）、D（抑郁）、Hy（癔症）、Pd（社会病态）、Mf（男子气－女子气）、Pa（偏执狂）、Pt（精神衰弱）、Sc（精神分裂症）、Ma（轻躁狂）、Si（社会内向）。Hs（疑病）的校正分是 Hs ＋0.5K，Pd（社会病态）的校正分是 Pd＋0.4K，Pt（精神衰弱）的校正分是 Pt＋1.0K，Sc（精神分裂症）的校正分是 Sc＋1.0K，Ma（轻躁狂）的校正分是 Ma＋0.2K，该求助者的 Hs（疑病）的校正分是 Hs ＋0.5K＝16＋8×0.5＝20。
91. BCD。按照中国常模，T 分在 60 分以上便视为可能有病理性异常表现或某种心理偏离现象。该求助者的社会病态（Pd）、偏执狂（Pa）、精神分裂症（Sc）、轻狂症（Ma）均高于 60。B 项是社会病态（Pd）的高分症状，C、D 项是轻狂症（Ma）的高分症状。轻躁狂（Ma）分数极高者，可能表现反复无常、情绪紊乱、行为冲动。癔症（Hy）的 T 分在 60 以下，不需要筛选阳性，A 项错误。
92. ABD。明尼苏达多相人格测验（MMPI）是目前国际上应用最广的人格测验，适用于不存在影响测验结果的生理缺陷、年满 16 周岁、具有小学毕业以上的文化水平的人群，为精神障碍的临床诊断提供依据。每个量表的原始分数都要换算成 T 分数。Pt（精神衰弱）的校正分是 Pt＋1.0K。
93. ABD。根据该求助者的测量结果，其强迫症状、人际关系敏感、焦虑、敌对、恐怖、偏执、精神病性的项目分大于或等于 2 分。按全国常模结果，90 项症状清单（SCL－90）总分超过 160 分，或阳性项目数超过 43 项，或任一因子分超过 2 分，可考虑筛选阳性，需进一步检查。A 项是精神病性的症状。B 项是偏执的症状。C 项是躯体化的症状，躯体化因子分低于 2。D 项对应的是强迫症状。
94. C。阳性症状均分：（总分—阴性项目数）/阳性项目数，表示受检者在"有症状"项目中的平均得分。
95. BCD。90 项症状清单（SCL－90）是由德若伽提斯在 1975 年编制的，也叫症状自评量表。每个项目均采用 5 级评分制，评定近一周的实际感觉。按全国常模结果，任一因子分超过 2 分，可考虑筛选阳性。该求助者因子分超过 2 的有强迫症状、人际关系敏感、焦虑、敌对、恐怖、偏执、精神病性

7项。

96. AB。艾森克人格问卷(EPQ)的结果解释：E越大越外向，N越大个性越不稳定。中间型：T分在43.3～56.7分之间；倾向型：T分在38.5～43.3分或56.7～61.5分之间；典型型：T分在38.5分以下或61.5分以上。该求助者内外向(E)、神经质(N)为典型型，C项错误。精神质(P)、掩饰性(L)为倾向型。气质类型为胆汁质。

97. ACD。掩饰性(L)是效度量表，该求助者掩饰性(L)为倾向型，说明测验结果比较真实。B项是精神质(P)典型型的特点，该求助者精神质(P)为倾向型，B项错误。该求助者神经质(N)T分较高，可能会出现不理智行为。该求助者神经质(N)高于平均数2个标准差以上，百分位在98以上。

98. D。卡氏16种人格因素测验(16PF)结果1～3分为低分，8～10分为高分。根据该求助者的测验结果，高分的因素有：聪慧性、自律性。低分的因素有：怀疑性、紧张性、恃强性等。A项对应的是紧张性的高分症状，与该求助者测验结果不符，A项错误。B项对应的是兴奋性的低分症状，该求助者的兴奋性为4，不符合，B项错误。C项对应的是聪慧性的低分症状，该求助者测验结果不符，C项错误。D项对应的是恃强性的低分症状，与该求助者测验结果相一致。

99. ABD。卡氏16种人格因素测验(16PF)可测验多种人格特质，既可用于了解心理障碍的个性原因及心理疾病诊断，也可用于人才的选拔。在施测时不得改变任一测题所规定的语句，也不能给予受测者帮助。

100. A。抑郁自评量表(SDS)适用于具有抑郁症状的成年人。按照中国常模，测评结果以标准分72分以上为重度抑郁，63～72分为中度抑郁，53～62分为轻度抑郁。该求助者标准分70分，属于中度抑郁。

## 第二部分　案例问答题

1. (1)该求助者可初步诊断为严重心理问题。具体表现在：

①该求助者心理冲突与现实处境相关，即与妻子离婚，有明显的道德色彩，属于常形冲突。

②求助者情绪反应激烈，且持续时间长。自两个多月前离婚后，求助者一直生气，怀疑妻子出轨，并进行了跟踪调查。

③求助者的社会功能受损，在出现心理问题之后，求助者吃不下饭、睡不好觉，网店生意做不了，孩子也只能放在爷爷奶奶家。

(2)诊断依据：

①该求助者需进行体检，以排除器质性病变。

②根据判断心理正常与异常的三原则，该求助者主客观统一，心理活动内在协调一致，人格相对稳定，有自知力，主动求医，无幻觉、妄想等精神病性症状，因此，排除精神病性问题。

③该求助者的心理冲突为常形，有明显的道德色彩，可以排除神经症性问题。

④该求助者情绪反应已经出现泛化，排除一般心理问题。

⑤该求助者心理问题持续时间为两个多月，社会功能受到一定程度影响，出现精神痛苦和睡眠问题。因此，初步诊断为严重心理问题。

2. 该求助者的不合理信念及具体表现为：

(1)绝对化的要求。求助者认为自己按照妻子的要求做出了努力，妻子就不应该离婚，这反映求助者对他人的绝对化要求——我对别人怎样、别人必须对我怎样，构成了“反黄金规则”。

(2)过分概括化。求助者认为妻子有一个经常和她联系的电话，就一定是有外遇；认为妻子婚前就敢同居，肯定在暗地里有不少情人。这些都是以偏概全的不合理信念。

3. 与求助者进行面质时需要注意：

(1)以事实根据为前提。有矛盾的事实存在才可以使用该技术，在事实不充分、矛盾不明显时，一般不宜采用。

(2)避免个人发泄。面质的目的是促进求助者实现言语和行动的统一、理想自我与现实自我的统一，促进其成长，故应以求助者利益为重，不可将面质变成咨询师发泄情绪乃至攻击对方的工具。

(3)避免无情攻击。无情攻击会使求助者感觉到自己像在法庭上被批判指责，而不是在咨询。求助者极有可能产生防卫、掩饰心理，阻碍表达，破坏咨询关系。

(4)要以良好的咨询关系为基础。面质所涉及的问题对求助者来说有可能具有应激性，具有一定的威胁，有可能导致危机出现。故咨询师的共情、尊重、温暖、真诚等是非常重要的，因为良好的咨询关系会给求助者以心理支持。

(5)可用尝试性面质。一般来说，在良好的咨询关系没有建立前，应尽量避免面质。若不得不用，应使用尝试性的面质。

4. (1)卡瓦纳认为来自求助者的阻抗主要原因有如下三个：

①来自于成长的痛苦。由于对成长所带来的痛苦没有心理准备，往往容易产生阻抗。这时，求助者可能会希望放慢改变的步伐，或停止改变旧行为、建立新行为的行动。

②来自功能性的行为失调。求助者一方面为失调的行为感到焦虑，另一方面求助的积极性却并不很高，这种情况对咨询的阻碍极大。

③来自于对抗咨询或咨询师的心理动机。求助者可能只是想得到咨询师的某种赞同或反对意见，并非为了改变自己或解决已有的问题。也有求助者想证实自己与众不同或咨询师对自己无能为力，以证实自己的“价值”。还有的求助者并非自愿做咨询，并无发自内心的求治动机。

(2)讲话方式上的阻抗的具体表现形式有：

①“心理外归因”，指求助者将其某种心理冲突与矛盾的原因完全归结于外界作用的结果，而回避从其自身的角度加以认识。

②“健忘”，指求助者在谈论感到焦虑和精神痛苦的议题时所表现出的遗忘现象。

③“顺从”，指求助者对咨询师所讲的每一句话都表示绝对赞同和服从，使后者无法深入了解其内心世界。

④“控制话题”，指求助者在会谈中，一味要求咨询师讲自己感兴趣的话题，而回避自己不愿谈论的话题。

⑤“最终暴露”，指求助者故意在咨询会谈的最后时刻才讲出某些重要事件，使咨询师感到措手不及，从而借以表达他对心理咨询的某种抵抗。

# 国家职业资格考试真题(五)

**职　业:**心理咨询师
**等　级:**国家职业资格三级
**卷册一:**职业道德
理论知识

**注意事项:**1.考生应首先将自己的姓名、准考证号等用钢笔、圆珠笔等写在试卷册和答题卡的相应位置上,并用铅笔填涂答题卡上的相应位置处。
2.考生同时应将科目代码填涂在答题卡右上角的相应位置处。
3.本试卷册包括职业道德和理论知识两部分:
第一部分,1～25小题,为职业道德试题;
第二部分,26～125小题,为理论知识试题。
4.每小题选出答案后,用铅笔将答题卡上对应题目的答案涂黑。如需改动,用橡皮擦干净后,再选涂其他答案。所有答案均不得答在试卷上。
5.考试结束时,考生务必将本卷册和答题卡一并交给监考人员。
6.考生应按要求在答题卡上作答。如果不按标准要求进行填涂,则均属作答无效。

**地　　区:**____________________

**姓　　名:**____________________

**准考证号:**____________________

# ·第一部分　职业道德·

（第 1～25 题，共 25 道题）

## 一、职业道德基础理论与知识部分（第 1～16 题）

★ 答题指导 ★

该部分均为选择题，每题均有四个备选项，其中单项选择题只有一个选项是正确的，多项选择题有两个或两个以上选项是正确的。

请根据题意的内容和要求答题，并在答题卡上将所选答案的相应字母涂黑。

错选、少选、多选，则该题均不得分。

### （一）单项选择题（第 1～8 题）

1. 关于道德的说法中，正确的是 （　　）
A. 道德是一种社会规范性力量
B. 道德是领导意志的集中体现
C. 个体的道德表现差异很大，判定一个人的道德优劣是不可能的
D. 普遍良好的道德，仅仅是人的善良愿望而已

2. 与法律相比，道德 （　　）
A. 产生的时间晚
B. 比法律的适用范围广
C. 内容上显得十分笼统
D. 评价标准难以确定

3. 关于企业形象，正确的说法是 （　　）
A. 文明礼貌是企业形象的核心与关键
B. 企业形象的本质是企业的环境卫生和企业员工的服饰状况
C. 企业形象是社会公众和企业员工对企业的整体印象和评价
D. 通过持久、大规模的媒体宣传，就能树立起企业形象

4. 在企业文化中，居于核心地位的是 （　　）
A. 企业习俗
B. 企业价值观
C. 企业作风
D. 规章制度

5. 海尔总裁张瑞敏曾经说过这样的话，企业要靠无形资产来盘活有形资产，只有先盘活人，才能盘活资产。对这句话，准确的理解是 （　　）
A. 企业存在着无形资产和有形资产两种形式
B. 人是有形资产，人作为资产通过劳动产生价值
C. 人是企业发展的决定性因素
D. 企业的无形资产是一种神秘的物质

6. 员工处理与领导的关系时，正确的做法是 （　　）
A. 即使知道领导的决策是错误的，也要不折不扣地执行
B. 对于领导含糊交办的任务，要含糊执行
C. 如果不同意领导的意见，要敢于随时说出自己的想法
D. 一般不越级汇报工作

7. 科学发展观指的是 （　　）
A. 科学发展，高效发展，健康发展
B. 以科学为本，科学、平稳、顺利发展
C. 以人为本，全面、协调、可持续发展
D. 以人为本，科学、高效、健康发展

8. 关于职业劳动，正确的说法是 （　　）
A. 职业劳动是人们无奈的选择
B. 职业劳动是人们谋生的手段
C. 职业劳动是市场经济条件下就业竞争加剧的结果
D. 职业劳动是人生的全部内涵

### （二）多项选择题（第 9～16 题）

9. 下列言语中，属于职业忌语的有 （　　）
A. “有完没完”
B. “我就这态度”
C. “我解决不了，愿意找谁找谁去”
D. “后边等着去”

10. 关于职业责任，正确的说法包括 （　　）
A. 职业责任属于道德范畴，而不属于法律范畴

B. 凡是社会职业，都有明确的职业责任规定
C. 只有明文规定的职业责任，才必须履行
D. 职业责任具有一定的强制性

11. 一般情况下，人的职业理想实现的条件包括　（　　）
A. 个人内在条件
B. 社会需要
C. 后天努力程度
D. 领导赏识

12. 诚信的内涵包括　（　　）
A. 真实
B. 信任
C. 不欺骗对方
D. 不欺骗自己

13. 下列做法中，属于不诚实劳动的有　（　　）
A. 某员工利用因特网技术成功下载了竞争对手的设计软件
B. 某电脑供应商在消费者购买的电脑上安装了盗版的操作软件
C. 某员工完成某项工作原计划需要 8 天，实际上用了 18 天
D. 某员工在参考别人软件的基础上，制作了本公司的财务软件

14. 从业人员保守企业秘密，正确的做法有　（　　）
A. 闲谈莫涉及企业的核心技术
B. 制作所谓的假秘密散发出去，迷惑竞争对手
C. 向亲朋好友讲述企业内幕时，要控制在很小的范围内
D. 企业有危害社会和国家的“秘密”，要敢于揭露

15. 关于坚持真理，正确的观念有　（　　）
A. 真理往往掌握在少数人手中，要树立相信少数人的观念
B. 书本知识往往是错误的，破除本本主义，不再相信书本知识
C. 老师的话不一定正确，要敢于对老师得出的结论提出质疑
D. 树立实践观点，坚持实践是检验真理的唯一标准

16. 关于节俭，正确的说法有　（　　）
A. 节俭纯属个人之事，不适宜作为普遍性的要求
B. 节俭是物质短缺时代的特殊要求，在物质产品充裕的情况下无须节俭
C. 节俭是安邦定国的法宝，因为国家的发展进步时时需要节俭
D. 节俭作为一种美德，不应以财富多寡作为评价的前提

## 二、职业道德个人表现部分（第 17～25 题）

**★ 答题指导 ★**

该部分均为选择题，每题均有四个备选项，您只能根据自己的实际状况选择其中一个选项作为您的答案。

请在答题卡上将所选择答案的相应字母涂黑。

17. 你路遇熟人，与之打招呼，结果对方“视而不见”，没有回应，你会　（　　）
A. 感到没有面子，下次不再主动打招呼了
B. 感到这人突然有了变化，心想，他不是升官了，就是发财了
C. 心想，他走路时真专注
D. 心想，他遇到了什么不愉快的事情了

18. 在单位工作时，你会　（　　）
A. 怕有的人说三道四，不敢多与异性同事交往
B. 怕领导挑剔自己的工作，总是躲避与同事说话
C. 怕信息传导错误，不在背地对人评头论足
D. 怕影响工作，即使对要好的同事，说话也会注意分寸

19. 假如你在某个问题上与其他同事存在意见分歧，彼此争论激烈，但你相信你自己的观点是正确的，在争论结束时，你会　（　　）
A. 直截了当告诉对方：“你肯定错了”
B. 规劝对方：“做人不要固执，为什么要死死抱着错误的东西当真理呢”

C. 邀请对方："我不相信说服不了你，我们找时间再讨论"
D. 和对方讲："尽管我们彼此没有同意对方的观点，但我从你那里学到许多"

20. 在与同事们闲聊时，你通常会（　　）
A. 说说学习、工作的感受
B. 聊聊自己家里的事情
C. 聊聊新闻
D. 传播小道消息

21. 你与同事交往时，常用的方式是（　　）
A. 时不时地搞个小型聚餐
B. 基本没有什么来往
C. 经常利用午餐时间或工作间隙，找人聊聊天
D. 等同事来找自己

22. 你把一瓶家乡老酒放在办公室，一次，你的一位朋友无意间发现了这瓶酒，但这时只剩下半瓶，你会（　　）
A. 怀疑酒被人偷偷喝掉了
B. 心想可能逐渐挥发了
C. 心想幸好剩下半瓶，可以招待朋友
D. 怀疑自己记忆不准确了

23. 一次，你的一位很健谈、很有学识的朋友不请自到，来你家做客，这位朋友穿戴邋遢、坐卧随意。你的妻子(丈夫)是一位爱洁净的人，你朋友的这些举动惹得你的妻子(丈夫)怒形于色。你会（　　）
A. 告诉妻子(丈夫)，自己并没有请他来家里
B. 委婉地告诉朋友，你自己一会儿有事情要做，不能多陪朋友说话
C. 耐心听朋友聊下去，因为他很有学识
D. 示意妻子(丈夫)回避一下

24. 办公室的张小姐体态肥胖，今天上班时穿了一件在你看来很不得体的衣服。张小姐征求你对她的服装的意见，你会（　　）
A. 告诉张小姐，她穿这件衣服，显得更难看
B. 对张小姐说，穿衣服只是形式，保持良好的心态更重要
C. 对张小姐说，你自己觉得好看是最重要的
D. 告诉张小姐，自己的看法是不准确的，征求别人的意见吧

25. 在日常工作和生活中，对于自己所接触的那些人，你一般会（　　）
A. 接触一次就能够记住对方的姓名、容貌
B. 只有多接触几次，才能记住对方
C. 总也记不住对方是谁，经常会弄混淆
D. 不管能不能记住对方，但总能够通过交谈回忆起来过去的一些事情

## ·第二部分　理论知识·

（第 26～125 题，共 100 道题，满分为 100 分）

**一、单项选择题**（第 26～85 题，每题 1 分，共 60 分。每小题只有一个最恰当的答案，请在答题卡上将所选答案的相应字母涂黑）

26. 一般单一性生活压力对当事人是（　　）
A. 灾难性的
B. 有延缓作用的
C. 高强度的
D. 有积极作用的

27. 关于一般心理问题的特点，错误的说法是（　　）
A. 内容泛化
B. 近期发生
C. 反应不强
D. 原因明确

28. 患者在听收音机时能听到骂他的声音，关闭收音机时骂他的声音随即消失，这种幻觉是（　　）
A. 内脏性幻觉
B. 思维鸣响
C. 功能性幻觉
D. 心因性幻觉

29. 对于人格障碍者，心理咨询的效果是（　　）
A. 良好的
B. 极差的
C. 有限的
D. 未知的

30. 遭受强烈的精神创伤事件后，数周至数月后出现精神障碍，称为（　　）

A. 情感障碍
B. 急性应激障碍
C. 认知障碍
D. 创伤后应激障碍

31. 关于神经症，以下描述正确的是　（　　）
A. 自知力相对完整
B. 是一种短暂的精神障碍
C. 不会有人格基础
D. 症状有器质性病变的基础

32. 个体认知发展中最早发生，也是最早成熟的心理过程是　（　　）
A. 动作
B. 感知觉
C. 知觉
D. 意志

33. 4 个月以后的婴儿对熟悉的人比对不熟悉的人有更多的微笑，这属于　（　　）
A. 条件反射性的微笑
B. 无选择的社会性微笑
C. 自发性微笑
D. 有选择的社会性微笑

34. 幼儿思维的主要特征是　（　　）
A. 直观动作思维
B. 形象逻辑思维
C. 具体形象思维
D. 抽象逻辑思维

35. 口头言语发展的关键时期是　（　　）
A. 童年期
B. 婴儿晚期
C. 幼儿期
D. 婴儿早期

36. 社会存在有现实、想象和隐含的三种方式，这是心理学家（　　）的观点。
A. W. 詹姆士
B. G. W. 奥尔波特
C. W. 麦独孤
D. F. H. 奥尔波特

37. 让符合法定条件的罪犯在社区中执行刑罚的“社区矫正”，是一种（　　）机制。
A. 早期社会化
B. 再社会化
C. 继续社会化
D. 终身社会化

38. 在个体社会化过程中起核心作用的是（　　）
A. 工具
B. 语言
C. 知识
D. 习俗

39. 人们对某种角色的社会期待不同，会导致个体体验　（　　）
A. 角色间冲突
B. 角色不清
C. 角色内冲突
D. 角色失败

40. “吃大锅饭”容易导致消极怠工，这属于（　　）现象。
A. 社会促进
B. 社会逍遥
C. 群体干扰
D. 群体极化

41. 按照沙赫特的情绪理论，在情绪发生的过程中，起决定作用的是　（　　）
A. 环境刺激
B. 生理唤起
C. 认知标签
D. 反应类型

42. 根据 N. 安德森的研究，最让人喜欢的人格品质是　（　　）
A. 尊重
B. 热情
C. 共情
D. 真诚

43. 一般情况下，最能反映个体内心世界的身体语言是　（　　）
A. 触摸
B. 人际距离
C. 目光
D. 面部表情

44. 属于虚拟沟通的情况是　（　　）
A. 同学之间通过网络聊天
B. 不认识的同行之间通过 QQ 谈业务
C. 彼此一无所知的网友之间通过 QQ 聊天
D. 不同国家的人通过网络协同工作

45. 心理过程包括　（　　）
A. 能力、气质和性格
B. 认识、情感和意志
C. 知、情、意和能力
D. 感觉、知觉和动机

46. 脑干网状结构是（　　）
A. 呼吸与心跳的中枢
B. 调节睡眠与觉醒的神经结构
C. 较高级的感觉中枢
D. 调节全身运动平衡的中枢

47. 感受性与感觉阈限之间是（　　）
A. 指数关系
B. 对数关系
C. 正比关系
D. 反比关系

48. 从进化的角度来看，最古老的感觉是（　　）
A. 视觉
B. 听觉
C. 嗅觉
D. 味觉

49. 用双耳听觉最容易判断的方位是（　　）
A. 上下
B. 左右
C. 正前
D. 正后

50. 人们运用语言进行交际的过程叫（　　）
A. 思维
B. 语境
C. 言语
D. 副语言

51. 注意是一种（　　）
A. 心理过程
B. 认知活动的过程
C. 意志过程
D. 心理活动的状态

52. 由生理需要引起的，推动个体为恢复机体内部平衡的唤醒状态叫（　　）
A. 情绪
B. 兴趣
C. 内驱力
D. 诱因

53. 影响能力发展的遗传因素主要指人的（　　）
A. 秉性
B. 素质
C. 智能
D. 神经

54. 韦克斯勒将离差智商的平均数定为 100，标准差定为（　　）
A. 16
B. 15
C. 14
D. 13

55. 重测信度即（　　）
A. 等值系数
B. 稳定性系数
C. 相关系数
D. 等位性系数

56. 检验测验分数能否有效地划分由效标所定义的团体的一种方法是（　　）
A. 相关法
B. 区分法
C. 命中率法
D. 失误法

57. 比内—西蒙量表的编排方法是（　　）
A. 并列直进式
B. 混合螺旋式
C. 因素分析法
D. 逻辑分析法

58. 受应试动机影响最小的测验是（　　）测验。
A. 成就
B. 智力
C. 能力
D. 投射

59. 以重测法求信度，两次测验相隔时间越短，其信度系数越（　　）
A. 大
B. 可靠
C. 小
D. 不确定

60. 不属于行为主义理论体系的概念的是（　　）
A. 替代学习
B. 自我实现
C. 自我奖赏
D. 行为自控

61. 心理咨询对精神障碍患者的作用是（　　）
A. 消除症状
B. 系统治疗
C. 预防复发
D. 精神分析

62. 心理咨询师与求助者之间的交往距离应该属于（　　）距离。

A. 公众
B. 个人
C. 社交
D. 亲密

63. 受工作范围限制，心理咨询师　（　）
A. 对精神障碍患者无法提供任何帮助
B. 可以对求助者作出各种有益其生活的承诺
C. 对心理危机无法提供有效的干预
D. 不能在心理咨询范围外向求助者提供帮助

64. 摄入性会谈中由于特殊原因需要录音和录像，必须　（　）
A. 征得督导师同意
B. 符合求助者的利益
C. 征得求助者同意
D. 符合咨询进程需要

65. 在整理临床资料时，应该对来自求助者亲友和中介人的资料　（　）
A. 进行可靠性验证，并做必要的说明
B. 直接使用，并作为重要的参考依据
C. 先行筛选，避免对求助者构成偏见
D. 注意排序，不对求助者形成暗示

66. 对求助者做出一般心理问题诊断前，应该分析求助者　（　）
A. 是否有严重精神病家族史
B. 是否有器质性病变作基础
C. 其症状能否用心理学理论来解释
D. 其症状能否被心理咨询师所理解

67. 提出心理评估报告时，需要对临床资料进行核实，一般使用的方法是　（　）
A. 个案法
B. 推测法
C. 实验法
D. 调查法

68. 咨询关系的建立受到（　）的双重影响。
A. 咨询动机与期望程度
B. 咨询师与求助者
C. 合作态度与咨询方法
D. 觉察水平与行为方式

69. 正确的咨询态度包括的五种要素是尊重、热情、真诚、积极关注和　（　）
A. 咨询特质
B. 共情
C. 咨询技巧
D. 执业理念

70. 积极关注指的是关注求助者的　（　）
A. 身体状况
B. 言行的积极面
C. 负性情绪
D. 对咨询师的态度

71. 如果心理咨询师与求助者的目标不一致，并难以统一，则咨询目标应该　（　）
A. 以当前问题为主
B. 以咨询师的目标为主
C. 以长远发展为主
D. 以求助者的目标为主

72. 方案中需要明确的求助者的权利包括（　）
A. 遵守职业道德
B. 提供真实资料
C. 提出中止咨询
D. 完成自我探索

73. 心理咨询的次数一般是　（　）
A. 每周 1～2 次
B. 每周 3～4 次
C. 每周 5～6 次
D. 两周 1 次

74. 倾听时最容易出现的错误是　（　）
A. 迟迟不下结论
B. 做道德或正确性的评价
C. 过分重视求助者的问题
D. 不好意思打断求助者的叙述

75. 影响性技术中不包括　（　）
A. 指导
B. 具体化
C. 面质
D. 自我开放

76. 自我管理程序依据的原理是　（　）
A. 投射技术
B. 操作条件反射
C. 关注技术
D. 经典条件反射

77. 在实施 16PF 测验时，应注意的是（　）
A. 允许有无法回答的项目
B. 每一测题都按 0.1 记分
C. 尽量不选择中性答案
D. 有的测题可同时选两个答案

78. 1908 年比内－西蒙量表的主要创新点是（　　）
A. 设计了儿童版
B. 使用智力年龄
C. 设计了成人版
D. 使用比率智商

79. 再生性能力（　　）
A. 是智能活动的能量
B. 可通过非言语测验评估
C. 是智能活动的质量
D. 可以通过言语测验测量

80. WAIS－RC 的测验问题"'趁热打铁'是比喻什么?"属于（　　）分测验。
A. 知识
B. 领悟
C. 词汇
D. 相似性

81. WAIS－RC 中数字符号分测验正式测验限时（　　）秒。
A. 60
B. 120
C. 90
D. 150

82. 使用 LES 时应注意（　　）
A. 只适用于一般人群的一般性生活事件
B. 可用于不同职业群体
C. 调查既往事件不受认知或情绪状态影响
D. 对作出的肯定项不用说明具体时间

83. 按照 CRT 施测程序，主测者应向受测者两次报告时间，具体安排在测验开始后（　　）
A. 20 及 40 分钟
B. 30 及 40 分钟
C. 15 及 30 分钟
D. 20 及 30 分钟

84. CRT 测量的是（　　）能力。
A. 操作
B. 再生性
C. 运动
D. 推断性

85. 在施测中国比内测验时，主测者与受测者的位置关系应是（　　）
A. 并排坐
B. 呈 90 度角
C. 面对面
D. 呈 120 度角

**二、多项选择题**（第 86～125 题，每题 1 分，共 40 分。每题有多个答案正确，请在答题卡上将所选答案的相应字母涂黑。错选、少选、多选，均不得分）

86. 破坏性压力可以造成（　　）
A. 利他行为
B. 灾难症候群
C. 兴奋行为
D. 创伤后应激障碍

87. 一般适应症候群包括（　　）
A. 恢复阶段
B. 衰竭阶段
C. 搏斗阶段
D. 康复阶段

88. 社会环境性压力源的种类包括（　　）
A. 纯社会性问题
B. 人际适应问题
C. 自然条件改变
D. 物理属性改变

89. 躯体疾病患者的一般心理特点包括（　　）
A. 对自身价值的态度变化
B. 注意力集中在自身体验上
C. 对客观世界的态度不变
D. 时间感觉发生变化

90. 幼儿期象征性游戏的特征包括（　　）
A. 具有创造性
B. 重视结果而不重视过程
C. 想象的特点
D. 替代物与实物有某种相似性

91. 青春期的情绪变化特点包括（　　）
A. 容易攻击
B. 容易依赖
C. 不易自我控制情绪的波动
D. 青春期躁动

92. 少年期记忆的主要特点包括（　　）
A. 多方面的记忆效果达到个体记忆的最佳时期
B. 有效地运用各种记忆策略
C. 短时记忆容量达到一生中的最高峰
D. 自觉地运用意义记忆，但机械记忆的效果较差

93. 童年期思维的基本特点包括（　　）
A. 经历一个思维发展的质变过程
B. 没有发生质变
C. 不能摆脱形象性的逻辑思维
D. 可以摆脱形象的逻辑思维
94. 关于暗示，正确的说法包括（　　）
A. 一般年龄越小越容易接受暗示
B. 自尊水平高的人容易被暗示
C. 总体上女性比男性容易接受暗示
D. 有人格魅力的人暗示效果较好
95. R. 斯坦伯格的爱情三角形中，组成爱情的因素包括（　　）
A. 亲密
B. 浪漫
C. 承诺
D. 激情
96. 人类婚姻的动机主要包括（　　）
A. 经济
B. 繁衍
C. 爱情
D. 性满足
97. 家庭的结构模式主要包括（　　）
A. 核心家庭
B. 主干家庭
C. 联合家庭
D. 单亲家庭
98. 社会促进现象包括（　　）
A. 光环效应
B. 结伴效应
C. 观众效应
D. 异性效应
99. 模仿的意义包括（　　）
A. 是学习的基础
B. 适应作用
C. 促进群体形成
D. 促进身体发育
100. 小脑的功能包括（　　）
A. 实现对内脏系统活动的调节
B. 保持身体平衡
C. 实现随意运动和不随意运动
D. 调节肌肉紧张度
101. 无条件反射包括（　　）
A. 吃东西流口水
B. 强光照射下瞳孔收缩
C. 看见酸梅就流口水
D. 一朝被蛇咬十年怕井绳
102. 感觉后像的特点包括（　　）
A. 可分为正后像和负后像
B. 彩色的负后像是刺激色的补色
C. 感觉后像的感受性更高了
D. 正后像和负后像是可以相互转换的
103. 人们的时间知觉可以依据（　　）
A. 心理活动的周期性变化
B. 一年四季的变化
C. 生理活动的周期性变化
D. 日出日落的交替
104. 在快速眼动的睡眠阶段里（　　）
A. 能觉察到外界刺激
B. 出现类似于清醒状态下的脑电波
C. 眼球开始上下左右移动
D. 梦境开始出现
105. 性格（　　）
A. 容易受社会历史文化的影响
B. 直接反映了一个人的道德风貌
C. 更多体现了人格的社会属性
D. 是个体间人格差异的核心
106. 测量的主要元素包括（　　）
A. 事物
B. 数字
C. 法则
D. 描述
107. 心理测验具有（　　）
A. 外显性
B. 间接性
C. 相对性
D. 客观性
108. 我国目前心理咨询中运用较多的心理测验包括（　　）
A. 智力测验
B. 态度量表
C. 人格测验
D. 心理评定量表
109. 离差智商的优点包括（　　）
A. 建立在统计学的基础之上
B. 表示的是个体智力在年龄组中所处的位置
C. 是表示智力高低的一种较理想的指标
D. 可以消除测量误差

110. 心理评估要求心理咨询师确定求助者在（　　）方面的问题。
A. 生理
B. 社会功能
C. 心理
D. 健康知识

111. 重性精神病的早期症状可能不典型，为了避免误诊，心理咨询师应该（　　）
A. 全面综合分析各项资料
B. 适时地请求会诊或转诊
C. 征得求助者家属的配合
D. 尽量委婉地拒绝求助者

112. 对求助者形成初步印象的内容包括（　　）
A. 对心理问题严重程度形成大致判断
B. 对可能采取的干预措施的初步设计
C. 对引发问题的深层原因的初步分析
D. 对心理问题的类型形成大致的诊断

113. 选择会谈内容的原则包括（　　）
A. 应该能适合咨询师的专业水平
B. 应该能符合求助者的接受能力
C. 对病因有直接或间接针对性
D. 必要时讨论精神分裂症症状

114. 移情的类型包括（　　）
A. 正移情
B. 假移情
C. 负移情
D. 泛移情

115. 阻抗产生的原因中，来源于求助者方面的原因包括（　　）
A. 生理功能的严重失调
B. 成长带来的某种痛苦
C. 机能性行为失调
D. 反抗咨询的动机

116. 适宜的求助者应具备的条件包括（　　）
A. 智力正常
B. 年龄适宜
C. 人格正常
D. 动机正确

117. 合理情绪疗法中，常用的修通技术包括（　　）
A. 与不合理信念辩论
B. 阳性强化
C. 合理情绪想象技术
D. 社会学习

118. 合理情绪疗法中，咨询师需要帮助求助者达到的领悟是（　　）
A. 诱发事件是产生不良情绪的根源
B. 信念引起了情绪及行为后果，而不是诱发事件本身
C. 求助者应对自己的情绪和行为反应负有责任
D. 只有消除诱发事件，才能减轻或消除他们目前存在的症状

119. 目光注视的一般规律是（　　）
A. 倾听时，注视对方双眼
B. 说话时比倾听时注视对方多一些
C. 开始说话时，将目光从对方身上移开
D. 讲话结束时，将目光重新回到对方身上

120. WAIS－RC 施测的基本步骤为（　　）
A. 一般先做言语测验
B. 一般先做操作测验
C. 测验通常都是一次做完
D. 各分测验从第一题开始

121. 对于 CSQ，正确说法包括（　　）
A. 适用于 16 岁以上群体
B. 文化程度在初中或初中以上
C. 做出肯定回答后需评估效果
D. 可分为三部分内容

122. 在 CRT 的记分系统中，采用了（　　）
A. 标准九分
B. IQ 分数
C. 标准 T 分
D. 百分等级

123. 使用中国比内测验应该注意（　　）
A. 态度和善
B. 房间安静
C. 先做例题
D. 不限制时间

124. 如果一个有效的 MMPI 测验结果显示 F 量表分数高，表明（　　）
A. 受测者伪装疾病
B. 受测者回答问题不认真
C. 其临床症状比较严重
D. 得分越高则精神病严重程度越高

125. MMPI 的适用范围是（　　）的人群。
A. 年龄 16 岁以上
B. 年龄 10 岁以上
C. 小学毕业以上的文化水平
D. 初中毕业以上的文化水平

# 国家职业资格考试真题(五)

**职　业**:心理咨询师
**等　级**:国家职业资格三级
**卷册二**:专业技能

**注意事项**:1.考生首先将自己的姓名、准考证号等用钢笔、圆珠笔等写在试卷册、答题纸和答题卡的相应位置上,并用铅笔填涂答题卡上的相应位置处。
2.考生同时应将科目代码填涂在答题卡右上角的相应位置处。
3.本试卷册包括选择题和案例问答题两部分。
第一部分,技能选择题,在答题卡上作答;
第二部分,案例问答题,在答题纸上作答。
4.第一部分技能选择题选出答案后,用铅笔将答题卡上对应题目的答案标号处涂黑。如需改动,用橡皮擦干净后,再选涂其他答案标号。所有答案均不能答在试卷上.不按标准要求进行填涂,则均属作答无效。
5.第二部分案例问答题,请在答题纸上写明题号,用钢笔、圆珠笔等作答,字迹工整,易于识别,请勿在试卷上书写与考试无关的内容。
6.考试结束时,考生务必将本卷册、答题卡和答题纸一并交给监考人员。

**地　　区**:____________________

**姓　　名**:____________________

**准考证号**:____________________

# ·第一部分　技能选择题·

（1～100 题，共 100 道题）

★ 答题指导 ★

本部分由九个案例组成。请分别根据案例回答 1～100 题，共 100 道题。每题 1 分，满分 100 分。每小题有一个或多个答案正确，请在答题卡上将所选答案的相应字母涂黑。错选、少选、多选，该题不得分。

**案例一**

一般资料：求助者，男性，61 岁，退休教师。

案例介绍：求助者的一位老朋友半月前因心脏病救治无效去世，求助者得知消息后当晚即感胸闷、心慌，出现入睡困难并容易惊醒的现象。经一周的住院检查，并未发现患心脏病的迹象。但求助者还是怀疑自己得了冠心病，只是医院查不出来。因而情绪较低落，茶饭不香，睡眠越来越差，反复和家属交代后事。求助者家属要求医院心理科协助治疗。

多选：1. 该求助者的躯体症状包括　（　　）

A. 心慌　　B. 长期失眠
C. 胸闷　　D. 情绪低落

单选：2. 该求助者的情绪症状主要是　（　　）

A. 失眠　　B. 情绪脆弱
C. 焦虑　　D. 自杀观念

单选：3. 该求助者心理问题的关键点是　（　　）

A. 患冠心病　　B. 担心心脏疾病
C. 患失眠症　　D. 存在疑病妄想

单选：4. 该求助者的心理冲突属于　（　　）

A. 变形冲突　　B. 趋避冲突
C. 常形冲突　　D. 双趋冲突

多选：5. 心理咨询师在初诊接待中应了解该求助者的资料包括　（　　）

A. 婚姻史　　B. 心脏检查结果
C. 成长史　　D. 冠心病的体验

多选：6. 心理咨询师对于该求助者的接纳应该包括　（　　）

A. 怀疑自己得病　　B. 情绪较低落
C. 主动求助　　D. 躯体症状

多选：7. 对于该求助者，恰当的咨询目标包括　（　　）

A. 改善情绪　　B. 改变错误认知
C. 改善睡眠　　D. 促进心理成长

多选：8. 心理咨询师在本案例中应该注意的问题包括　（　　）

A. 关注求助者的隐私内容　　B. 对求助者无条件的接纳
C. 密切关注求助者的情绪　　D. 随时调整求助者服药剂量

多选：9. 引发该求助者心理问题的原因包括　（　　）

A. 老年男性　　B. 患冠心病
C. 认知偏差　　D. 胸闷心慌

多选：10. 可以作为评估该求助者咨询效果的指标包括 （ ）

A. 焦虑已减轻　　B. 睡眠质量改善

C. 心脏病好转　　D. 胸闷心慌改善

单选：11. 初诊接待中心理咨询师最主要的工作是 （ ）

A. 解决求助者的困扰　　B. 对求助者进行评估诊断

C. 双方商定咨询目标　　D. 提供释放压抑的空间

多选：12. 咨询师在咨询过程中没有耐心倾听，并且责备求助者怕死，说明咨询师没有做到 （ ）

A. 尊重　　B. 温暖热情

C. 共情　　D. 积极关注

**案例二**

一般资料：求助者，女性，32 岁，已婚，会计。

案例介绍：求助者在 3 个月前突然发现丈夫有外遇，精神上受到强烈打击，从此每天痛哭流涕，吃不下饭，睡不好觉，认为自己全完了。尽管丈夫认了错，但她仍想离婚，认为男人没有一个是好东西。现在，如果丈夫回家晚了，她就再三审问，脾气越来越大。夜晚休息不好，白天上班打不起精神。做事心不在焉，以致工作上出差错，受到领导的批评，情绪更加烦躁不安。为了摆脱苦恼前来求助。

心理咨询师观察了解到的情况：求助者衣着整齐，但愁眉苦脸，坐立不安。说话时条理清晰，说到伤心处情绪激动，多次哭泣。求助者出生在干部家庭，妈妈脾气大，经常向她发火。她从小就小心谨慎，好朋友不多。

单选：13. 该求助者的行为症状是 （ ）

A. 做事心不在焉　　B. 工作满不在乎

C. 处世小心谨慎　　D. 一度决意离婚

单选：14. 该求助者的躯体症状是 （ ）

A. 头晕　　B. 激动

C. 伤心　　D. 失眠

多选：15. 该求助者的情绪症状是 （ ）

A. 悲伤　　B. 焦虑

C. 恐惧　　D. 愤怒

多选：16. 引发该求助者心理问题的原因包括 （ ）

A. 认知方式　　B. 人格特点

C. 职业特点　　D. 生活事件

多选：17. 心理咨询师还应该重点了解的临床资料包括 （ ）

A. 成长环境　　B. 应对方式

C. 人格特点　　D. 身体状况

单选：18. 对该求助者最可能的初步诊断是 （ ）

A. 一般心理问题　　B. 可疑神经症

C. 严重心理问题　　D. 社交恐惧症

多选：19. 咨询过程中求助者大量叙述丈夫的过错，咨询师认为其出现了多话，这种多话的类型可能包括 （ ）

A. 表现型　　B. 倾吐型

C. 表白型　　D. 宣泄型

多选：20. 案例中求助者表现出不合理信念的特征包括 （ ）

A. 过分概括化　　B. 追求完美

C. 绝对化要求　　D. 糟糕至极

单选：21. 求助者认为“男人没有一个是好东西”，其不合理信念的特征是 （　）

A. 归纳推理　　B. 绝对化要求
C. 糟糕至极　　D. 过分概括化

单选：22. 该求助者对心理咨询师的理论方法持不信任态度，双方在匹配关系上是 （　）

A. 欠缺型　　B. 忌讳型
C. 冲突型　　D. 匹配型

单选：23. 本案例中，如果咨询师使用合理情绪疗法，工作的重点应该是 （　）

A. 请求助者丈夫一起来咨询
B. 找准引发求助者心理困扰的事件
C. 教求助者缓解情绪的方法
D. 调整求助者对于事件的看法

单选：24. 该求助者在说话的过程中多次出现情绪激动，这是 （　）

A. 讲话方式上的阻抗　　B. 讲话内容上的阻抗
C. 讲话程度上的阻抗　　D. 咨询关系上的阻抗

**案例三**

一般资料：求助者，男性，28 岁，外企员工。

案例介绍：求助者高大英俊，工作能力强，人际关系好，深受领导和同事的好评。求助者与女友是大学同学，大学毕业时确立恋爱关系，两人相恋 5 年，感情融洽，已谈及婚嫁。三个月前，求助者正准备为结婚购置婚房的时候，女友却突然提出分手，理由是两个人不合适。求助者竭力挽回这段感情，但女友坚持分手，这让求助者受到很大打击。两个多月来，求助者想起结婚的事就郁郁寡欢，心情烦躁。最近食欲下降，经常失眠，工作时无精打采，工作效率明显下降，有时还喝闷酒。时常向家人发脾气，说家人不能体会他的心情，不够体谅自己。家人担心他一直这样消沉下去，劝说他来寻求帮助。

心理咨询师观察了解到的情况：求助者是独生子，家庭条件优越，父母比较溺爱，好强。

多选：25. 该求助者的情绪症状包括 （　）

A. 烦躁　　B. 无精打采
C. 强迫　　D. 心情郁闷

多选：26. 该求助者的躯体症状包括 （　）

A. 食欲下降　　B. 失眠
C. 担心害怕　　D. 头痛

多选：27. 该求助者社会功能受损的表现包括 （　）

A. 与女友分手　　B. 工作效率下降
C. 有时喝闷酒　　D. 对家人发脾气

多选：28. 对该求助者还需重点了解的资料包括 （　）

A. 对女友分手的认识　　B. 以往恋爱情况
C. 对女友分手的反应　　D. 自身经济状况

单选：29. 对该求助者的初步诊断最可能是 （　）

A. 一般心理问题　　B. 严重心理问题
C. 躯体性疾病　　D. 精神病性问题

多选：30. 在本案例中，较恰当的近期咨询目标包括 （　）

A. 让女友回心转意　　B. 改善负性情绪
C. 让家人体谅自己　　D. 改变不适行为

多选：31. 关于心理咨询目标，以下说法正确的包括 （　）

A. 咨询师对求助者进行帮助，最终促使其实现的目标

B. 求助者通过自我探索和自我改变，努力去实现的目标
C. 咨询师、求助者双方共同要实现的目标
D. 咨询师、求助者双方共同商定的目标

多选：32. 该求助者心理问题的特点包括 （　　）
A. 行为症状明显　　B. 负性情绪严重
C. 社会功能受损　　D. 人格障碍明显

多选：33. 评估该求助者临床症状的严重程度，可选用的心理测验包括 （　　）
A. SCL－90　　B. SDS
C. CSQ　　D. CRT

单选：34. 在咨询过程中，该求助者一再向心理咨询师说"您就直接告诉我该怎么办吧！"这说明该求助者出现了 （　　）
A. 依赖　　B. 移情
C. 多话　　D. 顺从

单选：35. 在本案例中，心理咨询师帮助求助者调整求助动机，应该在心理咨询的（　　）进行。
A. 诊断阶段　　B. 咨询阶段
C. 巩固阶段　　D. 提高阶段

多选：36. 在本案例中，如果心理咨询师提问过多，可能带来的消极作用包括 （　　）
A. 造成求助者依赖　　B. 造成责任转移
C. 影响必要的概括和说明　　D. 产生不准确信息

**案例四**

一般资料：求助者，男性，15 岁，高中一年级学生。

案例介绍：求助者去年 9 月升入重点高中。第一学期期末考试时因为感冒发烧，成绩不理想。一个多月前，求助者在复习功课时头脑中突然出现"这次如果再考不好可怎么办"的想法。求助者非常紧张，努力集中精力学习，可越是这样就越难以集中注意力，还出现了头晕、头疼、记忆力下降的情况。求助者担心学习成绩会一直下降，将来考不上大学、找不到好工作，担心自己没有能力让父母安享晚年。这些担心让求助者紧张不安，烦躁。只有在不想学习问题的时候，心情才会好些。

心理咨询师观察了解到的情况：求助者内向，追求完美，父母对其要求严格，以往学习成绩优异。

单选：37. 该求助者目前的心理状态主要是 （　　）
A. 恐惧　　B. 焦虑
C. 抑郁　　D. 强迫

多选：38. 该求助者与认知有关的症状包括 （　　）
A. 注意力不集中　　B. 烦躁不安
C. 记忆力下降　　D. 情绪低落

单选：39. 该求助者的病程是 （　　）
A. 一个月　　B. 一年
C. 三个月　　D. 半年

多选：40. 引发该求助者心理问题的原因可能包括 （　　）
A. 父母要求严格　　B. 考试失利
C. 紧张烦躁不安　　D. 错误认知

多选：41. 本案例中已了解的求助者的临床资料包括 （　　）
A. 人格特征　　B. 病程长短
C. 躯体症状　　D. 认知倾向

单选：42. 对该求助者的初步诊断最可能的是 （ ）

A. 一般心理问题 B. 严重心理问题

C. 神经症性心理问题 D. 精神病性问题

多选：43. 该求助者不合理信念的特征是 （ ）

A. 绝对化要求 B. 过分概括化

C. 糟糕至极 D. 追求完美

单选：44. 该求助者面对的压力源是 （ ）

A. 生物性压力源 B. 精神性压力源

C. 社会性压力源 D. 叠加性压力源

多选：45. 该求助者在咨询中还谈及了自己的隐私问题，心理咨询师恰当的做法包括 （ ）

A. 无需保密 B. 绝对保密

C. 酌情保密 D. 考虑例外

多选：46. 在咨询过程中，心理咨询师控制会谈内容和方向的方法包括 （ ）

A. 释义 B. 情感反射

C. 中断 D. 指导

多选：47. 与该求助者商定咨询方案的内容应该包括 （ ）

A. 咨询时间 B. 咨询目标

C. 咨询地点 D. 咨询费用

多选：48. 该求助者心理问题的特点包括 （ ）

A. 具有强烈的现实刺激 B. 无明确的现实刺激

C. 与性格因素密切相关 D. 社会功能完好无损

**案例五**

一般资料：求助者，女性，48岁，某公司副总经理。

下面是心理咨询师与求助者的一段咨询对话。

心理咨询师：您好！您希望在哪些方面得到我的帮助呢？

求助者：我最近一段时间经常莫名其妙地紧张和担忧，在单位有时还控制不住自己的情绪对下属发脾气。

心理咨询师：这种情况大概持续了多长时间呢？

求助者：2个月左右吧。

心理咨询师：您能具体说说是什么原因导致这样的情况吗？

求助者：具体原因我也说不准。其实最近我们公司的老总看我工作很辛苦，嘱咐我多注意休息，还为我增加了两个助手，让我指挥他们去做各种具体的事。

心理咨询师：您的意思是说您最近的工作负担减轻了。我觉得对您来说是件好事啊！

求助者：可是看着助手做事我总是着急，怕他们没有经验做不好，影响公司的业绩。有时我勉强控制住自己不对他们发脾气，但就会胸闷、心慌、出虚汗，手脚也不自主地颤抖。一天下来，感觉头紧头胀，脖子僵硬。我的朋友说我可能是焦虑症，所以我就到您这儿来了。

心理咨询师：非常感谢您的信任！我能体会您的感受，也为您的情况着急。我想问您一下，您布置的工作助手们都不能很好地完成吗？

求助者：也不是。布置给他们的工作基本都能完成，只是我觉得他们没有我的工作效率高、不如我做得圆满。

心理咨询师：感觉您是个追求完美的人。

求助者：是。从小父母对我的要求就非常严格，所以我才有今天的成就。我希望我的下属也像我一样把所有工作完成好。您现在能理解我为什么看他们工作时总是紧张和担忧了吧？

心理咨询师：是的。我现在对您的情况已经有了初步了解。针对您的情况，我今天想先教您做放松训练，希望您学会后每天坚持练习；另外，鉴于您现在的年龄，我建议您到医院做一下检查。

多选：49. 咨询师在咨询中所使用的提问方式包括（　　）

A. 直接逼问　　B. 开放式提问
C. 间接询问　　D. 封闭式提问

多选：50. 该求助者的躯体症状包括（　　）

A. 胸闷心慌　　B. 头痛头晕
C. 手足颤抖　　D. 紧张焦虑

单选：51. 求助者目前的主要情绪症状是（　　）

A. 抑郁　　B. 烦恼
C. 焦虑　　D. 恐惧

单选：52. 求助者说控制不住自己的情绪，这可能是（　　）

A. 陈述客观事实　　B. 内心活动的表现
C. 意志薄弱　　D. 已经出现了阻抗

单选：53. “您的意思是说您最近的工作负担减轻了。我觉得对您来说是件好事啊！”在这里咨询师没有做到（　　）

A. 积极关注　　B. 释义
C. 自我开放　　D. 共情

多选：54. 对于该求助者，目前可以排除的诊断包括（　　）

A. 更年期综合征　　B. 神经症性心理问题
C. 严重心理问题　　D. 焦虑神经症

多选：55. “非常感谢您的信任！我能体会您的感受，也为您的情况着急。”咨询师使用的技术包括（　　）

A. 情感表达　　B. 内容表达
C. 自我开放　　D. 内容反应

单选：56. 咨询师在最后一段谈话中所使用的技术是（　　）

A. 释义　　B. 指导
C. 解释　　D. 鼓励

多选：57. 下列关于“放松训练”的描述中，正确的包括（　　）

A. 放松训练是使用最广的认知技术之一
B. 放松训练的基本假设是改变生理反应，主观体验也会随着改变
C. 放松训练时，心理咨询师最好用非专业指导语
D. 首次进行放松训练时，心理咨询师应进行示范并讲解要点

单选：58. 呼吸放松法不包括（　　）

A. 鼻腔呼吸放松法　　B. 胸式呼吸放松法
C. 腹式呼吸放松法　　D. 控制呼吸放松法

多选：59. 心理咨询师建议求助者到医院检查的目的可能是（　　）

A. 想排除躯体疾病　　B. 违反了心理咨询的基本原则
C. 有利于明确诊断　　D. 超出了心理咨询的工作范围

多选：60. 通过案例介绍，心理咨询师可以掌握的资料包括（　　）

A. 求助者成长史　　B. 求助者的症状表现
C. 求助者婚姻史　　D. 求助者的人格特点

**案例六**

一般资料：求助者，女性，29 岁，工人。

案例介绍：求助者结婚两年，因工作关系一直两地分居。最近经常因小事与丈夫发生争

执,目前处于“冷战”状态。求助者感觉非常苦恼,主动前来求助。

下面是心理咨询师与求助者的一段咨询谈话。

求助者:我们俩总是吵架,我都快烦死了,现在失眠、健忘,还经常忍不住要发脾气,注意力不能集中,很影响工作,您说我该怎么办?

心理咨询师:你能说说吵架的具体原因吗?

求助者:我们两地分居,见面机会少。我一直建议他使用微信、QQ什么的,好方便我们视频联系。可是他嫌浪费时间、精力,就是不用。所以我们只能电话联系,还总是我打给他。最可气的是,他的电话还经常占线。后来发现他那是在跟别人聊天。为这事我跟他吵了好多次,可他说是跟同事谈工作。我现在一听占线气就不打一处来,恨不得把电话都摔了。我曾跟他说,再这样没法跟你过了。但他仍然我行我素。我已经一个多月没理他了,他也不主动找我,您说我该怎么办?

心理咨询师:你觉得你是因为什么生气呢?

求助者:我对他那么好,可他为什么会这样对待我?我觉得他不爱我了。

心理咨询师:我似乎明白你的意思了,你是说你希望他和你一样经常主动给你打电话,时时刻刻关心你,是吗?

求助者:是的,最起码能够随时找到他。

心理咨询师:你对他的关心是经常给他打电话,他就一定要像你对他那样的对你吗?

求助者:……(沉默)好像也不一定……是我对他要求太高了?

心理咨询师:他对你其他方面都不好吗?

求助者:好像也不是,他对我和我的父母都挺好。

心理咨询师:是啊,其实夫妻之间的关心除了打电话还有很多表达方式,打电话并不代表全部,是吗?

求助者:我好像明白点儿了,可我一打不通他的电话就特别生气,什么坏的想法都来了。你说我该怎么办?

心理咨询师:你先回去好好想一想,下次咱们再接着谈好吗?

求助者:好吧。谢谢您。

单选:61. 心理咨询师在这段咨询对话开始时使用的提问方式是 ( )

A. 开放式提问　　B. 直接逼问

C. 封闭式提问　　D. 修饰性反问

多选:62. 从该求助者的表述中可以判定,其非理性观念的主要特征是 ( )

A. 绝对化要求　　B. 过分概括化

C. 错误评价　　D. 糟糕至极

单选:63. “我对他那么好,可他为什么会这样对待我”,反映出求助者 ( )

A. 违反黄金规则　　B. 违反平等规则

C. 符合黄金规则　　D. 符合平等规则

单选:64. 该求助者在对话中的沉默最有可能是 ( )

A. 情绪型　　B. 怀疑型

C. 思考型　　D. 内向型

单选:65. 从对话可以看出,心理咨询师认为引起该求助者心理问题的最主要原因不是 ( )

A. 妻子对丈夫的评价　　B. 个性因素

C. 丈夫不主动打电话　　D. 不合理的信念

多选:66. 在咨询过程中,心理咨询师使用的参与性技术包括 ( )

A. 内容表达　　B. 开放式提问

C. 具体化　　D. 封闭式提问

多选:67. 在咨询过程中,心理咨询师使用的影响性技术包括　（　）

A. 内容表达　B. 面质

C. 情感表达　D. 指导

多选:68. 合理情绪疗法认为　（　）

A. 人是理性的　B. 人有自我完善的能力

C. 人也是非理性的　D. 人是理性占主导的

多选:69. 合理情绪疗法不适用于(　　)的求助者。

A. 领悟力较低　B. 偏执

C. 领悟力较高　D. 自闭

单选:70. 心理咨询师在这段咨询中的主要目的是帮助求助者　（　）

A. 寻找不合理信念　B. 改变不合理信念

C. 对抗不合理信念　D. 建立合理的信念

单选:71. 根据合理情绪疗法的 ABC 理论,该求助者的 A 是　（　）

A. 夫妻两地分居　B. 经常因小事与丈夫发生争吵

C. 夫妻冷战　D. 丈夫不主动给求助者打电话

单选:72. 根据合理情绪疗法的 ABC 理论,该求助者的 B 最主要的是　（　）

A. 丈夫应该主动给我打电话　B. 丈夫应该像我关心他那样关心我

C. 丈夫不该总跟别人聊天　D. 丈夫不该因为小事与我争吵

多选:73. 根据合理情绪疗法的 ABC 理论,该求助者的 C 包括　（　）

A. 与丈夫冷战　B. 与丈夫争吵

C. 失眠健忘　D. 与丈夫分居

多选:74. 合理情绪疗法的操作过程包括　（　）

A. 心理诊断阶段　B. 领悟阶段

C. 修通阶段　D. 巩固阶段

多选:75. 在合理情绪疗法的修通阶段,改变不合理信念的方法和技术包括　（　）

A. “产婆术式”辩论术　B. 合理自我分析报告

C. 自信训练　D. 问题解决训练

多选:76. 合理情绪疗法的最后阶段可使用的方法和技术包括　（　）

A. “产婆术式”辩论术　B. 问题解决训练

C. 合理情绪想象技术　D. 放松训练

多选:77. 埃利斯等人认为合理情绪疗法可以帮助个体达到的目标包括　（　）

A. 自我关怀　B. 自我指导

C. 自我开放　D. 自我接受

单选:78. 合理情绪疗法中咨询师的角色不包括　（　）

A. 指导者　B. 分析者

C. 诊断者　D. 说服者

多选:79. 合理情绪疗法中,心理咨询师的对求助者的工作包括　（　）

A. 改变不合理信念　B. 鼓励情绪宣泄

C. 指导技能训练　D. 建立以合理观念为主的行为

多选:80. 合理情绪疗法中的行为技术包括　（　）

A. 放松训练　B. 自我管理程序

C. 系统脱敏　D. “停留于此”技术

**案例七**

一般资料：求助者，女性，23 岁，个体商贩。

案例介绍：求助者家在农村，初中未毕业就开始务农。20 岁结婚，近一年多在经商。三天前不明原因突然情绪激动，不停地说话，哭泣不止，被家属送来求助。

下面是心理咨询师与求助者的一段咨询谈话。

心理咨询师：你今天来需要我向你提供什么帮助？

求助者：我好几次看见狗吃小孩，所以特别害怕。

心理咨询师：狗吃小孩？

求助者：狗也吃我，我害怕不敢还手。

心理咨询师：你害怕什么？

求助者：城里的帅哥都喜欢我，不让我上学。可我不能为谈恋爱就不上学了。

心理咨询师：你怎么知道有人喜欢你？

求助者：他们知道我要来城里，就不去别的地方了，早早地就来等我了。

心理咨询师：你家是哪里的？

求助者：市政府大院的。

心理咨询师：今天是几号？

求助者：今天是星期六。

心理咨询师：让家属带你到精神科检查一下好吗？

求助者：我才不去呢，我只是不想谈恋爱，我又没病。

单选：81. 求助者说"看见狗吃小孩……"，最可能的是 （ ）

A. 被害妄想　　B. 幻听

C. 夸大妄想　　D. 幻视

单选：82. 求助者说"狗也吃我"，最可能是 （ ）

A. 钟情妄想　　B. 被害妄想

C. 夸大妄想　　D. 嫉妒妄想

单选：83. 求助者说"他们知道我要来城里，就不去别的地方了，早早地就来等我了"，最可能的是 （ ）

A. 钟情妄想　　B. 被害妄想

C. 夸大妄想　　D. 自罪妄想

单选：84. 求助者说家是"市政府大院的"，最可能是 （ ）

A. 钟情妄想　　B. 物理影响妄想

C. 夸大妄想　　D. 特殊意义妄想

单选：85. 心理咨询师提问"今天是几号"，是想了解求助者的 （ ）

A. 理解力　　B. 情商

C. 定向力　　D. 智商

多选：86. 心理咨询师结束谈话后不宜将初步诊断结果透露给 （ ）

A. 求助者本人　　B. 求助者的邻居

C. 求助者家属　　D. 求助者的同事

单选：87. 对该求助者的初步判断可能是 （ ）

A. 恐惧性神经症　　B. 人格障碍

C. 严重心理问题　　D. 精神病性障碍

多选：88. 本案例中求助者出现的心理异常症状包含 （ ）

A. 感觉障碍　　B. 思维内容障碍

C. 知觉障碍　　D. 思维形式障碍

单选：89. 求助者目前的表现主要是违背了（　　）

A. 主观世界与客观世界的统一性原则

B. 知、情、意的统一协调性原则

C. 心理活动的内在协调性原则

D. 人格的相对稳定性原则

多选：90. 在此阶段心理咨询师对该求助者可以开展的工作包括（　　）

A. 进行摄入性会谈　　B. 进行心理测验

C. 整理临床资料　　D. 制定咨询方案

**案例八**

下面是某求助者的 WAIS－RC 的测验结果：

| | 言语测验 | | | | | | | 操作测验 | | | | | | | 言语 | 操作 | 总分 |
|---|---|---|---|---|---|---|---|---|---|---|---|---|---|---|---|---|---|
| | 知识 | 领悟 | 算术 | 相似 | 数广 | 词汇 | 合计 | 数符 | 填图 | 积木 | 图排 | 拼图 | 合计 | | | | |
| 原始分 | 24 | 22 | 16 | 25 | 14 | 78 | | 33 | 17 | 26 | 30 | 17 | | 量表分 | 84 | 50 | 134 |
| 量表分 | 14 | 13 | 14 | 15 | 12 | 16 | 84 | 8 | 13 | 8 | 14 | 7 | 50 | 智商 | 132 | 101 | 120 |

多选：91. 在 WAIS－RC 中，不严格限制时间的分测验包括（　　）

A. 知识　　B. 领悟

C. 算术　　D. 拼图

多选：92. 该求助者成绩低于全国常模平均水平的分测验包括（　　）

A. 词汇　　B. 填图

C. 拼图　　D. 积木

单选：93. 该求助者 FIQ 的智力等级为（　　）

A. 超常　　B. 高于平常

C. 平常　　D. 低于平常

**案例九**

下面是某求助者的 MMPI 测验结果：

| 量表 | Q | L | F | K | Hs | D | Hy | Pd | Mf | Pa | Pt | Sc | Ma | Si |
|---|---|---|---|---|---|---|---|---|---|---|---|---|---|---|
| 原始分 | 11 | 2 | 22 | 12 | 19 | 35 | 26 | 25 | 25 | 19 | 22 | 31 | 16 | 41 |
| K 校正分 | | | | | ? | | | ? | | | ? | ? | ? | |
| T 分 | 50 | 35 | 61 | 47 | 70 | 67 | 57 | 63 | 43 | 65 | 55 | 58 | 48 | 59 |

单选：94. 社会病态量表的 K 校正分应当是（　　）

A. 34　　B. 35

C. 30　　D. 29

多选：95. 关于 MMPI，正确的说法包括（　　）

A. 中国常模是 T 分大于或等于 60 分

B. 美国常模是 T 分大于或等于 65 分

C. 前 399 题与 14 个基本量表有关

D. 14 个基本量表涉及到所有题目

多选：96. 从临床量表得分来看，该求助者可能会表现出（　　）

A. 抑郁、悲观　　B. 疑病倾向

C. 多疑、孤独　　D. 躁狂倾向

单选:97. 某求助者艾森克人格问卷的 N 量表标准分数为 60,属于 （ ）

A. 典型型　　B. 倾向型

C. 中间型　　D. 混合型

单选:98. 某求助者 SAS 结果为粗分 48,表明其出现 （ ）

A. 轻度焦虑　　B. 中度焦虑

C. 中度抑郁　　D. 重度抑郁

多选:99. 某求助者 SCL－90 各因子得分为:躯体化 1.4,强迫症状 3.5,人际关系敏感 3.8,抑郁 3.4,焦虑 2.5,敌对 2.0,恐怖 1.9,偏执 2.5,精神病性 1.9,其他 2.7,该求助者 （ ）

A. 可列为筛查阳性　　B. 有明显自卑感

C. 有明显躯体症状　　D. 需进一步检查

多选:100. 应对方式问卷的分量表,包括 （ ）

A. 求助　　B. 自责

C. 退避　　D. 理想

# ·第二部分　案例问答题·

**本部分采取专家阅卷,1～4 题,满分 100 分。请在答题纸上写明题号,用钢笔、圆珠笔按要求作答。**

一般资料:求助者,男性,33 岁,公司职员。

案例介绍:今年春节前求助者的父亲在老家突发心脏病去世,求助者将母亲接来同住。最初的一个多月的时间里,妻子和母亲还能够和平相处,但随着时间的推移,双方的矛盾逐渐显现出来;从日常的饮食起居到孩子的培养教育都能成为两人争吵的话题。求助者夹在两人之间感到非常为难,母亲的到来确实打破了家中原有的秩序,但求助者不忍心将母亲送回老家,让她一个人孤零零地生活;另一方面,求助者对妻子感到有些内疚的同时,也埋怨妻子不能体谅自己的苦衷,不能对老人宽容大度。现在,求助者一想到家里的事就觉得头疼、心烦,饮食、睡眠都受到一定的影响。因不知道如何处理家庭矛盾,主动前来寻求帮助。

心理咨询师观察了解到的情况:求助者是独生子,与妻子是大学同学,结婚 8 年,有一个 5 岁的女儿。女儿出生后妻子在家做全职太太。

请依据以上案例,回答下列问题:

1. 请对该求助者进行初步诊断并写出诊断依据。(30 分)

2. 对该求助者表达真诚应注意什么?(20 分)

3. 该求助者在咨询过程中出现阻抗,请写出讲话内容上的阻抗所包含的形式。(20 分)

4. 咨询师在咨询中使用了合理情绪疗法,请简述修通阶段常用的方法及目的。(30 分)

# 参考答案及详解

## 卷册一:职业道德　理论知识

### 第一部分　职业道德

**一、职业道德基础理论与知识部分**

**(一)单项选择题**

1.A。道德指的是一定社会调整人与人之间、个人与社会之间关系的行为规范总和。每个人都可以有自己的道德观念,并且不同个体道德表现存在差异,但社会存在一个共同明确的道德标准和要求。

2.B。与法律相比,在调节范围上道德适用范围广;在调节方式上道德具有明显的事前性、自觉性特点;在调节主体上道德主要靠社会舆论、风俗和人们的良知来指导和约束人们的行为。

3.C。企业形象是指人们通过企业的各种标志(如产品特点、营销策略、人员风格等)而建立起来的对企业的总体印象,是企业文化建设的核心。内在形象是企业形象的核心与关键;媒体宣传属于外在形象,是内在形象的外在表现,不足以树立企业形象。

4.B。企业文化,或称组织文化,是一个组织由其价值观、信念、仪式、符号、处事方式等组成的其特有的文化形象,是企业在日常运行中所表现出的各个方面。它包括文化观念、价值观念、企业精神、道德规范、行为准则、历史传统、企业制度、文化环境、企业产品等。其中价值观是企业文化的核心。

5.C。企业的经营活动是根据人的行为进行的,因而人的因素起着决定性作用。

6.D。当员工知道领导的决策是错误的时,应提出合适合理的建议;对于领导含糊交办的任务,员工应认真对待、认真分析,不能干的先讲清楚;如果不同意领导的意见,要在私下当面和领导讲。员工汇报工作一般不能越级。

7.C。科学发展观是指胡锦涛在 2003 年 7 月提出的"坚持以人为本,树立全面、协调、可持续的发展观,促进经济社会和人的全面发展",按照"统筹城乡发展、统筹区域发展、统筹经济社会发展、统筹人与自然和谐发展、统筹国内发展和对外开放"的要求推进各项事业的改革和发展的方法论。

8.B。劳动是人维持自我生存和自我发展的唯一手段,职业劳动是人们谋生的手段。

**(二)多项选择题**

9.ABCD。职业忌语,用以规范从业人员的文明言行,从业人员要文明用语。

10.BD。职业责任是指人们在一定职业活动中所承担的特定的职责,它包括人们应该做的工作和应该承担的义务。职业责任是由社会分工决定的,往往通过行政的甚至法律方式加以确定和维护。职业责任的特点有:(1)职业责任具有明确的规定性。(2)职业责任与物质利益存在直接关系。(3)职业责任具有法律及其纪律的强制性。

11.AB。职业理想是人们在职业上依据社会要求和个人条件,借想象而确立的奋斗目标,与人的价值观、职业期待、职业目标密切相关,与世界观、人生观密切相关。人的职业理想实现的条件有:(1)年龄增长、环境的影响和受教育程度。(2)社会发展的需要。(3)个人自身所具备的条件。

12.ABCD。诚信,是诚实无欺、信守诺言、言行相符、表里如一。

13.ABC。诚实劳动指实事求是,不弄虚作假。A、B、C 项均属于不诚实劳动。

14.AD。企业秘密是企业最高管理机密,对企业而言,企业秘密是生命,也是生产力。保守企业秘密是职业道德规范的要求,正确的做法有:(1)闲谈莫涉及企业的核心技术。(2)企业有危害社会和国家的"秘密",要敢于揭露。

15.CD。真理,即永恒不变唯真正理。坚持真理,就要树立实践观点,坚持实践是检验真理的唯一标准。与实践不符的,要敢于质疑。

16.CD。节俭是一种美德,更是一种优秀的传统文化,是提升思想道德素质的一个途径。节俭是维持人类生存的必需,是持家之本,是安邦定国的法宝,有利于防止腐败和降低社会生产的成本。节俭是每个人每个时代的事,并且不应以财富多寡作为评价的前提。

**二、职业道德个人表现部分**

17~25(略)。

### 第二部分　理论知识

**一、单项选择题**

26.D。本题主要考查一般单一性生活压力的特点。一般单一性生活压力是指人在某一时间段内经历着某一种事件并努力去适应它,而其强度不足以使人崩溃的压力。对于承受人来说,一般单一性生活压力不完全是负面的,承受人在经历过一次压力之后,会提高和改善自身的适应能力,故一般单一性生活压力对当事人是有积极作用的。

27.A。本题主要考查一般心理问题的特点。一般心理问题是由现实因素激发、持续时间较短、情绪反应能在理智控制之下、不严重破坏社会功能、情绪反应尚未泛化的心理不健康状态。严重心理问题是由相对强烈的现实因素激发,初始情绪反应强烈、持续时间较长、内容充分泛化的心理不健康状态,有时伴有某一方面的人格缺陷。内容泛化是严重心理问题的特点。

28.C。本题主要考查对认知障碍的掌握。功能性幻觉指在某个感觉器官处于功能活动状态的同时出现的幻觉。功能性幻听与正常知觉同时出现、同时存在、同时消失,两者互不融合。思维鸣响多指患者能听到自己所思考的内容,多见于精神分裂症。心因性幻觉是指由强烈的精神刺激引发的幻觉,内容与精神刺激因素有密切的联系,多见于应激相关的精神障碍、癔症等。

29.C。本题主要考查心理咨询的适用范围。心理咨询的主要对象有:(1)精神正常,但遇到了与心理有关的现实问题并请求帮助的人群。(2)精神正常，但心理健康水平较低，产生心理障碍导致无法正常学习、工作、生活并请求帮助的人群。(3)特殊对象，即临床治愈或潜伏期的精神病患者。在个体发育成长过程中，因遗传、先天或后天不良环境因素造成的个体心理与行为的持久性的固定行为模式称为人格障碍，其偏离社会文化背景，给个体自身带来痛苦，或贻害周围。而心理咨询和治疗对人格障碍的作用有限，只能进行一些辅助性的工作。

30. D。本题主要考查应激相关障碍。创伤后应激障碍又称延迟性心因性反应，是指患者在遭受强烈的或灾难性精神创伤事件后，延迟出现、长期持续的精神障碍。从创伤到发病间的潜伏期可从数周到数月不等。而急性应激障碍的患者在遭受急剧、严重的精神打击后，在数分钟或数小时内发病，病程为数小时至数天。

31. A。本题主要考查对神经症的理解。神经症是一种精神障碍，主要表现为持久的心理冲突，病人能觉察到这种冲突并因之深感痛苦且妨碍心理功能或社会功能，但没有任何可证实的器质性病理基础。神经症的典型体验是感到不能控制自认为应该加以控制的心理活动，患者对症状的事实方面有自知力。神经症是一种持久的精神障碍，没有任何器质性病变作为基础。

32. B。本题主要考查个体认知的发展过程。感知觉是个体认知发展中最早发生，也是最先成熟的心理过程，所以说感知觉是认识的开端。

33. D。本题主要考查婴儿的社会性微笑。婴儿的微笑是一种从生物学意义向社会意义转化的发展过程，可分为如下三个阶段：自发性微笑阶段、无选择的社会性微笑阶段、有选择的社会性微笑阶段。其中自发性微笑婴儿生来就有，是生理反射性微笑；无选择的社会性微笑阶段的婴儿能够区分人和其他非社会性刺激，但是对人的社会性微笑不加区分；有选择的社会性微笑的婴儿能够区分熟悉人和陌生人的声音和面孔，开始对不同的人具有不同的微笑反应，对熟悉者报以更多的微笑。

34. C。本题主要考查幼儿思维的发展。幼儿的思维具有两大特点：(1)思维的主要特征是具体形象性思维。(2)逻辑思维开始萌芽。

35. C。本题主要考查幼儿口语表达能力的发展。口语表达能力的发展是幼儿言语发展的集中表现，幼儿期是口语表达能力发展的关键期。

36. B。本题主要考查对心理学代表人物的了解。美国心理学家 G. W. 奥尔波特认为，社会心理学试图了解和解释个体的思想、情感和行为怎样受他人的现实的、想象的和隐含的存在所影响。

37. B。本题主要考查社会化的基本概念。早期社会化指儿童及青少年时期的社会化，继续社会化指成人时期的社会化，再社会化指由于社会急剧变化而造成的对个体重新进行社会化的过程。而社区矫正是一种不使罪犯与社会隔离并利用社区资源教育改造罪犯的方法，是一种再社会化的机制。

38. B。本题主要考查对社会化的理解。个体社会化从掌握语言开始，语言社会化在个体社会化中具有特别重要的地位。

39. C。本题主要考查角色失调的形式。个体在不同条件下往往有不同的地位、身份与角色，如果它们互不相容，那么个体在心理上就会感到角色冲突。角色冲突有角色间冲突和角色内冲突两种。角色间冲突指同一主体内，两个或两个以上角色之间的矛盾所导致的冲突；角色内冲突指由于人们对同一角色的不同的期待所引起的冲突。

40. B。本题主要考查社会懈怠。社会促进是指个体完成某种任务时，由于他人在场而提高了绩效的现象；社会逍遥也称社会懈怠，是指群体一起完成一件任务时，个人所付出的努力比单独完成时偏少的现象。与社会促进相反，社会干扰也称社会抑制，是指他人在场反而会使个体的工作绩效降低的现象；群体极化指群体讨论通常使群体成员的观点更为极端的现象。

41. C。本题主要考查沙赫特的情绪三因素理论。沙赫特的情绪理论认为任何一种情绪的产生都是外界环境刺激、机体生理变化和对外界环境刺激的认知过程相互作用的结果，其中认知过程起着决定的作用。

42. D。本题主要考查影响人际吸引的因素。美国学者 N. 安德森通过研究影响人际关系的人格品质发现：受喜爱程度最高的六种人格品质依次是：真诚、诚实、理解、忠诚、真实、可信。

43. C。本题主要考查身体语言。眼睛是心灵的窗户，人的态度、情绪和情感的变化都可以通过目光反映出来。

44. C。本题主要考查沟通网络中的虚拟沟通。虚拟沟通的最大特点是沟通双方身份的隐藏性。沟通的双方在网络上可扮演不同的角色，每个人都在和自己想象的角色沟通，对对方的身份往往是不清楚的。

45. B。本题主要考查心理过程。心理过程是指人的认识、情绪和情感及意志活动。它们都要经历发生、发展和结束的不同阶段。

46. B。本题主要考查脑干网状结构的功能。脑干网状结构是分布在整个脑干上的灰色的、像渔网一样的组织，它由大小不等、类型不同的神经元构成，贯穿于脑干的大部分区域，其神经纤维弥散性的投射，调节着脑结构的兴奋水平，是调节睡眠与觉醒的神经结构。

47. D。本题主要考查感受性与感受阈限的关系。感受性是指感觉器官对适宜刺激的感觉能力，感觉阈限是指能引起感觉的最小刺激量。感觉阈限越低，感受性越高；感觉阈限越高，感受性越低，感觉阈限和感受性两者成反比。

48. C。本题主要考查各种感觉。嗅觉是最古老的感觉，这是由生物进化决定的。

49. B。本题主要考查方位知觉。方位知觉以双耳听觉提供的信息为参照，从不同方位传到两耳的声音存在时间差和强度差，它们给判断声音的方位提供了线索。时间差和强度差越大，方位知觉越清晰。从左右方传来的声音相比于前后或者上下有更大的时间和强度差异，故更容易判断。

50. C。本题主要考查言语的定义。言语是人们运用语言进行交际的过程。语言是以语音或文字为物质外壳，以词为基本单位，以语法为构造规则的符号系统。言语要借助于语言才能实现。

51. D。本题主要考查注意的概念。注意是心理活动或意识活动对一定对象的指向和集中，其只是心理活动或意识活动的一个特点，是心理过程的一种状态。

52. C。本题主要考查动机的产生。由生理需要引起的，推动个体为恢复机体内部平衡的唤醒状态称为内驱力，或称为驱力。

53. B。本题主要考查影响能力发展的因素。一个人的素质是影响能力发展的主要遗传因素，是能力发展的自然基础和前提。

54. B。本题主要考查离差智商。标准分数有T分数、标准九分、标准十分、标准二十分及离差智商等。T分数的平均分是50，标准差是10；标准九分的平均分是5，标准差是2；标准十分的平均分是5.5，标准差是1.5；标准二十分的平均分是10，标准差是3；离差智商的平均分是100，标准差是15。离差智商是一种以年龄组为样本计算而得出的标准分数。

55. B。本题主要考查信度评估的方法。重测信度又称稳定性系数，它是采用重测法对同样条件同一组受测者前后施测两次，求两次得分间的相关系数得到的。等值系数指的是复本信度，它是以两个等值但题目不同的测验来测量同一群体，然后求得受测者在两个测验上得分的相关系数。

56. B。本题主要考查区分法。检验测验分数能否有效地区分由效标所定义的团体的一种方法是区分法。此外，效标效度的评估还有相关法和命中率法，相关法是求测验分数与效标资料间的相关，这一相关系数称为效度系数；命中率法是指当用测验来做取舍的依据时，效度指标为其正确决定所占的比例。

57. B。本题主要考查测验的编排方式。常见的测题排列方式是混合螺旋式和并列直进式。混合螺旋式指先将各类试题依难度分成若干不同的层次，再将不同性质的试题予以组合，做交叉式的排列，其难度则依次升高，如比内—西蒙智力量表；并列直进式是将整个测验按试题材料的性质归为若干个分测验，同一分测验的试题则依其难度由易到难排列，如韦克斯勒智力量表。

58. D。本题主要考查受测者误差及控制方法。在测量成就、智力和能力倾向等变量时，只有受测者的动机强烈才可能争取好成绩。如果接受测验的受测者动机不强烈，其能力往往被低估。投射测验是受应试动机影响最小的测验。

59. A。本题主要考查信度评估的方法。重测法估计信度易受练习和记忆的影响，如果两次施测相隔的时间太短，则记忆犹新，信度系数会偏高；如果相隔的时间太长，则后期的学习和身心发展等将改变测验分数的意义，使信度系数降低。

60. B。本题主要考查行为主义理论观点。替代学习、自我奖赏、行为自控均是新行为主义学派的代表班杜拉提出的概念，而自我实现是存在—人本主义心理学中提出的概念。

61. C。本题主要考查心理咨询的对象。精神障碍患者经过临床治愈之后，心理活动已经基本恢复了正常。这时心理咨询和治疗具备介入和干预的条件，可以帮助他们康复社会功能、防止疾病的复发。

62. C。本题主要考查人际距离。通过对美国白人中产阶级的研究，美国学者霍尔提出四种人际距离：公众距离、个人距离、社交距离、亲密距离。公众距离是指在正式场合、演讲或其他公共场合沟通时的人际距离；个人距离是指朋友之间的交往距离；社交距离是指彼此认识的人之间的交往距离，心理咨询师与求助者之间的距离属于这种；亲密距离是指亲人、夫妻之间沟通和交往的距离。

63. D。本题主要考查心理咨询师的职责限制。心理测量、心理咨询的功能是有限的，心理咨询师不可为了获取求助者的信任或其他目的而随意夸大它们的功能。心理咨询师不能在咨询范围以外向求助者提供帮助和作任何承诺。

64. C。本题主要考查心理咨询的注意事项。摄入性会谈是指心理咨询师通过与求助者面对面的谈话，在沟通过程中了解对象心理状态。通过摄入性会谈，心理咨询师可了解求助者的病史、健康状况、工作状况和家庭状况等；通过会谈了解求助者当前的感受、状态、咨询动机和期望等。在摄入性会谈时，未经求助者允许，不能当着求助者的面做记录、录音或者录像。

65. A。本题主要考查一般临床资料的整理。由于亲友和中介人的专业知识、职业特点，使他们对问题的客观性质不能按专业要求评价，所以心理咨询师应当去伪存真地审视这类资料。故在整理资料时，应首先判断它们的真实程度，给以附加说明后方可使用。

66. B。本题主要考查一般心理问题诊断的工作程序。在做出一般心理问题的诊断之前，咨询师应首先分析求助者的问题是否有器质性病变作基础，以明确问题范围是否属于心理咨询的领域。对于不属于心理咨询的心理问题，咨询师应及时转到有关科室处理。

67. D。本题主要考查判断资料来源可靠性的方法。提出心理评估报告时，首先需要核实临床资料，一般通过调查法来进行。

68. B。本题主要考查咨询关系的建立。咨询关系指的是心理咨询师与求助者之间的相互关系，咨询关系的建立与维护受心理咨询师和求助者的双重影响。

69. B。本题主要考查咨询态度。心理咨询师的咨询态度对咨询关系的建立与维护有至关重要的影响。正确的咨询态度包括尊重、热情、真诚、积极关注和共情。

70. B。本题主要考查积极关注的定义。咨询师对求助者言语和行为的积极、光明、正性的方面予以关注称为积极关注，积极关注可使求助者拥有积极的价值观，拥有改变自己的内在动力。

71. D。本题主要考查咨询目标的商定。咨询目标是指求助者通过自我探索和改变，努力去实现的目标；咨询目标也是咨询师通过心理咨询的理论、方法和技巧帮助求助者实现的目标。如果求助者与咨询师的目标不一致，虽经双方讨论，但还是难以统一，应以求助者的目标为主。

72. C。本题主要考查求助者的权利。求助者的权利包括：有权利了解咨询师的受训背景和执业资格；有权利了解咨询的具体方法、过程和原理；有权利选择或更换合适的咨询师；有权利提出转介或中止咨询；对咨询方案的内容有知情权、协商权和选择权。遵守职业道德是咨询师的责任；提供真实资料是求助者的责任。

73. A。本题主要考查心理咨询的次数。心理咨询的次数以每周1～2次为宜，次数过多可能导致求助者无暇进行自我探索和改变而影响咨询效果。

74. B。本题主要考查倾听容易出现的错误。倾听容易出现的错误包括：(1)打断求助者，作道德或正确性判断。(2)急于下结论。(3)轻视求助者的问题。(4)干扰、转移求助者的话题。(5)不适当地运用咨询技巧(询问过多、概述过多、不适当的情感反应)。

75. B。本题主要考查影响性技术。影响性技术包括：面质、解释、指导、情感表达、内容表达、自我开放、影响性概述以及非言语行为的运用。参与性技术包括：倾听、开放式提问、封闭式提问、鼓励、重复、内容反应、情感反应、具体化。

76. B。本题主要考查自我管理程序。根据操作条件反射的原理，自我管理程序是要求求助者运用自我奖励和自我惩罚的方法来改变其不良行为方式的方法。

77. C。本题主要考查卡氏16种人格因素测验(16PF)的施测步骤。16PF施测时的注意事项为：(1)每一测题只能选择一个答案。(2)不可漏掉任何测题。(3)尽量不选择中性答案。(4)有些题目受测者可能从未思考过，或者感到不太容易回答，对于这样的题目，同样要求受测者作出一种倾向性的选择。16PF测题有a、b、c三个答案，对应0、1、2或2、1、0分。

78. B。本题主要考查对比内测验的了解。1908年，比内删掉了1905年量表中不合适的测验项目，增加了一些新的测验项目，使修订后的测试项目总数达到59个。在此修订本中，他将测验成绩用"智力年龄"表示并建立了常模，这是心理测验史上的一个创新。

79. D。本题主要考查联合型瑞文测验的相关知识。再生性能力是指个体当前所具备的回忆已获得信息并进行言语交流的能力，表明个体通过教育所达到的水平同学校的教育内容有着密切联系。对于再生性能力，瑞文编制了一套词语量表来评估，并用他自己创制的另一套全部由图片组成的非言语测验测量推断性能力。

80. C。本题主要考查韦氏成人智力测验(WAIS－RC)的分测验内容。知识测验主要测量人的知识广度、一般的学习及接受能力、对材料的记忆及对日常事物的认识能力，比如"一天有多少小时"这类的问题。领悟测验主要测量判断能力、运用实际知识解决新问题的能力以及一般知识，比如"坏天气是否影响心情"这类的问题。词汇测验与人的言语理解能力、抽象概括能力有关，能在一定程度上了解其知识范围和文化背景。相似性测验用来测量逻辑思维能力、抽象思维能力与概括能力。趁热打铁的比喻属于言语理解。

81. C。本题主要考查韦氏成人智力测验(WAIS－RC)的分测验内容。数字符号分测验主要测量一般的学习能力、知觉辨别能力及灵活性，以及动机强度等，正式测验限时90秒。

82. A。本题主要考查生活事件量表(LES)的适用范围。生活事件量表主要是对既往某段时间发生的事件进行回忆和评定，不免会受到被评定者当时的认知状态和情绪状态的影响。为了保证该生活事件的确在评定要求的时限内，对每项作肯定回答(即曾发生)的事件，还要让受测者说明具体的发生时间，以便核查。生活事件量表(LES)的大多数量表内容只适用于一般人群的一般性生活事件评估，对特殊人群和特殊情境下的人群针对性较差。

83. D。本题主要考查联合型瑞文测验(CRT)的施测步骤。实施联合型瑞文测验时，主测者应该在测验进行到20分钟及30分钟时各报一次时间。

84. D。本题主要考查联合型瑞文测验(CRT)的概念。联合型瑞文测验(CRT)是以智力的二因素理论为基础，主要测量了一般因素(G因素)中的推断性能力，即个体作出理性判断的能力。

85. C。本题主要考查比内测验的注意事项。施行中国比内测验之前，应安排好一间安静的房子，内设一桌两凳。施测时主测者与受测者相对而坐。主测者可将指导书立在面前，以免受测者窥视主测者的记录，思想受到干扰。

**二、多项选择题**

86. BD。本题主要考查压力的种类。破坏性压力又称极端压力，其中包括战争、地震、空难、遭受攻击、被绑架、被强暴等。破坏性压力可能会造成创伤后应激障碍(PTSD)或者灾难症候群。

87. BC。本题主要考查适应压力的过程。塞利把适应压力的过程分为三个阶段：(1)警觉阶段。(2)搏斗阶段。(3)衰竭阶段。警觉阶段指发现了事件并引起警觉，同时准备战斗；搏斗阶段指全力投入对事件的应对，或消除压力，或适应压力，抑或退却；衰竭阶段指消耗大量的生理和心理资源，最后"筋疲力尽"。"一般适应症候群"指适应(或应对)压力时所经历的上述三个阶段。

88. AB。本题主要考查社会环境性压力源的种类。社会环境性压力源是一组直接影响主体社会需求的事件，包括纯社会性和人际适应问题的社会环境性压力源。纯社会性的社会环境性压力源主要有重大社会变革、重要人际关系破裂(失恋、离婚)、家庭长期冲突、战争、被监禁等。人际适应问题的社会环境性压力源主要是由自身状况导致的社会环境性压力源，如个人精神障碍、传染病等。

89. ABD。本题主要考查常见的躯体疾病患者的心理问题。躯体疾病患者的一般心理特点包括：(1)对客观世界和自身价值的态度发生改变。(2)把注意力从外界转移到自身的体验和感觉上。(3)情绪低落。(4)时间感觉发生变化。(5)精神偏离日常状态。

90. ACD。本题主要考查幼儿期象征性游戏的特点。象征性游戏指以儿童的经验为基础，通过想象建构虚假情境的创造性活动。其特点如下：(1)以主题游戏为主。(2)运用与现实物相仿的代替物。(3)通过想象建构虚假游戏情境。(4)游戏中富有创造性。(5)游戏的动机重在活动过程。

91. CD。本题主要考查少年期的情绪变化特点。青少年的情绪和心境的发展呈现出动态的发展趋势，在情绪表现方面，他们会表现出不能自控情绪的波动。随着性功能和第二性特征的发展，青少年出现性好奇和接近异性的欲望，又由于环境和舆论的限制，这种朦胧的好奇心和欲望感不得不被压抑，表现出莫名烦躁与不安的青春期躁动。

92. AC。本题主要考查少年期的记忆特点。研究表明，少年期的短时记忆达到个体一生的最高峰，对各种材料记忆的成绩都达到高峰，表明少年期记忆的发展已进入全盛时期。

93. AC。本题主要考查童年期的思维特点。童年期思维的本质特征为依赖具体内容的逻辑思维，并且思维发展是从以具体形象思维为主要形式转变为以抽象逻辑思维为主要形式，思维发生了本质的变化。

94. ACD。本题主要考查影响暗示效果的因素。影响暗示效果的主要因素来源于暗示者、被暗示者和情境三个方面。暗示者的权力、威望、社会地位及人格魅力对暗示效果有明显的影响。自尊水平低的人更容易被暗示，B项错误。

95. ACD。本题主要考查爱情的三角形理论。斯坦伯格认为，爱情是由亲密、激情以及承诺三因素组成的三角形。亲密指重视彼此的喜欢、理解与期待；

激情指魅力与性吸引；承诺指决定发展稳定的关系。

96. ABC。本题主要考查婚姻的动机。婚姻的动机一般来说有三种，即经济、繁衍和爱情(包括性)。

97. ABC。本题主要考查家庭的结构模式。家庭的结构模式有：(1)核心家庭。(2)主干家庭。(3)联合家庭。(4)其他家庭。核心家庭是指由夫妻和未婚子女组成的家庭，是家庭的主要结构模式；主干家庭是指由夫妻和一对已婚子女，如父、母、子、媳组合而成的家庭；联合家庭是指由夫妻与两对或两对以上的已婚子女组成的家庭，如兄弟、姐妹结婚后不分家的家庭；其他家庭是指上述三种类型外的家庭，如单亲家庭、丁克家庭等。

98. BC。本题主要考查社会促进效应。个体完成某种任务时，由于他人在场而提高了绩效的现象称为社会促进。社会促进有两种效应：结伴效应和观众效应。

99. ABC。本题主要考查模仿的意义。模仿的意义主要体现在三个方面：(1)模仿是学习的基础。(2)适应作用。(3)促进群体形成。

100. BCD。本题主要考查小脑的功能。小脑位于延脑和桥脑的后方，通过三对小脑脚与桥脑和延脑相连，其功能是保持身体平衡，调节肌肉紧张度，实现随意运动和不随意运动。实现对内脏系统活动调节的器官是下丘脑。

101. AB。本题主要考查无条件反射。无条件反射指动物和人与生俱来的、不学而会的反射，如吃食物流口水，光照使瞳孔收缩等。

102. ABD。本题主要考查感觉后像。感觉后像指在外界刺激停止作用后，还能暂时保留一段时间的感觉。其中，与刺激物的性质相同的后像叫正后像；与刺激物的性质相反的后像叫负后像，彩色的负后像是刺激色的补色。正后像和负后像可以相互转换，后像持续的时间与刺激的强度成正比。

103. ABCD。本题主要考查时间知觉。时间知觉是指对物质现象的延续性和顺序性的反映。时间知觉的产生可以借助的线索包括计时器提供的信息、心理活动周期性变化、四季周期性变化、人体生理活动的周期性变化、自然界昼夜交替等。

104. BCD。本题主要考查特殊的意识状态。在快速眼动睡眠阶段，类似于清醒状态下的高频低幅脑电波出现，眼球开始快速上下左右移动，梦境开始出现，这一阶段大约持续 5～10 分钟。能觉察到外界刺激是睡眠的第一阶段会出现的情况。

105. ABCD。本题主要考查性格的含义。性格指一个人在对现实的稳定态度和习惯化了的行为方式中表现出来的人格特征。性格是在社会生活实践中逐渐形成的，一经形成便比较稳定，它受社会历史文化的影响，有明显的社会道德评价的意义，直接反映了一个人的道德风貌。性格更多的体现了人格的社会属性，个体之间的人格差异的核心是性格的差异。

106. ABC。本题主要考查测量的定义。测量指依据一定的法则用数字对事物加以确定，测量包括三个元素，即事物、数字和法则。

107. BCD。本题主要考查心理测量的特点。心理测量的特点有：(1)间接性。(2)相对性。(3)客观性。间接性指我们只能通过一个人对测验项目的反应来推论出他的心理特质；相对性指在对人的行为做比较时，没有绝对的标准，只是有一个连续的行为序列；测量的客观性实际上就是测验的标准化问题。

108. ACD。本题主要考查心理测验的种类。目前在我国的心理门诊中运用较多的心理测验主要有智力测验、人格测验以及心理评定量表。

109. ABC。本题主要考查离差智商。以年龄组为样本计算而得出的标准分数称为离差智商。离差智商建立在统计学的基础之上，表示的是个体智力在年龄组中所处的位置，是表示智力高低的一种理想的指标。测量误差在所有测验中都是不可避免的。

110. ABC。本题主要考查提出心理评估报告。心理咨询师提出评估报告时，需要评估求助者的心理、生理及社会功能状态。

111. AB。本题主要考查心理咨询的工作范围。一些精神病性问题的早期症状可能不典型，但一些神经症性问题会反映出某些思维和行为的异常。心理咨询师要全面综合地分析所获得的各项资料，透过现象看本质，力求做出早期诊断，如有困难，应及时采取会诊或转诊措施。

112. AD。本题主要考查初步印象的定义。初步印象指心理咨询师对求助者的临床资料进行整理分析之后，必须对求助者的心理和行为问题就严重程度和归类诊断方面形成大致的判断。

113. BC。本题主要考查选择会谈内容的原则。选择会谈内容的原则主要包括：可接受、有效性、积极。可接受指适合求助者的接受能力，符合求助者的兴趣；有效性指对求助者的病因有直接或间接的针对性、对求助者的个性发展或矫正起关键作用、对深入探索求助者的深层病因有意义、对求助者症状的鉴别诊断有意义、对帮助求助者改善认知和正确理解问题有帮助，积极指对改变求助者的态度有积极作用。

114. AC。本题主要考查移情的类型。移情是指求助者把对父母或对过去生活中某个重要人物的情感、态度和属性转移到了咨询师身上，并相应地对咨询师做出反应的过程。移情通常分为正移情和负移情。

115. BCD。本题主要考查阻抗产生的原因。卡瓦纳认为来自求助者的阻抗主要原因有：(1)因为成长必然带来某种痛苦。(2)因为行为失调是机能性的。(3)求助者可能带有某种反抗心理咨询的动机。

116. ABCD。本题主要考查适宜的求助者的条件。一般来说，适宜的求助者应具备以下八个方面的条件：(1)动机正确。(2)人格正常。(3)信任度高。(4)行动自觉。(5)匹配性好。(6)智力正常。(7)年龄适宜。(8)内容合适。

117. AC。本题主要考查合理情绪疗法的修通阶段。在修通阶段，合理情绪疗法的核心是咨询师应用各种方法与技术，以修正、改变求助者不合理信念，其常用的方法包括：家庭作业；与不合理信念辩论；合理情绪想象技术；其他方法(比如自我管理程序、“停留于此”的方法、放松训练等)。

118. BC。本题主要考查合理情绪疗法中领悟阶段求助者的认识。在合理情绪疗法中，咨询师需要帮助求助者达到的领悟包括：(1)引起其情绪困扰的并不是外界发生的事件，而是他对事件的态度、看法、评价等认知内容，是信念引起了情绪及行为后果，而不是诱发事件本身。(2)要改变情绪困扰不是致力于改变外界事件，而是应该改变认知，只有改变了不合理信念，才能减轻或消除他们目前存在的各种症状。(3)引起情绪困扰的认知是求助者自己的认知，因此情绪困扰的原因与求助者自己有关，他们应对自己的情绪和行为反应负有责任。

119. ACD。本题主要考查目光注视。一般来说，当一方在倾听另一方叙述时，目光往往会注视着对方的双眼，但不是直盯着。而当自己在讲话时，这种视线的接触会比听对方讲话时少些。

120. AC。本题主要考查韦氏成人智力测验的施测步骤。在进行 WAIS－RC 测验时，一般按先言语测验后操作测验的顺序进行，但在特殊情况下可适当改变。如对于言语障碍或情绪紧张的受测者，可先从比较容易做好的项目开始。测验通常都是一次做完，但对于容易疲劳或动作缓慢的受测者也可分次完成。

121. BC。本题主要考查应对方式问卷。应对方式问卷(CSQ)适用条件是年龄在 14 岁以上、文化程度在初中和初中以上的人，不包括痴呆和重性精神病患者。该问卷包括 62 个条目，每个条目有"是""否"两个答案，如果选择"是"，则需继续对后面的"有效""比较有效""无效"做出评估。

122. BD。本题主要考查联合型瑞文测验的记分原则。联合型瑞文测验(CRT)的量表分数是先将受测者的原始分数换算为相应的百分等级，再将百分等级转化为 IQ 分数。

123. AB。本题主要考查中国比内测验的注意事项。施测中国比内测验时需注意以下事项：(1)主测者对受测者必须保持一般的和善态度。(2)施行测验之前，应安排好一间安静的房子，内设一桌两凳。(3)主测者必须按照各试题的时限控制时间，不可随意延长或缩短。(4)记录要尽量用受测者原话，以便根据真实材料核对分数。

124. CD。本题主要考查明尼苏达多相人格测验的结果解释。MMPI 测验中 F 量表为诈病量表，是精神病程度的良好指标。如果测验有效，其得分越高暗示着精神病程度越重。

125. AC。本题主要考查明尼苏达多相人格测验的适用范围。MMPI 测验的适用范围是年满 16 岁、具有小学毕业以上的文化水平、没有什么影响测验结果的生理缺陷者。

# 卷册二：专业技能

## 第一部分　技能选择题

1. AC。根据案例介绍"求助者得知消息后当晚即感胸闷、心慌，出现入睡困难并容易惊醒的现象"。B 项错误，根据案例的介绍求助者入睡困难时间在半月左右，求助者的失眠症状不是长期。D 项错误，情绪低落是情绪症状。

2. C。根据案例介绍"情绪较低落，茶饭不香，睡眠越来越差，反复和家属交代后事"，符合焦虑的症状。A 项是躯体症状；B 项情绪脆弱的特点是病人在受到外界轻微刺激或者无刺激的情况下情绪极易发生波动。D 项明显不对。

3. B。该求助者因受老朋友患心脏病去世的现实刺激让他联系到自身，担心自己患有心脏疾病从而引发心理问题。A 项是求助者怀疑自己得了冠心病，经医院检查并没有器质性病变，存在疑病妄想。C 项是引发心理问题后可能产生的结果。D 项是心理异常的症状，不是原因。

4. A。该求助者因为老朋友的去世受到刺激后，怀疑自己得了冠心病，存在疑病妄想，这与现实不符，不带明显的道德色彩，属于变形冲突。C 项错误。B 项趋避冲突是想获得一个目标，但又有利又有弊时表现的心情。D 项双趋冲突是"鱼和熊掌不可兼得"的矛盾心情。B、D 项在案例中并未体现。

5. ABC。心理咨询师应整理归纳求助者的一般资料，包括人口学资料、生活状况、婚姻家庭、工作记录、社会交往、娱乐活动、自我描述、个人内在世界的重要特点、其他资料。

6. ABD。心理咨询师对求助者的接纳是无条件的，体现在接纳求助者的一切。该求助者家属要求医院心理科协助治疗，该求助者并未主动求助，故 C 项错误。

7. ABD。有效的咨询目标应该具备以下七个特征：属于心理学范畴的、积极的、可行的、可评估的、双方接受的、多层次统一的、具体或量化的。C 项改善睡眠是躯体症状的改善，不属于心理学范畴，C 项错误。

8. BC。A 项错误，心理咨询师不能主动探问求助者的隐私、秘密。B 项是心理咨询师对求助者表达尊重的表现。C 项是心理咨询师对求助者热情的表现。D 项是不属于心理咨询的范畴。

9. AC。引发求助者心理问题的原因可从生理、心理、社会三个方面的因素考虑。A 项是生理因素，老年人对健康状况、生老病死尤为敏感。B 项不是客观事实。C 项认知偏差是心理因素，求助者存在疑病妄想。D 项是躯体症状，是因为心理问题引起的，但并不是引发心理问题的原因。

10. ABD。A 项是情绪症状的改善，B、D 项是躯体症状上的改善。经医院检查求助者不存在心脏病的器质性病变，C 项错误。对咨询效果评估的方法包括症状改善情况、求助者的自评、求助者社会适应的情况、求助者周围人士他评、咨询师的评定、求助者咨询前后的心理测量结果的比较。

11. D。A 项错误，心理咨询不能帮助求助者解决困扰。B、C 项不是初诊接待的工作内容，B 项是诊断阶段的工作内容，C 项是咨询阶段的工作内容。在初诊接待中，心理咨询师最主要的工作是为求助者提供释放压抑的空间，不可直接逼问求助者，以此建立良好的咨询关系。

12. ABCD。在本案例中咨询师责备求助者显然没有做到尊重。尊重的心理学核心和本质含义是对求助者无条件的接纳，接纳求助者的认知、行为、情绪等。认真、耐心的倾听是热情最好的表达方式。在本案例中咨询师没有耐心倾听显然没有做到热情。共情是咨询师体验求助者内心世界的能力。在本案例中咨询师没有设身处地地理解求助者。积极关注是要辩证、客观地看待求助者，在本案例中咨询师认为求助者怕死。

13. A。根据案例介绍可知该求助者"做事心不在焉"，B、C、D 项没有在案例介绍中体现，是无中生有。

14. D。根据案例介绍"睡不好觉"，表明其躯体症状是失眠。A 项是无中生有，B、C 项是情绪症状。

15. ABD。根据案例介绍"每天痛哭流涕""做事心不在焉，以致工作上出差错，受到领导的批评，情绪更加烦躁不安""如果丈夫回家晚了，她就再三审问，脾气越来越大"，可知该求助者有悲伤、焦虑、愤怒的情绪症状。C 项在案例中没有体现，没有事实依据。

16. ABD。引发求助者心理问题的原因可能包括生理因素、心理因素和社会因素。“求助者发现丈夫有外遇，认为自己全完了”，是糟糕至极的不合理信念；“从小就小心谨慎”，是她的人格特点，属于心理因素。社会因素是丈夫出轨的事实。C项不是引发该求助者心理问题的原因。

17. ACD。心理咨询师要了解整理求助者的一般资料，包括人口学资料、生活状况、婚姻家庭、工作记录、社会交往、娱乐活动、自我描述、个人内在世界的重要特点、其他资料。案例中未明确表明求助者的成长环境，应对方式和人格特点，这些资料和心理问题密切相关，需要进一步收集资料。

18. C。求助者因丈夫出轨引起悲伤、焦虑、愤怒等情绪，并持续3个月，无心工作并出现差错，对工作有了一定程度的影响，社会功能中度受损，可以初步诊断为严重心理问题。

19. BCD。多话有7个类型：宣泄型、倾吐型、癔症型、表现型、表白型、掩饰型、外向型。表现型多话的特点是很少谈及自己，对其他的事情滔滔不绝。倾吐型多话的特点是积压已久，一发不可收拾。表白型多话的特点是求助者明知自己的问题，却过多讲他人的过错。宣泄型多话的特点是求助者为发泄自己的情绪。

20. AD。不合理信念的主要特征：绝对化的要求；过分概括化；糟糕至极。案例中求助者在得知丈夫出轨之后，“认为自己全完了”是糟糕至极的表现，把丈夫出轨的可能后果想象、推论的非常可怕、非常糟糕。“男人没有一个是好东西”是过分概括化的表现，因为丈夫不好认为所有的男人都不是好东西。

21. D。“男人没有 个是好东西”是过分概括化的表现，因为丈夫不好认为所有的男人都不是好东西，这是以偏概全的不合理的思维方式。

22. C。求助者与咨询师不适宜的情况可分为三类：欠缺型、忌讳型和冲突型。欠缺型是由于咨询师受训的重点和擅长的内容与求助者咨询的问题不同。忌讳型是指有些咨询师对求助者的某些问题上比较敏感、偏见和忌讳。冲突型是指咨询师与求助者可能在个性等方面存在着某种不协调，甚至存在明显的冲突。

23. D。根据该求助者的资料，可知该求助者存在着过分概括化、糟糕至极的不合理信念。合理情绪疗法需要帮助求助者认识到是信念引起了情绪和行为后果，而不是诱发事件本身。改变情绪困扰不是致力于改变外界事件，而是应该改变认知，进而改变情绪。因此工作的重点应该是调整求助者对于事件的看法。本案例的求助者是求助者本人不是其丈夫，在案例介绍中没有体现其丈夫心理咨询的意愿，A项错误。B项，引发该求助者心理困扰的事件已明确。C项是不合理情绪治疗修通阶段的工作内容，但不是工作的重点。

24. B。阻抗是求助者对咨询师的对抗，否定咨询师的分析，影响咨询的进程。阻抗的表现形式有如下四类：讲话程度上的阻抗，讲话内容上的阻抗，讲话方式上的阻抗，咨询关系上的阻抗。讲话程度上的阻抗是在以沉默、寡语和赘言等方式表现出来。讲话内容上的阻抗是求助者通过其对会谈内容的某种直接、间接控制来表现他对心理咨询及个人变化的阻抗，如理论交谈、情绪发泄、谈论小事和假提问题等。讲话方式上的阻抗通过求助者言语交流中不同的心理活动体现。常见的有心理外归因、健忘、顺从、控制话题和最终暴露等。不认真履行心理咨询师的安排、诱惑咨询师以及请客、送礼等行为是咨询关系上的阻抗。

25. AD。根据案例介绍“想起结婚的事就郁郁寡欢，心情烦躁”“时常向家人发脾气”，说明其情绪症状为烦躁、郁闷。B、C项属于行为症状。

26. AB。根据案例介绍“最近食欲下降，经常失眠”，C、D项案例介绍中没有体现出。

27. BD。社会功能表现在工作学习以及人际交往情况方面。求助者“工作效率明显下降”“时常向家人发脾气”均是社会功能受损的表现。A项是引发心理问题的社会因素。C项是行为症状。

28. AB。心理咨询师要了解整理求助者的一般资料，包括人口学资料、生活状况、婚姻家庭、工作记录、社会交往、娱乐活动、自我描述、个人内在世界的重要特点、其他资料。C项案例介绍中已经提到。D项与求助者的心理问题无关。

29. B。求助者因与女友分手引起烦躁、郁闷等情绪，并持续2个多月，工作效率下降，社会功能受到一定程度损害，可以初步诊断为严重心理问题。

30. BD。有效的咨询目标应该具备以下七个特征：属于心理学范畴的、积极的、可行的、可评估的、双方接受的、多层次统一的、具体或量化的。结合本案例，该求助者的近期咨询目标可包括改善负性情绪，改变不适行为。A、C项不属于心理咨询的范畴。

31. ABCD。心理咨询是心理咨询师协助求助者解决心理问题的过程，求助者通过自我探索和改变，实现咨询目标。确定的咨询目标是咨询师、求助者共同要实现的目标。咨询目标需要双方共同商定。

32. ABC。根据案例介绍“郁郁寡欢，心情烦躁，工作时无精打采，工作效率明显下降，有时还喝闷酒”，可得该求助者行为症状明显，负性情绪严重，社会功能受损。该求助者人格相对稳定，有自知力，不存在人格障碍，D项错误。

33. AB。90项症状清单(SCL－90)又叫“症状自评量表”，涉及感觉、情感、思维、意识、行为直至生活习惯、人际关系、饮食睡眠等方面，采用因子分评定受测者的症状分布特点。抑郁自评量表(SDS)可以用来测评受测者抑郁情绪的表现及严重程度。C项，应对方式问卷(CSQ)可以反映人的心理发展成熟的程度，不能反映临床症状的严重程度。D项属于智力测验，该求助者不存在智力上的问题。

34. A。心理咨询是心理咨询师协助求助者解决心理问题的过程，“您就直接告诉我该怎么办吧”可见求助者将解决问题的主动权交给咨询师，依赖咨询师直接告知该如何解决。

35. B。诊断阶段是通过摄入性谈话，收集求助者资料，观察临床情况做出心理诊断。咨询阶段要帮助求助者分析和解决问题，包括调整求助动机、商定咨询目标、商定咨询方案、实施方案等一系列重要步骤。巩固阶段是要进行咨询总结、提高求助者的心理健康水平。

36. ABCD。在心理咨询过程中，咨询师提问过多容易打乱求助者的思路，减少求助者自身探索，造成求助者依赖、责任转移；依赖于咨询师解决问题，容易产生不准确的信息，可能会使求助者产生防卫心理和行为。

37. B。求助者因第一学期期末考试成绩不理想，出现“担心成绩下降、考不上大学、找不到工作”等一系列状况，紧张不安，烦躁，是焦虑的表现。

38. AC。B、D项属于情绪症状。根据案例介绍“难以集中注意力”“头晕、头疼、记忆力下降”。

39. A。根据案例介绍“一个多月前，求助者复习功课时头脑中突然出现‘这次如果再考不好可怎么办’的想法”，病程为一个月。

40. ABD。引发求助者心理问题的因素可能包括生理因素、心理因素和社会因素三个方面。A、B项属于引发求助者心理问题的社会因素，C项属于求助者的情绪症状，D项属于心理因素。

41. ABCD。心理咨询师要了解整理求助者的一般资料，包括人口学资料、生活状况、婚姻家庭、工作记录、社会交往、娱乐活动、自我描述、个人内在世界的重要特点、其他资料。根据案例介绍“求助者内向，追求完美”“一个多月前求助者在复习功课时头脑中突然出现‘这次如果再考不好可怎么办’的想法”“出现了头晕、头疼”“担心学习成绩会一直下降，将来考不上大学、找不到好工作，担心自己没有能力让父母安享晚年”，可得知求助者的人格特征、病程长短、躯体症状、认知倾向。

42. A。一般心理问题是由现实因素激发、持续时间较短（小于2个月）、情绪反应能在理智控制下，不严重破坏社会功能，情绪反应尚未泛化的心理不健康状态。

43. BC。不合理信念的主要特征：绝对化的要求；过分概括化；糟糕至极。求助者因一次成绩不理想认为成绩会一直下降，这是过分概括化的不合理信念。担心将来考不上大学、找不到好工作，没有能力让父母安享晚年，这是糟糕至极的不合理信念。

44. B。根据案例可知是该求助者存在不合理的非理性认知，属于精神性压力源。

45. CD。在心理咨询过程中，未经求助者的许可，心理咨询师要对求助者的情况严格保密，这是心理咨询师职业道德的要求。心理咨询中保密例外的情况包括：求助者同意将保密信息透漏给他人；司法机关要求咨询师提供的保密信息；出现针对咨询师的伦理或法律诉讼；咨询过程中出现法律规定的保密问题限制；求助者可能对自身或他人造成伤害；求助者患有危及生命的传染性疾病。

46. ABC。心理咨询师控制会谈和转换话题的方法有释义、中断、情感反射、引导。D项属于影响性技术。

47. ABD。商定咨询方案是咨询阶段的工作内容，应包含：咨询目标；咨询的具体心理学方法或技术的原理和过程；咨询效果及评估手段；双方各自的责任、权利和义务；咨询的次数与时间安排；咨询的相关费用；其他问题及有关说明。

48. BC。求助者因为受期末考试成绩的影响，突然产生了不合理信念，并未受强烈的现实刺激，A项错误。“复习功课时头脑中突然出现担心考试考不好的想法”，当时并未经历明确的现实刺激。C项“追求完美”的人格特点导致他对一次的考试失利耿耿于怀。D项，求助者在学习时难以集中精力，社会功能受到一定程度损害。

49. BCD。“您希望在哪些方面得到我的帮助呢？”这既是间接询问也是开放式提问。“这种情况大概持续多长时间呢？”是开放式提问。“您布置的工作助手们都不能很好地完成吗？”属于封闭式提问。

50. AC。D项是情绪症状。根据案例介绍“胸闷、心慌、出虚汗，手脚也不自主地颤抖，一天下来，感觉头紧头胀，脖子僵硬”。B项在案例中没有提到。

51. C。根据案例中描述：紧张和担忧，着急和害怕。

52. A。“控制不住自己的情绪”，是求助者陈述在工作中的表现，是客观事实，不能反映求助者意志薄弱，也不是内心活动的表现。求助者积极表达自己的问题，没有出现阻抗。

53. D。共情是咨询师对求助者内心世界的理解、体验及表达，是体验求助者内心世界的能力，有利于建立良好的咨询关系。“我觉得对您来说是件好事啊”，显然心理咨询师是作为旁观者的观点表达，没有做到共情。

54. CD。该求助者年龄在48岁，处于更年期，可能会存在更年期综合征。求助者的心理冲突为变形，可排除严重心理问题。该求助者心理冲突为变形，病程两个月，社会功能受损，失控，没有泛化，可能是神经症性心理问题，可以排除焦虑神经症。

55. ABC。非常感谢您的信任！（内容表达，自我开放）；我能体会您的感受（内容表达）；也为您的情况着急（情感表达）。

56. B。在最后一段谈话中，心理咨询师建议该求助者去医院检查。直接指示求助者做某件事、说某些话或者以某种方式行动，这是指导技术。

57. BD。放松训练是行为疗法中使用最广的技术之一。A项错误。首次进行放松训练时，心理咨询师应进行示范并讲解要点，既为求助者提供模仿对象，便于学习，也减轻求助者的羞涩感，使其容易接受。最好用心理咨询师的专业指导语，以便在遇到问题时能及时停下来。C项错误。

58. B。呼吸放松法是放松训练的常用方法。呼吸放松法包括鼻腔呼吸放松法、腹式呼吸放松法、控制呼吸放松法。

59. AC。根据案例介绍，求助者48岁，正处于更年期，可能患有更年期综合征。到医院进行检查，可以排除躯体疾病的影响，有利于明确诊断。心理咨询师需遵循的重要原则有价值中立原则、保密原则与保密例外、避免双重关系原则、自我保护原则。心理咨询师的工作范围有：明确自己的胜任力。理论上，健康心理咨询的主要对象是一般心理问题、严重心理问题和部分神经症性问题。对精神病性问题，心理咨询师只能进行有条件的辅助性工作。慎重对待出现神经症性问题的求助者和能够确诊为神经症的求助者。B、D项错误。

60. ABD。在案例介绍中体现在“从小父母对我的要求就非常严格，所以我才有今天的成就”“我最近一段时间经常莫名其妙地紧张和担忧，在单位有时还控制不住自己的情绪对下属发脾气”，从案例中可知求助者是追求完美的人，可得求助者成长史、症状表现、人格特点。C项婚姻史资料并未在材料中体现。

61. A。开放式提问是没有预设答案的，“你能说说吵架的具体原因吗？”是具体化技术，属于开放式提问。

62. ABD 。“我对他那么好，可他为什么会这样对我”说明了求助者的认知含有绝对化要求。“我觉得他不爱我了”属于过分概括化。“我一打不通他的电话就特别生气，什么坏的想法都来了”是糟糕至极的信念。

63. A。黄金规则是指“你希望别人怎么对待你，你就怎样对待别人”，反黄金原则是认为：我怎样对你，你就怎样对我。求助者“我对他那么好，他怎么可以这样对待我”，属于反黄金原则。

64. C。沉默是指当需要求助者进行自我探索而回答问题时,求助者出现了停止回答与探索的现象,可分为怀疑型、茫然型、情绪型、思考型。根据本案例的情景,心理咨询师的提问指出了求助者存在的矛盾点,在使用面质技术,此时求助者可能陷入思考。
65. C。根据案例介绍“你对他的关心是经常给他打电话,他就一定要像你对他那样对你吗?”“他对你其他方面不好吗?”“其实夫妻之间的关心除了打电话还有很多表达方式,打电话并不代表全部,是吗?”心理咨询师启发引导该求助者改变打电话是唯一的关心方式这一错误观念。
66. BCD。参与性技术包括:倾听、开放式提问、封闭式提问、鼓励、重复、内容反应、情感反应、具体化、参与性概述和非言语行为的理解及把握。A项内容表达是指咨询师传递信息、提出建议和忠告、给予保证、进行褒贬和反馈等,属于影响性技术。
67. AB。内容表达:是啊,其实夫妻之间的关心除了打电话还有很多表达方式,打电话并不代表全部,是吗? 面质:你对他的关心是经常打电话给他,他就一定要像你对他那样对你吗?(仅供参考)
68. AC。合理情绪疗法认为人既是理性的,也是非理性的,在一些著作中被称为理性情绪疗法。任何人都会存在某些非理性的信念。
69. ABD。合理情绪疗法是通过改变认知,进而改变情绪的疗法,领悟力较低的求助者可能不能够领悟到引起情绪困扰的根源不是外界事件,而是本身的认知。偏执的求助者不容易改变自己的信念,而自闭的求助者存在沟通障碍。
70. A。这段咨询是在心理诊断阶段,心理咨询师根据ABC理论,通过与求助者交谈,对求助者的问题进行初步分析和诊断,帮助求助者认识自己的不合理信念。
71. D。ABC理论中A代表诱发事件,根据案例介绍求助者经常给丈夫打电话,而且联系不上,而求助者丈夫不主动联系她,A是丈夫不主动给求助者打电话。ABC理论中B代表信念,C是情绪困扰和行为不适的具体表现。
72. B。ABC理论中B代表信念。求助者觉得“我对他好,他也该对我好”,这是反黄金规则的不合理信念。
73. ABC。ABC理论中C代表情绪困扰和行为不适的具体表现。根据案例介绍C是失眠健忘和与丈夫争吵、冷战。
74. ABC。合理情绪疗法的操作过程包括:(1)心理诊断阶段,明确求助者的ABC。找出求助者最希望解决的问题,与求助者协商制定咨询目标。(2)领悟阶段。心理咨询师要进一步明确求助者的不合理信念,是求助者进一步加深对自己的问题以及不合理信念关系的领悟。(3)修通阶段,是合理情绪疗法中最主要的阶段,运用多种技术对求助者的不合理信念给予修正。(4)再教育阶段,巩固治疗效果,强化新的观念。
75. AB。修通阶段是合理情绪疗法的最主要阶段,运用多种技术如与不合理信念辩论、“产婆术式”辩论术、合理情绪想象技术、家庭作业(RET自助表、合理自我分析报告)、其他方法(自我管理程序、“停留于此”技术、放松训练、系统脱敏等)等对求助者的不合理信念给予修正。
76. ABCD。再教育阶段是合理情绪疗法中的最后阶段,可继续使用与不合理信念辩论的技术,“产婆术式”辩论术,合理情绪想象的方法以及各种认知、情绪和行为方面的家庭作业。除此之外,咨询师还可应用技能训练,包括自信训练、放松训练、问题解决训练和社交技能训练等方法和技术巩固治疗效果,强化新的观念。
77. ABD。埃利斯等人认为合理情绪疗法可以帮助个体达到自我关怀、自我指导、宽容、接受不确定性、变通性、参与、敢于尝试、自我接受的目标。自我开放是在沟通和交往的时候把自己私人性的方面显示给他人,自我开放与人际关系的亲密程度有关。C项错误。
78. C。在合理情绪疗法中,心理咨询师需要分析求助者存在的不合理信念,并通过多种技术和方法改变求助者的认知,是一个指导者、说服者、分析者。
79. ACD。在合理情绪疗法中,心理咨询师需要分析求助者存在的不合理信念,改变认知,进而改变情绪。通过指导技能训练,使求助者摆脱不合理的观念和思维方式,强化新的观念,以合理信念应对所遇到的问题。合理情绪疗法不鼓励情绪宣泄,容易使求助者过分关注情绪本身而忽略认知的不合理性。B项错误。
80. ABCD。合理情绪疗法的行为技术包括自我管理程序、“停留于此”技术、放松训练、系统脱敏等。自我管理程序原理是操作条件反射,运用自我奖励和自我惩罚来改变其不良行为。“停留于此”技术指鼓励求助者待在某个不希望的情境中,以对抗逃避行为和糟糕至极的想法。放松训练是行为疗法中常用的技术,改变生理反应,进而改变主观体验。系统脱敏的治疗原理是对抗条件反射,多用于治疗焦虑神经症和恐惧神经症。
81. D。该求助者“好几次看见狗吃小孩”“狗也吃我”,这与客观事实不符,但该求助者深信自己看到的,说明该求助者有幻视症状,出现感知障碍。
82. B。该求助者说“狗也吃我……”,很有可能出现被害妄想。嫉妒妄想是患者认为自己的配偶对其不忠。
83. A。根据案例介绍“城里的帅哥都喜欢我”“早早就来等我”,可见该求助者出现了钟情妄想。夸大妄想指患者常常夸大自己的地位、权利、能力、财富等。患者认为自己犯了严重的错误和罪行是自罪妄想。
84. C。该求助者说自己住在市政府大院,与事实不符,是夸大妄想。
85. C。一个人对时间、地点、人物以及自身状态的认识能力是定向力。“今天几号?”,这个问题对应的是时间定向力,与理解力、情商、智商无关。
86. ABD。根据心理咨询师职业道德,应遵循保密原则,在未经求助者同意的情况下,不得泄露其咨询情况。由于该求助者存在幻觉、妄想,无自知力,告知求助者本人可能会引起不信任等不良情绪;可告知求助者家属,加强监护并送医治疗。
87. D。根据郭念锋提出的心理正常与异常的三原则,该求助者无自知力,出现幻觉、妄想,主客观不统一。“三天前突然情绪激动,不停说话,哭泣不止”,可见其人格不稳定。故可初步诊断为精神病性障碍。
88. BC。该求助者主要出现了幻觉和妄想的精神病性症状,幻觉属于知觉障碍,妄想属于思维内容障碍。感觉障碍有感觉过敏、感觉减退、内感性不适。思维形式障碍有思维奔逸、思维迟缓、思维贫乏、思维松弛(思维散漫)、破裂性思维。

89. A。本案例中该求助者出现了严重的幻觉、妄想症状，表现出主观世界和客观世界认知的不一致。

90. ABC。该求助者初步诊断为精神病性障碍，已经超过心理咨询的工作范畴。心理咨询师可通过摄入性谈话收集求助者的资料，整理临床资料，心理测验与临床症状相结合做出诊断，并转诊到医院。

91. AB。在韦氏成人智力测验(WAIS－RC)中，有时间限制的项目是算术、数字符号、图画填充、木块图案、图片排列和图形拼凑，根据反应的速度和准确性记分。另一些测验不限制时间，根据反应的质量记分。

92. CD。韦氏智力量表分以 10 为平均分、3 为标准差。低于全国常模平均水平的分测验，即低于 10 分的分测验分别是数符、积木、拼图。

93. A。FIQ 为全量表的总智商，其智力等级为 80～89 低于正常、90～109 为正常，110～119 高于正常，120～129 超常，130 以上极超常。从测验结果可知该求助者的总智商为 120，处于 120～ 129 的智力等级，智力水平属于超常。

94. C。根据该求助者的测验结果，社会病态量表(Pd)的原始分为 25，校正分为 Pd＋0.4K，故该求助者得分应该是 25＋0.4×12＝ 29.8，约等于 30。

95. AC。T 分在 60 分以上(中国常模)或 70 以上(美国常模)便视为可能有病理性异常表现或某种心理偏离现象。B 项错误。明尼苏达多相人格测验(MMPI)一共有 566 个题目，其中有 16 个重复题目。MMPI 有临床量表 10 个，效度量表 4 个，均集中在 1～399 题。D 项错误。

96. ABC。按照中国常模，T 分在 60 分以上便视为可能有病理性异常表现或某种心理偏离现象。从该求助者的测验结果来看，T 分在 60 以上的有 Hs(疑病)、D(抑郁)、Pd(社会病态)、Pa(偏执狂)。Hs(疑病)得分高的精神障碍患者，往往有躯体化障碍、疑病症、神经衰弱等临床诊断。D(抑郁)得分高者常被诊断为抑郁性神经症或抑郁症。Pd(社会病态)可反映受测者性格的偏离。Pa(偏执狂)高分提示具有多疑、孤独、烦恼及过分敏感等性格特征。

97. B。艾森克人格问卷(EPQ)的结果解释：E 越大越外向，N 越大个性越不稳定。中间型：T 分在 43.3～56.7 分之间；倾向型：T 分在 38.5～43.3 分或 56.7～61.5 分之间；典型型：T 分在 38.5 分以下或 61.5 分以上。

98. B。焦虑自评量表(SAS)测验记分是以粗分乘以 1.25 后取整数，得到标准分。按照中国常模，分量表 T 分在 69 分以上为重度焦虑，60～69 分为中度焦虑，50～59 分为轻度焦虑。该求助者粗分为 48，其转换为标准分为 60，属于中度焦虑。

99. ABD。该求助者 90 项症状清单(SCL－90)的测量结果，其强迫症状、人际关系敏感、抑郁、焦虑、敌对、偏执、其他的项目分大于或等于 2 分。按全国常模结果，90 项症状清单(SCL－90)总分超过 160 分，或阳性项目数超过 43 项，或任一因子分超过 2 分，可考虑筛选阳性，需进一步检查。该求助者的人际关系敏感 3.8 分，说明该求助者存在自卑感。躯体化 1.4 分，表明症状表现不明显。

100. ABC。应对方式量表(CSQ)适用于年龄在 14 岁以上文化程度在初中和初中以上的人群，不适用于假性痴呆和重性精神病患者。该量表共分为 6 个分量表，分别为解决问题、自责、求助、幻想、退避、合理化。

## 第二部分　案例问答题

1. 诊断依据是：初步诊断为一般心理问题。

(1)根据案例介绍，可以排除器质性病变。

(2)根据区分正常心理与异常心理的心理学原则，求助者主客观世界统一，精神活动内在协调一致，人格相对稳定，可排除精神病性问题。

(3)求助者的心理冲突由现实因素诱发，与处境相符，属于常形冲突，可排除神经症性问题。

(4)求助者的不良情绪局限在与家庭成员的关系上，没有泛化，可以排除严重心理问题。

(5)求助者的不良情绪反应尚在正常范围内，持续时间未超过 2 个月，没有严重影响社会功能。

2. 咨询师对求助者的态度真诚可以为求助者提供一个安全自由的氛围，为求助者提供了一个良好的榜样。表达真诚应注意：

(1)真诚不等于说实话：那些可能伤害求助者或破坏咨询关系的话，虽不能实话实说，但应该以真诚表达。

(2)真诚应实事求是：咨询师的真诚体现在咨询态度上。

(3)真诚不是自我发泄：自我发泄是真诚的禁忌，咨询中应该尽量避免。

(4)表达真诚应适度：咨询师过多的表达，会适得其反。

(5)真诚体现在非言语交流上。

(6)表达真诚应考虑时间因素。

(7)真诚体现在咨询师的坦诚上：如实相告自己的教育背景、从事咨询的时间、擅长与不擅长的咨询内容等。

3. 阻抗指求助者在心理咨询过程中，以公开或隐蔽的方式否定咨询师的分析，拖延、对抗咨询师的要求，从而影响咨询的进展，甚至使咨询难以顺利进行的一种现象。讲话内容上的阻抗：理论交谈、情绪发泄、谈论小事和假提问题等。

4. 合理情绪疗法也称理性情绪疗法，简称 RET，是帮助求助者解决因不合理信念产生的情绪困扰的一种心理治疗方法，属于认知行为疗法。

(1)修通阶段的含义和目的：咨询师运用多种技术，使求助者修正或放弃原有的非理性观念，并代之以合理的信念，从而使情绪症状得以减轻或消除。

(2)常用方法：

①与不合理信念辩论，最具特色的方法为“产婆术式”辩论技术，目的是改变求助者的不合理信念。

②合理情绪想象技术，目的是帮助求助者改变不合理信念导致的不恰当的情绪体验。

③家庭作业，包括 RET 自助表和合理自我分析报告，目的是让求助者自己与自己的不合理信念进行辩论。

④其他方法，主要为行为技术，目的是帮助求助者改变原有不良行为习惯，进一步消除不合理信念。